高职高专护理类教材

$\mathcal{P}$harmacology

药理学

江东波 等 主编

河南大学出版社
HENAN UNIVERSITY PRESS

·郑州·

图书在版编目(CIP)数据

药理学 / 江东波等主编. -- 郑州 : 河南大学出版社, 2023.12

ISBN 978-7-5649-5715-5

Ⅰ.①药… Ⅱ.①江… Ⅲ.①药理学—高等职业教育—教材 Ⅳ.①R96

中国国家版本馆CIP数据核字(2023)第247697号

YAOLI XUE
药理学

责任编辑　孙增科
责任校对　陈　巧
封面设计　郭　灿

出　版	河南大学出版社
	地址：郑州市郑东新区商务外环中华大厦2401号
	邮编：450046
	电话：0371-86059701（营销部）
	网址：hupress.henu.edu.cn
排　版	河南树青文化传播有限公司
印　刷	广东虎彩云印刷有限公司
版　次	2023年12月第1版　　印　次　2023年12月第1次印刷
开　本	787 mm×1092 mm　1/16　　印　张　27
字　数	554千字　　定　价　62.00元

（本书如有印装质量问题，请与河南大学出版社营销部联系调换。）

编委会

主　编
- 江东波　广东医科大学附属医院
- 宋和梅　连云港市第一人民医院
- 刘志勇　河南中医药大学
- 杜　健　长春中医药大学附属第三临床医院
- 王　砚　荆门市中医医院(荆门市石化医院)
- 宋金玲　长春中医药大学附属第三临床医院

副主编
- 刘雪赟　南京医科大学附属儿童医院
- 朱晓俊　湖北医药学院附属襄阳市第一人民医院
- 王小云　克拉玛依市中心医院
- 刘学江　新疆伊犁哈萨克自治州奎屯医院
- 王　昕　湖北医药学院附属襄阳市第一人民医院
- 雷雯婷　湖北医药学院附属襄阳市第一人民医院

前 言

《药理学》是医学高等专科教育"十三五"规划教材之一。教材的编写严格依据教育部全国行业职业教育教学指导委员会最新制定的专业教学标准，将标准制定与教材编写紧密结合起来，吸收标准制定过程中的相关调研和研究成果，体现最新的专业教学要求。

本教材在内容选择设计方面注重中高职衔接。主要内容包括药理学基础知识和常用药物的作用、应用、不良反应和注意事项，以及常见疾病药物治疗的一般原则和用药护理技能等，旨在培养学生掌握合理用药的基本知识，学会对临床常见、多发病药物治疗护理的一般技能，养成科学的用药思维，确保临床用药安全、有效，提高护理水平。教材编写以突出职业教育为特点，坚持融知识传授、能力培养和素质养成于一体，德能并重，对接临床药物治疗过程、对接国家执业护士资格考试和行业标准，充分体现了工学结合、产教融合的现代职业教育教材建设理念，真正实现了课程理论向实践能力的高效转化。

本教材注重体例创新和综合素质培养，充分吸收项目教学、案例教学、情景教学和问题导向教学等教学设计的研究成果，体现"做中学，学中做"。

设计项目、任务时，以从简单到复杂、由浅入深、循序渐进为原则，符合学生认知规律和职业发展规律，知识和技能有层次地融于各任务或项目中。为加强岗位技能训练，项目后增加了用药护理技能实训，更加切合医疗护理工作岗位需求，体现了职业教育立德树人、服务发展、促进就业的现代职业教育教材特色。通过上述整合，本教材可使护理专业学生建立更合理的药理学知识结构，提高在今后的临床和社区护理工作中的药物护理水平。

教材可供大专护理、助产专业及护理人员岗位培训使用。教材配有的处方案例、药疗警示、药物的剂量和用法等仅供教学参考。

编　者

2023 年 11 月

目 录

项目一 总论 ·· 1
 任务一 概述 ·· 1
 任务二 药物对机体的作用——药效学 ·· 4
 任务三 机体对药物的影响——药动学 ·· 10
 任务四 影响药物合理应用的因素 ·· 18
 任务五 常用药物剂型与静脉给药注意事项 ··· 26
 任务六 药物与处方的基本知识 ··· 30

项目二 传出神经系统药 ·· 40
 任务一 概述 ·· 40
 任务二 拟胆碱药 ·· 44
 任务三 胆碱受体阻断药和胆碱酯酶复活药 ··· 50
 任务四 肾上腺素受体激动药 ··· 60
 任务五 肾上腺素受体阻断药 ··· 68

项目三 局部麻醉药 ··· 81

项目四 中枢神经系统药 ·· 90
 任务一 镇静催眠药和抗惊厥药 ··· 90
 任务二 抗癫痫药 ·· 98
 任务三 抗精神病药 ··· 102

任务四　抗躁狂症药和抗抑郁药 107
　　任务五　抗帕金森病药 109
　　任务六　治疗阿尔茨海默病药 111
　　任务七　镇痛药 112
　　任务八　解热镇痛抗炎药 118
　　任务九　中枢兴奋药 123

项目五　心血管系统药 135
　　任务一　抗高血压药 135
　　任务二　抗心绞痛药 151
　　任务三　调血脂药与抗动脉粥样硬化药 158
　　任务四　抗心律失常药 163
　　任务五　抗慢性心功能不全药 173

项目六　利尿药与脱水药 194
　　任务一　利尿药 194
　　任务二　脱水药 201

项目七　呼吸系统药 206
　　任务一　镇咳药 207
　　任务二　祛痰药 208
　　任务三　平喘药 209

项目八　消化系统药 219
　　任务一　助消化药与止吐药 220
　　任务二　抗消化性溃疡药 222
　　任务三　泻药与止泻药 229

项目九　抗变态反应药 ·········· 236
任务一　抗组胺药 ·········· 236
任务二　钙剂 ·········· 239

项目十　血液及造血系统药 ·········· 243
任务一　促凝血药与抗凝血药 ·········· 243
任务二　抗贫血药 ·········· 251
任务三　血容量扩充药 ·········· 256

项目十一　维生素及营养支持疗法用药 ·········· 260
任务一　维生素 ·········· 260
任务二　营养支持疗法用药 ·········· 269

项目十二　调节水电解质及酸碱平衡药 ·········· 272
任务一　调节水电解质平衡药 ·········· 272
任务二　调节酸碱平衡药 ·········· 278

项目十三　作用于子宫的药物 ·········· 283
任务一　子宫平滑肌收缩药 ·········· 283
任务二　子宫平滑肌舒张药 ·········· 286

项目十四　抗感染药 ·········· 290
任务一　抗菌药物的基本概念 ·········· 291
任务二　抗生素 ·········· 294
任务三　人工合成抗菌药 ·········· 314
任务四　抗结核药 ·········· 322
任务五　抗真菌药与抗病毒药 ·········· 327
任务六　消毒防腐药 ·········· 332
任务七　抗寄生虫药 ·········· 334

项目十五 抗恶性肿瘤药……347
任务一 恶性肿瘤及肿瘤细胞增动力学……348
任务二 抗恶性肿瘤药的分类……349
任务三 抗恶性肿瘤药常见不良反应及用药护理……350
任务四 常用抗恶性肿瘤药……351

项目十六 激素类药……361
任务一 肾上腺皮质激素类药……362
任务二 甲状腺激素和抗甲状腺药……370
任务三 胰岛素和口服降糖药……376
任务四 性激素与抗生育药……383

项目十七 生物制品……396

项目十八 急性中毒及特殊解毒药……408
任务一 急性中毒的一般处理……409
任务二 金属和类金属中毒及解毒药……409
任务三 氰化物中毒及解毒药……411
任务四 含氟农药中毒及解毒药……413
任务五 急性酒精中毒及解毒药……414

思考与练习参考答案……417
参考文献……420

项目一 总论

学习目标

知识目标

1. 掌握药效学和药动学中的基本概念。
2. 熟悉药物的作用类型、各类不良反应的特点、药物的体内过程和影响药物作用的因素。
3. 了解药理学发展史。

技能目标

1. 正确认识药理学在临床护理工作中的地位。
2. 能将护理程序工作模式运用于药物治疗过程中。

任务一 概述

一、药物、药理学的性质与任务

药物（drug）是指可以改变或查明机体的生理功能及病理状态，用以预防、治疗、诊断疾病的物质。药物根据来源可分为天然药物、人工合成药物和基因工程药物。药物与毒物之间并无严格界限，毒物是指在较小剂量即对机体产生毒害作用、损害人体健康的化学物质，任何药物剂量过大都可以产生毒性。

药理学（pharmacology）是研究药物与机体（含病原体）相互作用及作用规律的学科。研究内容主要有药物效应动力学（pharmacodynamics）和药物代谢动力学（pharmacokinetics）。将研究药物对机体的作用及其规律的知识体系称为药物效应动力学，简称药效学；研究机体对药物的作用及其规律的知识体系，称为药物代谢动力学，简称药动学。

护理药物学（pharmacology in nursing）是药物学与护理学相交叉的学科，是药理学的一个分支。其任务在于指导护理人员掌握药理学的基本理论和基本知识，尤其是药物的作用、用途、不良反应、配伍用药的基本规律和原理。运用护理程序的方法，达到确保患者安全、有效、合理用药，提高护理水平和医疗水平的目的。

二、药理学的发展简史

古人采用天然的植物、动物和矿物及其产品治病并记载成书籍，称为本草学。我国的本草学历代专著有100余种。世界上最早的药物学著作是我国公元1世纪前后问世的《神农本草经》，收载药物365种，其中不少药物仍沿用至今。此后历代对本草有所增补、修订，其中唐代苏敬等编写的《新修本草》收载药物850种，于公元659年由政府正式颁布，是我国也是世界上最早的一部国家药典。明代1596年出版的李时珍的《本草纲目》，共52卷，收载药物1897种，药方11 096条，插图1160幅，已译成英、日、朝、德、法、俄、拉丁等多种文本，传播到世界各地，成为世界重要的药物学文献之一。

药理学的建立和发展与现代科学技术的发展密切相关。18世纪后期，有机化学的发展为药理学的研究提供了物质基础，从植物药中不断提取其活性成分，得到纯度较高的药物，如依米丁、奎宁、青蒿素、可卡因等。20世纪初，药理学的研究进入"化学药物学"阶段，如肿凡纳明治疗梅毒；青霉素的成功分离等。20世纪中叶，伴随着分子生物学的迅速发展，人类对药物的研究侧重于"药物分子与生物大分子之间的相互作用规律的认识"。这样，药物作用机制的研究也从器官水平、细胞水平深入分子水平。

我国于20世纪初开设了实验药理学的相关课程，药物方面的理论与实践研究都有了长足的发展，特别是在中药方面的研究更是卓有建树。

三、药理学在临床护理工作中的作用

护理人员在临床药物治疗中居重要地位，是各种药物治疗的实施者，也是用药前后的监护者，并承担着健康咨询、卫生保健等职责。护理人员在日常护理工作中应严格遵循用药护理工作流程（表1-1），在护理工作中起到以下四个作用。

表1-1 用药护理工作流程

时间	任务	主要内容
给药前	评估患者	患者病情、用药目的、用药史、过敏史
	核对医嘱	药名、浓度、剂量、给药途径、给药时间
	调配药物	检查药品外观、药品批号，阅读药品说明书，注意配伍禁忌
给药中	遵照医嘱给药	严格遵守三查八对制度，准确执行医嘱
	安全用药指导	向患者及其家属讲解用药注意事项
给药后	评估治疗效果	仔细观察治疗前后患者的症状、体征、化验结果等变化
	监察不良反应	加强巡视观察，及早发现不良反应，及时处理

1. 提高主动执行医嘱的能力　药理学的学习能帮助护理人员更主动地执行医嘱。对有多种适应证或多种给药途经的药物、联合用药可能有配伍禁忌的药物，以及安全范围小、毒性大的药物等，应用时应特别注意其安全性。对医嘱疑问之处应及时与相应的医师、药师沟通，避免药疗事故的发生。

2. 减少不良反应的发生　护理人员在用药前应当详细研究药物有哪些不良反应，何时可能发生，有何先兆症状，如何预防及处理。用药时，应当有针对性地主动询问和检查患者的不适症状，以便及时发现与处置。工作中应尽力降低严重不良反应的发生率，避免药源性疾病的发生。护理人员处于临床工作的第一线，对药物产生的不良反应除做出应急处理外，应及时做好记录并及时报告医生。

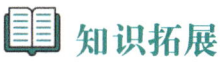

知识拓展

护理工作"三查、八对、一注意"

"三查"是指在药物治疗操作前查、操作中查、操作后查。"八对"是指用药时要核对患者姓名、床号、药名、剂量、浓度、时间、用法、批号。"一注意"是指用药后要注意观察患者用药后的反应。

3. 评价药物疗效　临床药物疗效的评价是决定治疗方案是否继续或修正的主要环节。护理人员既直接与患者接触又可将信息直接反馈给医生，是评价药物疗效的最佳人选之一。要胜任临床药物疗效评价工作，护理人员不但要积累丰富的临床实践经验，而且要有扎实的药物学基础理论知识。

4. 提供药物学信息咨询服务　在现代护理教育理念中，护理人员不仅是医疗方案的执行者，也是健康教育服务的提供者。这就要求护理人员必须具有以下药理学知识：①药名、剂量与保存方法。要让患者了解所用药物名称及其特性，尤其是同一药物而名称不同的非处方药物，避免重复使用；要强调药物的正确用量，特别是慢性病患者要教其学会自我调节药物的剂量；教会患者识别药物的有效期及正确保存药物的方法。②给药方法。口服给药要按时服用。对于漏服的药物应视具体情况决定是否补服。抗菌药物为了保证疗效，一般要补服；而对于强心苷类药物则不宜自行补服，以防发生中毒反应。对注射给药以及吸入给药者，要教会患者正确使用给药器械，以保证用药安全有效。③向患者宣传药物起效时间及如何自己评价药物疗效。④向患者宣传药物的不良反应，联合用药可能出现的相互作用等。

四、学习方法

药理学的学习目的主要是掌握药物作用的基本规律，充分发挥药物的治疗效果，尽量避免或减少药物的不良反应，杜绝药源性疾病的发生，为临床用药护理提供理论依据。

学习药理学时应注意理论联系实际，在掌握基本理论的基础上，以典型药物为重点，掌握代表药物的共性，逐渐延伸到同类药物的个性，这样以点带面，进而掌握各类药物的共性与个性；同时，学会药理学知识的学习方法与技巧，提高自学能力以适应药物发展迅速、更新快的特点。

（刘志勇）

任务二　药物对机体的作用——药效学

药物作用是指药物对机体产生的影响或机体对药物发生的反应。后者又称药物效应，虽然二者含义不同，但习惯上常互相通用。药物的作用是通过影响机体的生理生化过程而表现出来，这部分内容是药物学研究的中心，也是应用药物防治疾病的依据。

一、药物的基本作用

药物的基本作用是指药物对机体原有生理、生化功能活动的影响，包括兴奋作用与抑制作用。

（1）兴奋作用（excitation）：凡是使机体原有功能活动加强的作用称为兴奋作用，如腺体分泌增多，肌肉收缩，酶活性提高等。

（2）抑制作用（inhibition）：凡是使机体原有功能活动减弱的作用称为抑制作用，如腺体分泌减少，肌肉松弛，酶活性降低等。

兴奋作用与抑制作用是相互联系，对立统一的。在一定的条件下，药物的兴奋作用可以转化为抑制作用，如中枢兴奋药咖啡因，随着剂量的增加可出现惊厥，进而发生衰竭性抑制（超限抑制），甚至死亡；同时，有些药物在同一机体内既可以表现为兴奋作用也可以表现为抑制作用，如阿托品对心脏呈现兴奋作用，而对胃肠平滑肌则表现为抑制作用。

二、药物作用的主要类型

（一）选择作用和普遍细胞作用

在一定剂量下，机体各组织器官对药物敏感性的差异，称为药物作用的选择性或药物的选择作用。选择性低的药物作用范围广泛，可影响机体多个组织器官的功能，其用途多，但副作用也多。一般而言，药物的选择性是相对的，与用药剂量有关，当剂量增大时，其作用范围也扩大。如咖啡因，小剂量时主要兴奋大脑皮质；治疗剂量时可选择性地兴奋延髓呼吸中枢；过量则可广泛兴奋中枢神经系统，甚至惊厥。所以，护理人员临床用药时应特别注意掌握药物的剂量。由于大多数药物都具有各自的选择作用，所以各有其适应证和毒性反应，这就是临床选择用药的基础。选择性低的药物在治疗量时即对多种组织或器官产生类似作用，称为普遍细胞作用。这样的药物不良反应多，如消毒防腐药，只限于局部外用。

> **重点提示**
>
> 药物的选择作用越强，不良反应越少。

（二）局部作用和吸收作用

局部作用是指药物被吸收入血之前，在给药部位所产生的作用，如口服抗酸药氢氧化铝的中和胃酸作用。吸收作用是指药物进入血液循环后，随血流分布到全身各组织器官所呈现的作用，如阿司匹林的解热镇痛作用。

（三）直接作用和间接作用

药物直接作用于组织或器官引起的效应称为直接作用。间接作用指药物作用于效应器官后，通过神经反射、体液调节所引起的继发作用。如肼屈嗪的扩张血管降血压作用是直接作用，血管扩张、血压下降而反射性地使心率加快，则是其间接作用。

（四）防治作用和不良反应

药物作用的结果有符合用药目的对机体有利的防治作用，又有对机体不利的不良反应，这种特点称为药物作用的两重性。

1. **防治作用** 包括预防作用和治疗作用。预防作用指提前用药，阻止病原体侵入机体或使机体产生相应免疫力来预防疾病发生的作用。治疗作用根据治疗目的，可分为以下两种：①对因治疗。用药目的在于消除原发致病因子，使疾病得到彻底治愈者称为对因治疗。如抗生素杀灭体内致病性微生物治疗感染性疾病。②对症治疗。用药目的在于改善疾病症状，解除患者的痛苦者称为对症治疗。如镇痛药减轻或消除患者的疼痛。在某些情况下，对症治疗比对因治疗更为迫切、更为重要。如休克时应用抗休克药，迅速纠正危及患者生命的休克状态，为对因治疗争取时间。

护考链接

关于药物的治疗作用，正确的是（　　）

A．符合用药目的的作用　　B．主要是指可消除致病因子的作用

C．补充治疗不能纠正病因　　D．只改善症状的作用，不是治疗作用

E．与用药目的无关的作用

【分析】本题选择A。要求理解药物的治疗作用。

2. **不良反应（adverse reaction）**　是不符合用药目的并对机体不利的反应。

（1）副作用（side effects）：副作用是药物在治疗量时出现的，与治疗目的无关的作用。一般说来，副作用多为可以恢复的功能性变化，对机体损害轻微；在治疗目的不同时，副作用与防治作用有时可以相互转化。如阿托品用于麻醉前给药时，抑制腺体分泌是治疗作用；而解痉治疗时，抑制腺体分泌引起口干舌燥为副作用。临床给药时可将副作用预先告诉患者，让患者有相应的心理准备；同时，也可以采取一定的措施减轻副作用引起的不适。

（2）毒性反应（toxic reaction）：由于用药剂量过大、用药时间过久或机体高敏，药物在体内蓄积过多引起对机体有明显损害的反应。如服用催眠药过量引起的呼吸抑制、昏睡等。毒性反应立即发生，称为急性毒性反应；长期用药产生蓄积中毒，为慢性毒性反应。某些药物甚至会致突变、致癌、致畸胎，合称为"三致反应"，也属于慢性毒性反应。因此，用药时必须严格掌握药物的安全剂量、用法及疗程，以免发生毒性反应。

知识链接

反应停事件

沙利度胺（反应停）是由西德研制开发的一种药物，具有显著的中枢神经抑制作用，在1957年作为镇静催眠剂上市。可用于治疗晨吐、恶心等妊娠反应，是"孕妇的理想选择"（当时的广告语）。"反应停"很快风靡欧洲各国和加拿大。澳大利亚产科医生威廉·麦克布里德接生的产妇中，有许多人产下的婴儿患有一种以前很罕见的畸形症状——海豹肢症：四肢发育不全，短得就像海豹的鳍足。这些产妇都曾经服用过"反应停"。1961年，麦克布里德在英国《柳叶刀》杂志上报告"反应停"能导致婴儿畸形。实际上，这时候在欧洲和加拿大已经发现了8000多名海豹肢症婴儿。从1961年11月起，"反应停"在世界各国陆续被强制撤回。历史上称这一严重的药害事件为"反应停"事件（图1-1）。

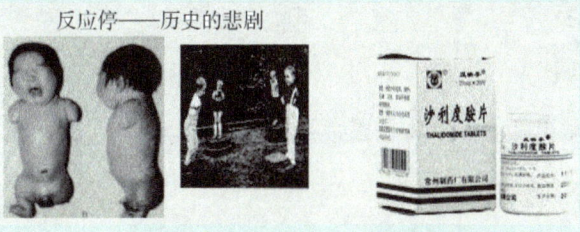

图1-1 沙利度胺所致"海豹肢畸形"

"反应停"致畸事件是药物审批制度不完善的产物，厂商由于急功近利而使全世界诞生了约1.2万名畸形儿。这一悲剧提高了人们对药物毒副作用的警觉，也完善了现代药物的审批制度。

（3）变态反应（allergy）也称过敏反应（anaphylaxis）：是一类免疫反应。反应性质与药物原有效应无关，无特效的药理拮抗药。反应的发生及严重程度差异大，与剂量无关，轻者可表现为药物热、皮疹、血管神经性水肿、哮喘等，严重者可发生过敏性休克，若抢救不及时甚至可致死。对易致过敏反应的药物或过敏体质者，用药前应详细询问过敏史，必要时应做过敏试验。对该药有过敏史或过敏试验阳性者应禁用。

（4）后遗效应（residual effect）：停药后血浆药物浓度已降至阈浓度以下时残存的生物效应称为后遗效应。这里的阈浓度是指最低有效浓度。如服用巴比妥类药物催眠时，次日清晨可出现乏力、头晕、困倦等现象。

（5）继发反应（secondary reaction）：继发反应是指药物发挥治疗作用后所引起的对机体不利的作用。如长期应用广谱抗生素时，因其抑制或杀灭了体内的敏感菌，不敏感菌则大量繁殖生长，导致菌群失调引起新的感染，即二重感染。

（6）停药反应（withdrawal reaction）：长期或反复用药的患者，突然停药后原有疾病加剧，称为停药反应。例如，长期服用普萘洛尔降血压，停药次日血压将明显回升。

（7）特异质反应（idiosyncratic reaction）：少数特异体质患者对某些药物反应特别敏感，属于遗传性异常的反应。反应性质与药物固有的药理作用基本一致，反应的发生及严重程度与剂量相关，用药理拮抗药救治可能有效。如先天性血浆胆碱酯酶缺乏的患者在使用琥珀胆碱时，骨骼肌松弛作用更为明显，肌松作用延长。

护考链接

磺胺等药物在某些人产生的溶血性贫血属于（　　）

A．变态反应　　　　　　B．特异质反应

C．停药反应　　　　　　D．后遗效应

E．快速耐受性

【分析】本题选择B。要求掌握特异质反应的概念。

三、药物的作用机制

药物的种类繁多，作用机制也较为复杂。大多数药物的作用是通过与受体结合而呈现。药物的其他机制包括影响酶的活性、参与或干扰细胞代谢、影响生理物质的转运、影响核酸的代谢、影响免疫功能或改变理化环境等。

1. 受体与配体的概念　受体（receptor）是存在于细胞膜、细胞浆中或细胞核上，能特异性地与配体结合的功能蛋白质。能与受体特异性结合的物质称为配体，如神经递质、激素、自体活性物质和药物等。配体与受体结合形成复合物而产生生物效应。各种受体在体内有特定的分布部位和功能，有些组织细胞可同时存在多种受体，如支气管平滑肌上同时存在乙酰胆碱受体、肾上腺素受体和组胺受体等。

2. 药物与受体的结合　药物与受体结合具有特异性、饱和性、可逆性。药物与受体结合的能力称为亲和力；药物与受体结合后产生生物效应的能力称为内在活性。根据药物与受体结合后呈现的生物效应不同将药物分为以下三类。

（1）受体激动药（agonist）：指药物对受体既有较高的亲和力，又具有较强的内在活性，如肾上腺素激动β受体呈现兴奋心脏和松弛支气管平滑肌的作用；吗啡则是阿片受体激动药。

（2）受体拮抗药（antagonist）：又称受体阻断药。是指药物对受体有较高的亲和力，但却没有内在活性，其与受体结合后，阻碍激动药物与受体的结合，与激动药有对抗作用。如普萘洛尔为β受体拮抗药，可与肾上腺素竞争β受体，进而对抗肾上腺素的作用；纳洛酮则是阿片受体拮抗药，吗啡急性中毒时可用其解救。

（3）受体部分激动药（partial agonist）：指药物与受体具有较高的亲和力，但仅有较弱的内在活性，故应用时可产生较弱的效应。部分激动药具有激动药与拮抗药的双重特性。如吲哚洛尔为β受体部分激动药，既可阻断β受体又有一定的内在拟交感活性；喷他佐辛为阿片受体部分激动药，有较强的镇痛作用，但其成瘾性却较小。

护考链接

药物的内在活性是指（　　）
A. 药物穿透生物膜的能力　　　B. 药物脂溶性的强弱
C. 药物水溶性的大小　　　　　D. 药物与受体亲和力的高低
E. 药物与受体结合后，激动受体产生效应的能力
【分析】本题选择 E。要求掌握药物内在活性的概念。

3. 受体的调节　由于受体的数量、分布、亲和力等易受生理、病理、药理等许多因素的影响而不断变化，所以长期应用受体阻断剂可使体内相应受体的数目增多、敏感性增加称为受体数目的向上调节，这是造成某些药物突然停药出现反跳反应（停药反跳）的原因；在长期应用受体激动剂时，可使相应受体数目减少，敏感性降低，称为向下调节，是使药效降低、对药物产生耐受性的原因之一。

（刘志勇）

任务三　机体对药物的影响——药动学

一、药物的跨膜转运

药物的体内过程如吸收、分布、排泄均需通过体内的各种生物膜，这一过程称为药物的跨膜转运。药物的跨膜转运主要有主动转运和被动转运两种方式。

（一）被动转运

被动转运（passive transport）是指药物由高浓度一侧向低浓度一侧的扩散过程，为不耗能的顺浓度差转运。该过程不需要消耗能量，不需载体，也无竞争性抑制现象，当膜两侧药物的浓度平衡时，转运即停止。被动转运又可分为膜孔滤过、简单扩散、易化扩散三种。药物被动转运与药物的理化性质、分子量、脂溶性及解离度等有关。

> **重点提示**
> 大多数药物的在机体内的转运方式是简单扩散。

（二）主动转运

主动转运（active transport）是指药物依赖细胞上特异性的载体，从低浓度一侧向高浓度一侧转移。其特点是耗能、有竞争抑制和饱和现象。属主动转运的药物并不多，主要在神经元、肾小管及肝细胞中进行。

二、药物的体内过程

药物的体内过程包括吸收、分布、生物转化和排泄。

（一）药物的吸收

药物的吸收是指药物从给药部位进入血液循环的过程。药物吸收的快慢、多少主要影响药物作用的快慢、强弱。影响药物吸收的因素主要有以下几个。

1. 给药途径

（1）口服给药：是最常用、最安全和最便捷的给药途径。小肠具有吸收面积大、血流丰富、蠕动缓慢、pH接近中性等特点，大多数口服药物主要经小肠吸收。某些药物口服后，在经过肠黏膜和肝脏时被代谢灭活，使进入体循环的药量减少，药效降低，这种现象称为首关消除。首关消除明显的药物，不宜口服给药，如硝酸甘油等。

（2）舌下给药：可避免首关消除，吸收较迅速，但给药量有限，且有时药物吸收不完全。

（3）注射给药：皮下注射或肌内注射，药物经毛细血管壁吸收，可避免首过消除和胃肠液中酸碱及消化酶对药物的影响，吸收快速而完全。静脉注射时，药物直接进入血循环，没有吸收过程，作用迅速，但对制剂和操作要求严格。休克时周围循环衰竭，皮下注射或肌内注射吸收速度减慢，需静脉给药才能迅速显效。

（4）吸入给药：气体、挥发性药物、微细粉末以及药物溶液经喷雾器分散为微粒吸入，经支气管黏膜和肺泡吸收入血，吸收迅速，作用快。如平喘药沙丁胺醇、色甘酸钠等。

（5）经皮给药：完整皮肤吸收能力差，常发挥药物局部作用。脂溶性高的药物可通过皮肤吸收而产生稳定持久的疗效，如硝苯地平贴皮剂、硝酸甘油贴剂。

2. 其他因素

（1）药物的理化性质：药物的分子越小、脂溶性越高、解离度越小，越容易吸收。

（2）吸收环境：吸收面积、血液循环情况、局部环境pH、胃排空速度、肠蠕动快慢等均可影响药物的吸收。

（3）药物的制剂：药物的制型不同，吸收程度也不同。如片剂的崩解、胶囊剂的溶解等均可影响口服给药的吸收速度；油剂和混悬剂注射液可在给药局部滞留，使药物吸收缓慢而持久。

生物利用度是反映药物制剂被机体吸收速度和程度的指标，主要受药物制剂质量和给药途径的影响。不同剂型的药物、同一剂型不同厂家的药物、同一厂家不同批号的药物，其生物利用度都有可能不同；相同药物、不同个体，其生物利用度也会不同。因此，在药物治疗时，应考虑生物利用度差异，调整用药剂量，以免影响治疗效果。其计算公式为：

$$生物利用度 = \frac{吸收进入体循环的药量}{给药剂量} \times 100\%$$

（二）药物的分布

药物的分布指药物从血液循环到达各组织器官的过程。影响药物分布的主要因素有：

1. 血浆蛋白结合率　许多药物可不同程度地与血浆蛋白进行可逆性结合，形成结合型的药物（图1-2）；结合型药物占总药量的百分比称为血浆蛋白结合率。结合型的药物具有以下特点：①结合是可逆的；②暂时失去药理活性；③由于分子体积增大，不易透出血管壁，限制了其转运；④两种以上的药物可能与同一蛋白结合而发生竞争性抑制。如抗凝血药华法林和解热镇痛药阿司匹林，它们的血浆蛋白结合率都比较高，若两药联合应用，血浆中游离型华法林将明显增多，导致华法林抗凝血作用增强甚至发生自发性出血。血浆蛋白结合率高的药物具有以下特点：起效慢、作用弱、疗效久，主要分布在血浆中。

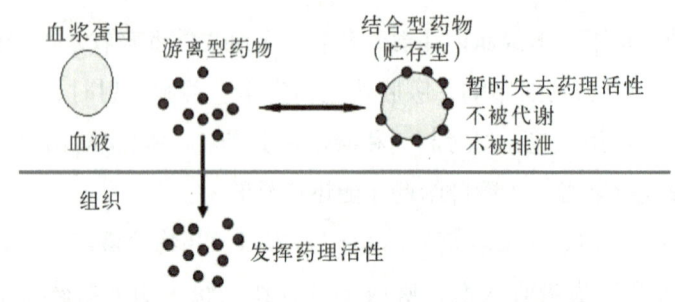

图1-2 药物与血浆蛋白的结合示意

2. 药物的理化性质 脂溶性药物或水溶性小分子药物易通过毛细血管壁，由血液分布到组织；水溶性大分子药物或离子型药物难以透出血管壁进入组织，如甘露醇由于分子较大，不易透出血管壁，故静脉滴注后，可提高血浆渗透压而使组织脱水。脂溶性高的药物如硫喷妥钠，静脉给药很快被神经组织摄取，迅速出现麻醉作用；但是，它也很快转移到脂肪组织中而失去作用，这种现象称为再分布。

3. 体液的酸碱度 血液和细胞间液的pH约为7.4，细胞内pH为7.0，故弱酸性药物在细胞外液中解离多，不易进入细胞内，多分布于细胞外液；而弱碱性药物则容易分布到细胞内。故改变体液的pH可以改变药物的分布方向，进而可以促进某些中毒药物的排泄。如弱酸性药物巴比妥类中毒，可通过碱化体液，促进药物从中枢神经系统向血液中转移并从尿液中排出而解毒。

> **护考链接**
>
> 弱碱性药物（　　）
> A. 在酸性环境中易跨膜转运　　B. 在胃中易于吸收
> C. 酸化尿液时易被重吸收　　　D. 酸化尿液可加速其排泄
> E. 碱化尿液可加速其排泄
> 【分析】本题选择D。要求掌握体液的酸碱度对药物分布的影响。

4. 药物与组织的亲和力 有些药物与某些组织有特别高的亲和力，因而在该组织的浓度较高，如抗疟药氯喹在肝中浓度比血浆浓度约高700倍，碘在甲状腺组织中的浓度比血液浓度高约25倍。

5. 器官的血流量　药物进入血液后首先趋向血流量大的器官，因此，血流丰富的心、肝、肺、肾和脑组织中的药物分布较多；而血流量相对低的肌肉、皮肤、脂肪等，药物分布速度慢而且量少。

6. 血-脑屏障和胎盘屏障　血-脑屏障是指脑组织的毛细血管壁表面由星状细胞包绕所形成的血浆与脑细胞或脑脊液间的屏障。药物只有通过血-脑屏障才能进入脑组织，此屏障能阻止某些大分子、水溶性和解离型药物通过；脂溶性药物可以通过。当脑膜发生炎症时，血-脑屏障的通透性增加，使某些药物进入脑脊液中的量增多。如青霉素在一般情况下即使大剂量注射亦难进入脑脊液，但在脑膜炎患者的脑脊液中可达到有效浓度。胎盘屏障是由胎盘将母体与胎儿血液隔开的屏障，其通透性与一般细胞膜相似，药物主要以简单扩散的方式从母体血液进入胎儿血中，脂溶性高的药物易通过，解离度高的药物则难通过。有些药物对胎儿有毒性或者导致畸形，故孕妇用药应慎重。

（三）药物的生物转化

药物在体内发生的化学变化称为药物的生物转化，又称为代谢。

1. 生物转化方式　生物转化方式有两相。第一相反应包括氧化、还原或水解，第二相反应为结合。大多数药物经生物转化后，药理活性与毒性降低；少数药物则相反。

2. 生物转化的酶　大多数药物的生物转化在肝中进行，部分药物在其他组织进行。药物的生物转化需要酶的参与，体内药物代谢酶主要有两类：一类是特异性酶，其催化特定的底物的代谢，如胆碱酯酶水解乙酰胆碱；另一类是非特异性酶，主要指肝脏微粒体酶系统，此酶系统可转化数百种化合物，是促进药物转化的主要酶系统，又称其为肝药酶。

3. 影响生物转化的主要因素

（1）药酶诱导剂：凡能使药酶的合成增多及活性加强的药物。如苯巴比妥、水合氯醛、苯妥英钠、利福平等。药酶诱导剂连续使用后不仅能加速自身代谢，而且还能使其他多种药物代谢加快，药效减弱，产生耐受性。

> **思考**
>
> 苯巴比妥与苯妥英钠联合应用时，应如何调节药物剂量？

（2）药酶抑制剂：凡能使药酶的合成减少及活性减弱的药物。如氯霉素、异烟肼、西咪替丁等。连续使用药酶抑制剂后，可使经肝药酶代谢的药物代谢减慢，使药酶抑制剂本身或其他药物的作用增强，甚至产生毒性。

（3）其他因素：如遗传因素、生理因素、病理因素等均能影响药酶的活性进而影响药物的生物转化。

(四) 药物的排泄

药物排泄是指药物及其代谢产物经排泄或分泌器官排出体外的过程。肾脏是主要的排泄器官，胆道、肠道、呼吸道、汗腺、乳腺、唾液腺也可排泄药物。

1. **肾排泄** 药物在机体内的主要排泄方式。游离型药物及其代谢产物容易经肾小球滤过；与血浆蛋白结合的药物分子较大，则不易被滤过，也不易被排泄。在肾小管同一通道以主动分泌方式排泄的药物，有时可发生竞争性抑制作用。如青霉素与丙磺舒竞争肾小管分泌通道，减慢青霉素的排泄速度，提高青霉素的血药浓度。

> **重点提示**
>
> 药物排泄的主要气管是肾脏。

肾小管重吸收是决定药物排泄量的关键因素，肾小管的重吸收主要按简单扩散进行。故弱酸性和弱碱性药物的排泄多少直接与尿的pH有关。在尿的pH偏高时，弱酸性药物（水杨酸）解离多，重吸收少，排泄快；而弱碱性（苯丙胺）药物解离少，重吸收多，排泄慢。在尿的pH偏低时则相反。临床上可利用改变尿液pH的方法加速药物的排泄。如水杨酸中毒时，碱化尿液可促进其自肾排泄。

某些药物在随尿排出时，受尿液pH影响可使尿液颜色发生改变。大多数是由于药物本身及其代谢产物所引起，可预先告知患者，不必惊慌；少数情况则是药源性疾病所引起，应立即采取相应措施。如服用伯氨喹的患者出现暗红色尿，则说明患者发生了急性溶血，若不及时处理则非常危险。（见表1-2）

2. **胆管排泄** 药物经胆管排入肠内，绝大多数可随粪便排出体外，少数药物也可由小肠上皮吸收，经肝重新进入体循环，药物在胆汁、小肠、肝脏之间的这种循环称为肝肠循环（hepato-enteral circulation）。肝肠循环可以使药物的血浆半衰期明显延长，如洋地黄毒苷的肝肠循环率为26%，其血浆半衰期为5~7天。

表1-2 可能引起尿液颜色改变的药物

尿液变黄色或红棕色	尿液变为蓝绿色	尿液变为黑褐色
大黄、氯喹、呋喃妥因、吩噻嗪类、苯妥英钠、华法林、维生素B_2、非那西丁、对氨基水杨酸、抗凝剂、氯喹、呋喃唑酮、山梨醇铁、辛可芬、苯氮吡啶、苯茚二酮、酚酞、苯磺胺、伯氨喹、核黄素、水杨酸、磺胺药等	阿米替林、吲哚美辛、利福平、亚甲蓝、氯化妥龙、氨苯蝶啶等	甲硝唑（灭滴灵）、左旋多巴、甲基多巴、奎宁及其衍生物等

3. 其他途径　乳汁比血液略偏酸性，又富含脂质，因此弱碱性或脂溶性强的药物易从乳汁排泄而影响乳儿，如吗啡、阿托品、氯霉素等。某些药物可自唾液排出，且排出量与血药浓度有相关性，可进行无痛药检采样。部分苯妥英钠自唾液排出可引起齿龈增生。有些药物可从呼吸道排泄，如氯化铵部分从呼吸道排泄有利于痰液稀释。某些药物从汗腺排泄，如利福平可使皮肤红染等。

三、药物的消除与蓄积

药物的消除是指药物在体内经过生物转化、贮存或排泄，使药物活性降低或消失的过程。药物的消除通常有两种方式。

（一）药物的消除方式

1. 恒比消除（一级动力学消除）　恒比消除是指单位时间内药物按恒定比例进行的消除。血药浓度越高，单位时间内消除的药物也越多；反之亦然。临床上大多数药物消除符合恒比消除规律。此类药物一般都有恒定的血浆半衰期。

2. 恒量消除（零级动力学消除）　恒量消除是指单位时间内药物按恒定数量进行的消除。当药物剂量过大，血药浓度超过机体恒比消除能力极限时，机体只能以恒定的最大速度使药物自体内消除，待血药浓度下降到较低浓度时，又可转化为恒比消除。

（二）药物的蓄积

反复多次给药后，药物进入体内的速度大于消除速度，使体内的药量或血药浓度逐渐增高，称为药物的蓄积。合理的药物蓄积可使药物达到有效的治疗水平，取得满意的治疗效果。而当药物过分蓄积时，则会引起药物的蓄积性中毒，这在用药护理时应该注意。

四、血浆药物浓度的动态变化

（一）药物剂量与效应的关系

剂量是指每次给药的分量。在一定范围内，药物效应的强弱与血药浓度高低有关，而血药浓度高低与剂量的大小成正比，这种剂量与效应之间的关系称为剂量—效应关系（dose-response relationship），简称量效关系。为发挥药物最佳疗效减少不良反应，有必要进行定量分析以阐明药物的剂量与效应之间的规律，即量效关系。以药物的剂量或浓度为横坐标，以药物效应为纵坐标作曲线，即得量效曲线。

1. 量效曲线类型

(1) 量反应型量效曲线：药物的效应以数量为单位的量效关系曲线，如血压变化的毫米汞柱数、尿量增减的毫升数，可以在个体或在一定的群体（均值）中来体现效应强度。曲线为长尾S型，若将剂量换算成对数表示则曲线呈对称S型。如图1-3所示。

(2) 质反应型量效曲线：药物的效应是以反应的阴性或阳性（死亡、惊厥、睡眠、麻醉等）表示。只能在较大样本的群体中来体现，反应以阳性率来表示。剂量以对数表示时，频数分布曲线为正态分布，当纵坐标为累加阳性率时曲线呈对称S型。如图1-4所示。

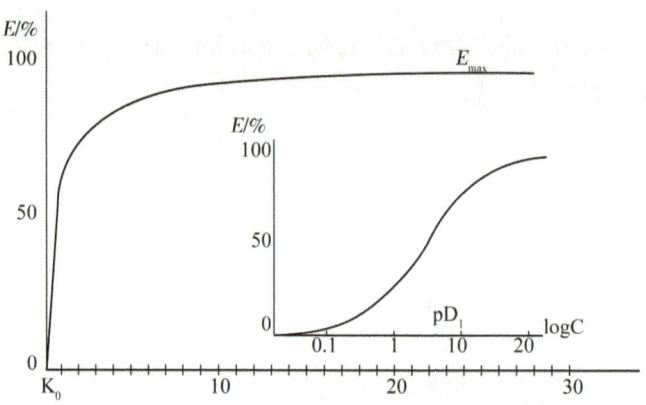

图1-3　量反应型量效关系曲线

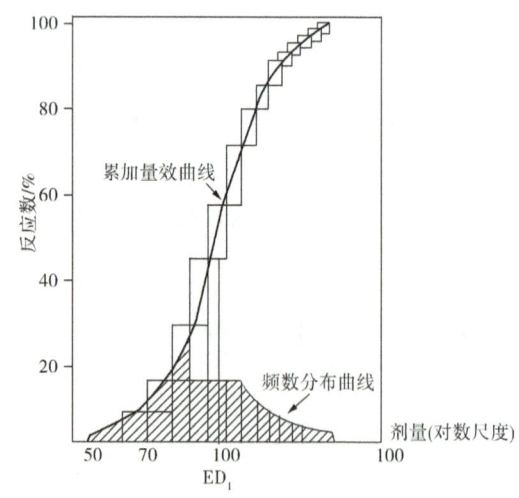

图1-4　质反应型量效关系曲线

2. 量效曲线意义

(1) 比较药物效应强度：①效能（efficacy）是指药物所能产生最大效应（maximal effect，E_{max}）的能力。这时若再加大剂量，药物的效应不再增加，而且可发生毒性反应。如强效利尿药呋塞米的效能大于中效能利尿药氢氯噻嗪（图1-3）。②效价（potency）是效价强度的简称，它是指不同药物产生相同效应时所需药物的剂量。如呋塞米效价低于氢氯噻嗪（图1-5）。

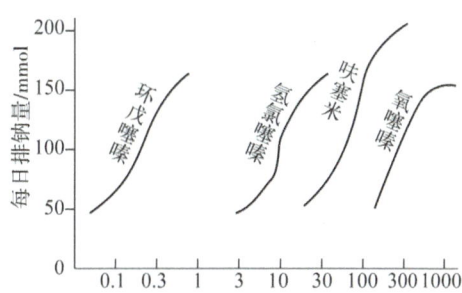

图1-5　各种利尿药的效价强度及最大效能比较

（2）反映药物效应和毒性：①测定实验动物的半数（50%）有效量（median effective dose，ED_{50}）和95%有效量（ED_{95}），可反映药物的治疗效应。②测定实验动物的半数（50%）致死量（median lethal dose，LD_{50}）和5%致死量（LD_5），可反映药物的毒理效应。

（3）评价药物的安全性：①治疗指数（therapeutic index，TI），指药物的半数致死量与半数有效量的比值，即$TI=LD_{50}/ED_{50}$。一般说来，此值愈大，药物愈安全。②可靠安全系数（certain safety factor，CSF），即1%的致死量与99%的有效量的比值。③安全范围，即95%的有效量与5%的致死量之间的距离。其范围越大，用药越安全。

（二）血浆半衰期与稳态血药浓度

1. **血浆半衰期**　血药浓度下降一半时所需的时间称为血浆半衰期（half life time，$t_{1/2}$）。它反映了药物的消除速度，是给药时间间隔的依据；也是药物分类的依据。同时还可以用来预测药物基本消除的时间以及恒量恒速给药时达到稳态血浓度的时间。肝、肾功能低下时血浆半衰期延长。

2. **稳态血药浓度**　恒比消除的药物在连续恒速或分次恒量的给药过程中，血药浓度会逐渐增高，当药物吸收速度等于消除速度时（经4～5个血浆半衰期），血药浓度将维持在一个基本稳定的水平，这一稳定的水平称为坪值，又称为稳态血药浓度（steady state concentration，Css），又称坪浓度或坪值。恒速静脉滴注，血药浓度可以平稳地达到稳态血药浓度。当单位时间内给药总量不变时，分次给药，血药浓度呈上下波动，延长或缩短给药时间间隔，并不影响达到稳态血药浓度的时间，但给药时间间隔越长，血药浓度波动越大。稳态血药浓度的高低取决于恒量给药时连续给药的剂量，给药剂量越大则稳态血药浓度越高。为了迅速产生药效，常在开始给药时采用较大剂量，以使首次给药就能达到稳态血药浓度（图1-6）。如每隔一个血浆半衰期给药一次时，首剂加倍可以在一个半衰期内达到稳态血药浓度。

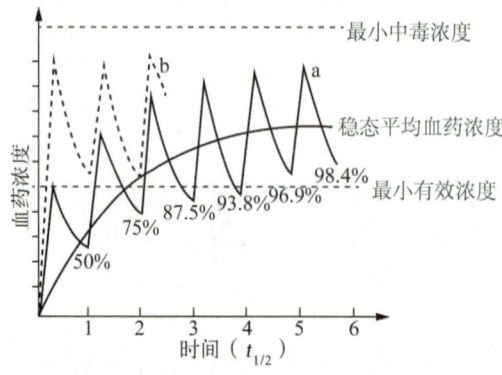

图1-6 连续给药的药时曲线

重点提示

血浆半衰期与稳态血药浓度的概念及临床意义。

（刘志勇）

任务四 影响药物合理应用的因素

一、机体方面的因素

（一）生理因素

1. 年龄和体重　儿童和老年人对药物的反应与成年人有某些量和质的差异，这不仅与体重有关，也与机体功能状态有关。老年人（65岁以上）的器官功能有所衰弱，血浆蛋白减少，对药物的代谢及排泄功能也有所降低，故老年人对药物耐受性差。如氨基糖苷类抗生素在老人体内的 $t_{1/2}$ 比正常成年人延长2倍，故一般老年人的用药量应为成人剂量的3/4。此外，老年人对某些药物反应比较敏感，应用时应加以注意。如肾上腺素易致心律失常，抗胆碱药易致尿潴留及诱发青光眼，胰岛素易诱发低血糖等。新生儿的血-脑屏障及药代动力学功能均不完善，对吗啡特别敏感，易致呼吸抑制。儿童正处于生长发育时期，其神经系统、内分泌系统和许多脏器的发育尚未完善，而新陈代谢又比较旺盛，因此，小儿用药除按年龄、体重计量外，某些药物还必须注意其生理特点。另外，儿童对影响水盐代谢、酸碱平衡的药物也较成人敏感，故幼儿服用利尿药易出现严重的钠钾等电解质紊乱。

2. **性别** 妇女具有月经、妊娠、哺乳期等生理特点，对某些药物的反应也有不同。如月经期及妊娠期用剧泻药能反射性地引起盆腔器官充血和子宫收缩，有引起月经过多、流产或早产的可能。对孕妇用药时，应考虑到某些药物可通过胎盘屏障进入胎儿体内，引起畸胎，如氨甲蝶呤易引起流产、胎儿畸形（无脑儿、腭裂）；苯妥英钠和苯巴比妥能引起兔唇等。可通过乳汁进入乳儿体内的吗啡，应用于哺乳期妇女则可引起乳儿呼吸抑制等不良反应。

3. **遗传因素** 由于遗传的原因对药物作用带来的个体差异日益受到重视。至今已发现有一百多种与药物效应有关的遗传异常基因。这种遗传异常只有受到药物激发时才表现出来。比较重要的有以下几个方面：①药物高敏性与耐受性。有些人对某些药物特别敏感，应用较小剂量就能产生较强的药理效应甚至毒性反应，称为高敏性。与之相反，有些人对药物的敏感性低，必须应用较大的剂量才能产生应有的作用，称为耐受性。②特异质反应。如葡萄糖-6-磷酸脱氢酶（G-6-PD）缺乏的患者应用某些药物后可引起急性溶血性贫血，如伯氨喹、磺胺类、维生素K等。③乙酰化代谢多态性。即人群中药物的乙酰化代谢可分为快代谢型和慢代谢型，这两类人对药物的反应有时完全不同。如对于抗结核药异烟肼，慢代谢型患者应用后，血药浓度较高，半衰期长，适合1周给药1～2次，易引起外周神经炎；而快代谢型患者应用后，血药浓度低，半衰期短，需每日给药1次，易引起肝损害。④其他。如乙醇脱氢酶多态性导致的饮酒差异；免疫多态性引起的过敏反应等。

4. **饮食和营养** 饮食能影响某些药物的吸收和疗效。如酸性食物可促进铁剂吸收，茶叶中的鞣酸和菠菜中的草酸可妨碍铁和钙的吸收。高脂饮食可促进脂溶性维生素吸收。鱼、肉、蛋等属酸性食物，在用氨苄西林、呋喃妥因治疗尿路感染时宜多食，使尿液偏酸性，可增强抗菌作用；牛奶、蔬菜、豆制品属碱性食物，在使用氨基糖苷类、磺胺类药物时宜多食，使尿液碱化，可提高抗菌效应，减少不良反应。营养不良的患者因体重轻，血浆蛋白含量少，肝药酶活性低，药物易产生毒性反应。肥胖患者体表面积大，药物不容易达到有效浓度。

5. **生理节律** 生理节律是生命活动的一种基本特征，人体内部的任何活动都有很强的时间节律性。目前研究最多的是昼夜节律，即24小时为周期的节律变化，这些生物节律通过遗传信息可以代代相传。如皮质激素的分泌高峰在上午8～10点，然后逐渐下降，到子夜时达最低值，因此应用昼夜节律在上午8～10点时将两日剂量一次顿服，既可满足白天所需，又不会过分地抑制垂体分泌促皮质激素（ACTH），这样的给药方案比一天分次服用疗效好，副作用也小，更为合理。为了提高药物疗效，降低毒副反应，按药物作用的昼夜节律性设计给药最佳方案，这种方案属时间治疗学，也是时间护理学的一部分。

（二）病理因素

机体处于不同的病理状态也可影响药物的作用。如解热镇痛药只对发热的患者才有解热作用；强心苷对心力衰竭患者能增加心排血量，而对正常心脏并不增加其心排血量。肝、肾功能不良的患者，药物在体内的代谢和排泄发生障碍，药物作用将显著延长或加强，甚至发生中毒，如严重肾脏疾病患者，庆大霉素的血浆半衰期延长，排泄减慢，此时必须延长给药的时间间隔，否则易致蓄积中毒。另外，要注意患者有无潜在性影响药物作用的疾病，如氯丙嗪诱发癫痫、普萘洛尔诱发支气管哮喘急性发作、阿托品诱发青光眼等。

（三）心理因素

用药过程中不仅要重视患者对药物的生理效应，也要重视患者对药物的心理效应。患者如果对某种药物有信心，有时即使是无药理活性的安慰剂也有一定的疗效；相反，如果不相信某种药物时，即使该药有明显的药理活性，疗效也可能不明显。影响药物心理效应的因素有患者的文化素养、疾病性质、人格特征、制剂的颜色、口味、包装以及医护人员的语言、行为、态度等。因此，护理人员在用药过程中，应因势利导，积极鼓励患者树立战胜疾病的信心，增强战胜疾病的勇气，积极配合药物治疗，充分发挥药物的心理暗示效应，以达到满意的治疗效果。

安慰剂（placebo）是指不含药理活性成分，而外形与治疗药相似的制剂。多为含乳糖、淀粉的片剂或含生理盐水的注射剂。安慰剂用于那些信赖医生、渴求治疗的患者，可产生积极的心理效应，出现希望达到的药效，这种现象称为安慰剂效应。对许多慢性疾病如高血压、心绞痛、神经症等，安慰剂能取得一定疗效，足以说明心理状态对药物疗效的影响。但是，安慰剂不可以随意应用，严重的急性病变一般不主张使用。

二、药物方面的因素

（一）药物化学结构

药物的化学结构是决定药物特异性的物质基础，它与药物作用的关系极为密切。一般情况下，化学结构相似的药物有相似的作用，如苯二氮䓬类药物的化学结构相似，作用也相似，都有抗焦虑和镇静催眠作用，只是作用强弱程度不同。但化学结构相似的药物也可表现为相反或拮抗作用，如华法林与维生素K化学结构相似，但两者作用相反，前者为抗凝血药，后者是止血药，一旦华法林过量引起出血，可静注维生素K治疗。

（二）药物剂量

根据量效曲线药物的剂量可以分为：①无效量，药物剂量过小，在体内不能达到有效浓度，不出现明显作用的剂量。②最小有效量，开始出现治疗作用的剂量；又称为阈剂量。这时的血药浓度称为阈浓度。③极量，国家药典规定的允许使用的最大治疗量。由于个体差异，个别患者对药物敏感性高，使用极量也可引起毒性反应。故无特殊情况，临床应用不得使用此量。另外，极量有一次量、一日量、疗程总量和单位时间内用量（如静滴速度控制）之分，应予以注意。④治疗量，是指最小有效量与极量之间，可产生治疗效果而又不易发生中毒的剂量。临床上为了使药物的使用安全可靠，常采用比最小有效量大一些，比极量小一些的剂量范围作为常用量。药典对每个药物的常用量都有明确规定。⑤最小中毒量，即引起中毒的最小剂量。⑥最小致死量，即引起死亡的最小剂量。中毒量与致死量常是由动物实验或临床毒性事故的病例记录总结而得，仅供选用药物时警戒之用，见图1-7。

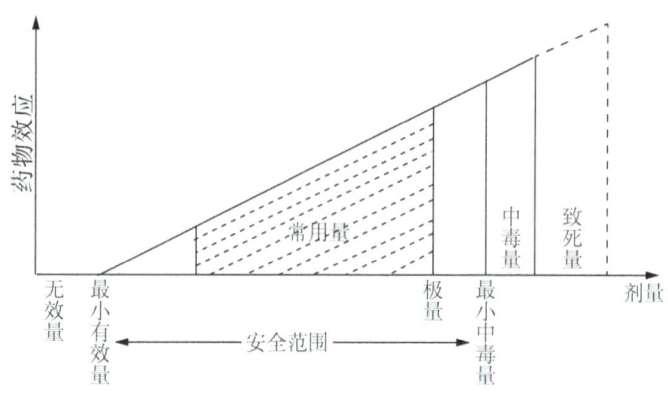

图1-7　药物作用剂量范围示意

（三）药物剂型

同一种药物不同剂型，有明显不同的药动学特征，其生物利用度也不同。口服时吸收由快到慢为：糖浆＞胶囊＞片剂＞丸剂。肌内注射时吸收速度为水溶液＞混悬液＞油剂。即使是同一药物、同一剂型、不同厂家、不同批号，由于加工工艺的差异，也常由于生物利用度不同而影响药物的作用。

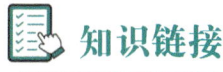知识链接

缓释制剂和控释制剂

缓释制剂（sustained-release preparations）是先将药物制成小的

颗粒，分作数份，少数不包衣为速释部分，其他分别包上厚薄不同的包衣为缓释部分。控释制剂（controlled-release preparations）是通过控释衣膜定时、定量、匀速地向外释放药物的一种剂型，使血药浓度恒定，无"峰谷"现象，从而更好地发挥疗效。

（四）用药方法

1. 给药途径 给药途径是影响药物吸收速率与程度的重要因素，因此它明显地影响着药物作用的快慢及强弱。起效快慢的一般规律是：静脉注射＞吸入＞舌下给药＞肌内注射＞皮下注射＞口服＞直肠给药＞皮肤给药，但也有例外。例如，地西泮口服起效比肌注快；静滴氯化铵的痰液稀释作用仅为口服给药作用强度的10%；个别情况甚至会影响药物作用的性质，如不同浓度的硫酸镁肌内注射可以抗惊、降压，口服导泻、利胆，而外用则可消肿止痛。护理人员掌握各种给药途径对药物作用的影响及其规律，根据病情需要正确应用。

2. 给药时间 给药时间不同有时也可影响药物疗效，临床用药时，视具体药物特点、病情需要以及人体周期节律规律而定。如阿莫西林等青霉素类药物空腹使用疗效更确切；红霉素等大环内酯类抗生素餐后服用可减少对胃肠的刺激。催眠药宜在临睡前服用；降糖药胰岛素在餐前给药更能发挥药物的疗效。长期应用糖皮质激素时，隔日上午一次给药可以减少其对肾上腺皮质功能的抑制。

3. 给药次数 药物的用药次数主要根据药物的血浆半衰期及病情需要。一般情况下，血浆半衰期短的药物每日给药3～4次，血浆半衰期长的药物每日1～2次，这样可以维持有效的血药浓度而不会导致蓄积中毒。

4. 连续用药 有些药物反复应用后机体对药物的反应性逐渐降低而产生耐受性，此时必须加大剂量才能产生原有药效。在短时间内反复用药很快就产生耐受性者称为快速耐受性，如麻黄碱。机体的耐受性在停药一段时间后可以消失。连续用药有些药品会产生依赖性，如前文所述。

（五）联合用药

两种或两种以上药物同时或先后使用称为联合用药又称配伍用药。联合使用时药物效应增强称为协同作用；反之则称为拮抗作用。联合用药的目的是增强疗效，减少不良反应，防止病原体产生耐药性。

1. 药物在体外的相互作用 药物在体外配伍时所发生的物理性的或化学性的相互作用，引起疗效降低或毒性增大，称为配伍禁忌（incompatibility）。在静脉滴注时尤其应注意，如羧苄西林与庆大霉素混合静滴就属于配伍禁忌。

2. **药物在药效学方面的相互作用** 是指药物作用的靶部位对药物的反应性发生改变导致药物效应的增强或者减弱。如氢氯噻嗪、地塞米松等可以引起低血钾，进而增加强心苷类药物对心脏的毒性；阿托品与毛果芸香碱竞争性地抑制或兴奋M受体，故阿托品中毒可用毛果芸香碱解救等。

3. **药物在药动学方面的相互作用** 即药物在吸收、分布、生物转化、排泄过程中被其他药物干扰使药物的效应增强或减弱。如维生素C和铁剂合用可增加铁的吸收；四环素和牛奶、铁剂等同时服用，可影响四环素的吸收；碳酸氢钠和磺胺药合用可减少后者对肾脏的损害等，应予以注意。

三、护理方面的因素

护理工作是整个医疗工作中的重要组成部分，护士掌握了有关的药物知识，在药物治疗工作中就能主动地正确执行医嘱，保证患者用药安全有效。

（一）药品制剂质量的外观检查是护理用药安全的前提

制剂外观检查是指护理人员在领取药物、使用药物的过程中对制剂进行的外观质量的肉眼检查。凡是变质、包装破损、标签不明、超过有效期的药品不得领取，更不得使用。

对于固体剂型的药物，制剂形态应完好，无潮解松软、变硬、变色等现象；糖衣片不得有色斑或粘连。液体剂型应注意有无霉变、变色，有无絮状沉淀及异味等。溶液剂必须澄明、无沉淀、无异物。注射剂外观必须清洁、标签明确、无裂痕、无破损、封口严密无松动，特别要注意药物的批号是否一致。粉针剂必须用指定的溶媒稀释，稀释浓度要恰当。对于软体剂型应该质地均匀、无变色、无霉变、无异味。

（二）正确配药是护理用药安全的条件

（1）工作时光线要充足，注意力要集中，做到如前所述的"三查八对"。

（2）配药时应先配固体药物再配水剂和油剂。出现不应有的变色和沉淀的药物不得使用。手不能直接接触药物，取药应用药匙。倾倒药液前先要摇匀药物，手握瓶签一侧倒出药液，药液一经倒出，不得放回原药瓶中。药液倒毕必须擦拭药瓶。用量杯准确计量药物的量。液体药物应滴入预先准备好的药杯内，以免粘在壁上影响疗效。

（3）同一患者的几种药片可以放入一个药杯里，但液体药物必须分开放置。药物配好后要按时给患者应用，以免污染或变质。

（三）准确发药是护理用药安全的保障

（1）配药与发药应由一人负责，否则必须交代清楚；发药时应核对药牌与患者姓名、床号等，呼唤患者姓名无误后方可发药。同时服用两种以上药物时应一次取离药盘以免发生差错。

（2）守护患者，护理人员应看着其将药服下才能离开。对于患者不在病房或因故不能及时服药者，应将药带回保管或交班。

（四）监察用药后情况是护理用药安全的关键

（1）给药后，立即做好给药记录，并记下有关观察，以防止交接班疏忽而重复给药或出现其他差错。

（2）明确认识所用药物的不良反应谱，采取有效措施防止发生可能或潜在的不良反应。密切监察不良反应的前兆及有关症状，并及时与医师沟通。严重不良反应有时需要停药或做紧急处理。

（3）对于出院后仍需用的药物，护理人员应告诉患者及其家属用药的有关知识，这种指导有利于加强患者服药的依从性。

四、其他方面的因素

（一）药源性疾病

药源性疾病（drug-induced disease，DID）是指药物用于预防、诊断、治疗疾病过程中，因药物本身的作用、药物的相互作用以及药物的使用引起机体组织或器官发生功能性或器质性损害而出现的各种临床症状，又称为药物性疾病，是医源性疾病的一种。研究资料显示，药物可引起100多种药源性疾病以及相关的综合征，有的可以造成机体不可逆的损害，甚至死亡。

药源性疾病中与药物本身作用有关的如庆大霉素引起耳聋，肼屈嗪引起红斑狼疮样综合征。与药物相互作用有关的如阿司匹林和红霉素均有耳毒性，单独使用时毒性尚不明显，联合使用易致耳毒性。异烟肼引发肝炎的发生率为0.1%，但与利福平联用后肝炎发生率为原来的10倍。特非那定与葡萄柚汁同时服用，由于葡萄柚汁为肝药酶抑制剂，可使特非那定血药浓度升高，引起严重心律失常，甚至死亡。

有时药源性疾病与药物制剂中的溶剂、稳定剂、色素、赋形剂等有关。众所周知，1937年美国发生的磺胺酏剂中毒事件是由于用二甘醇代替乙醇作溶剂而造成107人死亡。在20世纪60年代有人服用四环素后产生范科尼综合征，出现恶心、呕吐、蛋白尿、酸中毒等症状，系因为四环素高温后降解为4-差向脱水四环素所致；2001年我国十大造假案中，"梅花K"黄柏胶囊就是掺入了含有这种降解成分的四环素所致，多数患者服药后出现多发性肾小管功能障碍综合征。2006年由假丙二醇为辅料制成的"亮菌甲素注射液"引起多人死亡。

（二）药物滥用与滥用药物

1. 药物滥用（drug abuse）　一般是指与医疗目的无关反复大量使用有依赖性潜力的药物，其结果是滥用者对该药产生依赖性，迫使他们不断地寻求用药，由此造成健康损害并带来社会问题。药物滥用通常专指对麻醉药品（阿片类、大麻、可卡因类等）以及对精神药品（苯二氮䓬类、巴比妥类等）的不合理应用。

药物依赖性（drug dependence）：长期连续使用或周期性使用某种麻醉药品或精神药品，产生对该药强迫性的连续使用的行为或其他反应。可分为精神依赖性和身体依赖性。

（1）精神依赖性（psychic dependence）是指又称为心理依赖性（psychological dependence）或习惯性（habituation），指连续用药后突然停药，患者产生继续用药的强烈欲望，并有强迫性用药行为，以求获得满足或避免不适的状态。易产生精神依赖性的药物被称为"精神药品"，如地西泮等。

（2）身体依赖性（physical dependence）：又称为生理依赖性（physiological dependence）或成瘾性（addiction），指连续用药后一旦停药出现戒断症状，表现为烦躁不安、流泪、出汗、疼痛、恶心、呕吐、惊厥等，甚至危及生命。这种久用易成瘾的药物被称为"麻醉药品"，如吗啡、哌替啶等。产生身体依赖者为求得继续用药常常不择手段，甚至丧失人性。

2. 滥用药物（drug misuse）。主要是指临床上对一些药物的不合理应用，其结果是造成人群健康水平的下降以及药物的浪费。常见的有：①滥用抗生素，对人类带来的危害十分明显，其中人群白细胞数总体水平降低，病原体耐药性的产生都与滥用抗生素有着密切的关系。②滥用激素尤其是糖皮质激素，不仅可以引起骨质疏松、伤口愈合延迟等不良反应，同时也是引起二重感染、人群抵抗力下降的重要原因。③滥用维生素，是引起维生素中毒的重要原因，常见的有维生素A、维生素D、维生素E中毒。

（三）药源性猝死与药物误用致死

1. 药源性猝死　正确用药后6小时内发生死亡者称为药源性猝死。

（1）吩噻嗪类药物（如氯丙嗪）：因其药理作用涉及中枢、循环、呼吸、内分泌等系统，不良反应也表现多样化，由于中枢过度抑制、麻痹性肠梗阻、窒息、低血压、血栓等，故常致猝死。

（2）致过敏性休克的药物：也可致药源性猝死，如青霉素、链霉素、低分子右旋糖酐、含碘造影剂、细胞色素C、大量维生素C、三磷酸腺苷等。

（3）致心律失常、心搏骤停的药物：胺碘酮、阿托品、氨茶碱、维拉帕米、异丙嗪、氯喹、甲硝唑、普鲁卡因、普鲁卡因胺、螺内酯+氯化钾、利多卡因、普萘洛尔、柔红霉素、异丙肾上腺素等。

2. 药物误用致死　药物误用致死是指用药过程中发生差错而引起死亡者。

📖 药疗警示

（1）产妇肌注硫酸镁致死：25%硫酸镁20 mL肌注（本品静滴用于降压、子痫、尿毒症等，肌注应控制用量），经抢救后胎儿娩出，但产妇死亡。

（2）普萘洛尔致哮喘患者窒息而死：一哮喘患者夜间因冠心病就诊，给予普萘洛尔静脉注射，冠心病虽得以缓解，却因窒息而死亡。

（3）静注间羟胺浓度过高致脑血管意外死亡：间羟胺可用于静滴，但必须注意浓度与速度。给药剂量过大可引起患者血压骤升，导致脑血管意外。

（4）滥服硫唑嘌呤引起消化道大出血而致死：抗肿瘤药硫唑嘌呤，目前多用于器官移植等，其杀伤细胞的作用很强，成人每日限服300～400 mg，不可滥用。

（刘志勇）

任务五　常用药物剂型与静脉给药注意事项

一、常用药物剂型及特点

制剂是根据医疗需要将药物进行适当加工制成具有一定形态和规格、便于使用和保存的制品。制剂的形态类型称为剂型。

（一）液体制剂和半液体制剂

1. 溶液剂（solution）　是一种或多种可溶性药物呈分子或离子状态分散的澄明溶液。

可供口服也可外用。口服溶液剂一般装在带格的瓶中，瓶签上标明用药剂量与用药次数等；外用溶液剂应在瓶签上注明"不能内服"字样。

2. 注射剂（injection） 指供注射用的药物灭菌溶液、混悬剂或乳剂，也包括供临用时溶解或稀释的无菌粉末或浓缩液。封装在玻璃安瓿中称为注射剂；大容积的注射剂封装在玻璃瓶或塑料瓶中称为输液剂，如葡萄糖注射液。

3. 糖浆剂（syrup） 为含有药物或芳香物质的近饱和浓度的蔗糖水溶液，供口服。如急支糖浆。

4. 气雾剂（aerosol） 是药物与抛射剂封装于具有特制阀门系统的耐压封闭容器内，使用时借抛射剂的压力，定量或者非定量地将药物以雾状、半固体或泡沫形式喷出的制剂。如沙丁胺醇气雾剂、磺胺嘧啶银气雾剂等。

5. 合剂（mixture） 指两种或两种以上的药物用水作溶媒，配制成澄明的溶液或混悬液。其中混悬液合剂临用时应摇匀。常用的有颠茄合剂。

6. 混悬剂（suspension） 是指含难溶性固体药物粉末的液体剂型。难溶性药物的混悬剂在肠胃中释放比水溶液慢，但比片剂快，因此适用于儿童和吞咽困难的患者。如磺胺甲噁唑与甲氧苄啶制成的混悬剂比其片剂及胶囊剂吸收更快。混悬剂临用时必须摇匀。

7. 其他 如流浸膏（liquid extract）、搽剂（liniment）、乳剂（emulsion）、醑剂（spirit）、凝胶剂（gel）、滴眼剂（eyedrops）、滴耳剂（eardrops）、浸剂（infusion）等。

（二）半固体制剂

1. 栓剂（suppository） 是指药物与适宜的基质混合制成专供腔道给药的制剂，具有适宜的硬度和韧性，熔点接近体温，塞入腔道后能迅速软化或熔化并逐渐释放出药物产生局部作用，或者被吸收而产生全身作用，如甘油明胶塞入肛门具有缓泻作用。

2. 软膏剂（ointment） 是药物与适宜基质均匀混合制成的膏状外用制剂。多用于皮肤、黏膜，如氟轻松软膏。其中眼药膏是制作工艺最细腻的灭菌软膏，如红霉素眼膏。

（三）固体制剂

1. 片剂（tablets） 是指药物与赋形剂混合后压制成片状或异形片状的剂型。主要供口服，也可外用或植入。对胃有刺激性或遇酸易被破坏以及需要在肠内释放的药物，包肠溶衣制成肠溶片，如肠溶阿司匹林等。对味道欠佳或有刺激性的药物可包糖衣制成糖衣片。根据其药物释放速度不同可分为速释片、缓释片和控释片等。

2. 胶囊剂（capsules） 是将药物装入胶囊壳中制成的剂型。分为硬胶囊剂、软胶囊剂、肠溶胶囊以及结肠靶向胶囊等。硬胶囊剂是将一定量药物加适宜的辅料制成均匀的颗粒或粉末，充填于空心胶囊中制成，如阿莫西林胶囊等。软胶囊剂是将一定量的液体密封于球形的或椭圆形的软质胶囊中制成，又称为胶丸。如维生素E胶丸等。胶囊囊壳不易被胃酸破坏，但可以在肠液中崩解释出有效成分的称为肠溶胶囊。结肠靶向胶囊是指胶囊进入结肠后才释出药物的一种剂型。

3. 散剂（powder） 又称为粉剂，是指一种或数种药物经粉碎并均匀混合而制成的粉末状剂型，可供内服或外用。

4. 颗粒剂（granules） 又称冲剂，是药物与适宜辅料制成的干燥颗粒状的制剂。分为可溶颗粒剂、混悬颗粒剂和泡腾颗粒剂等，如感冒冲剂。

5. 膜剂（pellicles） 又称为薄片剂，系指药物与适宜的成膜材料加工制成的膜状制剂。可供口服或皮肤黏膜外用。

二、静脉给药的注意事项

不同剂型的药物应用于不同的给药途径时都有一定的注意事项。静脉给药由于无吸收过程药物直接入血，血药浓度升高快，不安全性较高。不但要根据具体情况控制给药速度，而且要特别注意注射液间的相互作用。

（一）控制给药速度

1. 静脉注射（静注） 应尽可能使患者采取舒适体位，缓慢推注，并密切观察患者反应。

2. 静脉滴注（静滴） 调整点滴速度是至关重要的，如氯化钾静滴宜慢，甘露醇则宜快。给药过程中至少应每30分钟给药一次，随时观察输液情况与滴速，及时发现不良反应。有些需避光保存的药物，点滴瓶上应用黑纸（布）避光。

3. 常用注射液的滴注速度

（1）等渗电解质溶液（生理盐水、5%的葡萄糖注射液）：可根据脱水程度及心肺功能情况采用快速（每分钟80～100滴）或中速（每分钟40～60滴）输入。

（2）高渗盐水（3%～5%氯化钠注射液）：因其高渗易造成细胞内脱水，细胞外容量增加，故应慢速为宜，即每小时30 mL，以免引起肺水肿及心功能不全。

（3）氯化钾溶液：因给药过快会引起高钾血症，严重时甚至心搏骤停，故应慢速静滴。静滴氯化钾每小时小于1 g为宜。

（4）低分子右旋糖酐：用于扩充血容量，用量为250～500 mL，应于1～2小时内滴完。如治疗血栓形成，则滴速应缓慢。

（5）甘露醇：用于脑水肿，一般20%甘露醇250 mL应在15～20分钟内滴完，可选9号针头。

（二）注意配伍禁忌

护理人员在临床上常采用两种或两种以上的药物同时混合静脉滴注或静脉注射给药，若注射液发生变色、沉淀或肉眼不易觉察的变化，使药效降低或丧失，甚至产生毒性物质，即发生了物理性或化学性配伍禁忌。产生配伍禁忌的原因主要有：

1. 溶媒的改变　当多数以水为溶媒的注射剂（氯化钾注射液等），与一些以乙二醇、丙二醇、甘油等为溶媒的注射剂如氢化可的松注射液混合时，可析出氢化可的松沉淀。红霉素不宜直接加入盐类药物，否则会产生絮状沉淀。

2. 药液pH改变　当pH相差较大的注射液配伍时易发生变化，如氨茶碱（pH为8.5～8.9）与盐酸氯丙嗪（pH为4～4.5）相混合时可出现白色沉淀。其他如青霉素类药物不宜与弱碱性药物碳酸氢钠配伍使用，也不宜与弱酸性药物维生素C配伍使用；硫喷妥钠不能用25%葡萄糖注射液溶解等。

3. 发生化学变化　一般在两种药物混合时产生新的化合物，如氯化钙注射液与碳酸氢钠注射液混合后，可生成难溶性碳酸钙沉淀。

4. 离子间相互作用　有机药物按其化学结构可分为阳离子型药物（生物碱类、氨基糖苷类、抗组胺药、局麻药等）、阴离子型药物（阿司匹林等有机酸类、磺胺类、青霉素类等）及非离子型药物（葡萄糖液、右旋糖酐）。通常阳离子药物和阴离子药物配伍时，较易发生变化，可发生沉淀或结晶；而阴离子或阳离子型药物与非离子型药物配伍时，很少发生离子间相互作用。

5. 盐析作用　胶体溶液中加入盐类药物会产生沉淀。如两性霉素B中不宜加入盐类物质，否则会析出结晶，通常可用葡萄糖液稀释后静滴。

6. 药物混合顺序的影响　输液中同时加入两种药物如氨茶碱与四环素，直接混合时可发生变化产生沉淀。但采取先加入氨茶碱，经摇匀再加入四环素时，可避免因pH大幅度改变而发生沉淀。

除上述因素外，药物的配伍也与其浓度有关，有些药物在一定浓度范围内可以相互配伍，否则会形成沉淀。如间羟胺（阿拉明）加入生理盐水中通常无变化，但当其浓度增加到每1000 mL生理盐水中含200 mg阿拉明时，则出现沉淀。

（刘志勇）

任务六　药物与处方的基本知识

一、药物的一般知识

（一）药典

药典是国家对药品规格、标准所制定的法规文件。它规定了比较常用的且有一定防治效果的药品和制剂的标准规格与检验方法，是国家管理药品生产、供应、使用与检验的依据。《中华人民共和国药典》以下称《中国药典》2005年版分为3部，各自成书。其中，第1部收载药材及饮片、植物油脂和提取物、成方制剂和单味制剂等1146种，收载附录98个；第2部收载化学药品、抗生素、生化药品、放射性药品以及药用辅料等1967种，收载附录137个；第3部收载生物制品101种，收载附录140个。在第3部中，首次将《中国生物制品规程》并入药典。药典对于我国药品生产、药品质量管理和人民用药安全有效等方面均起了很大的作用。

（二）药物的分类管理

1. 处方药、非处方药及国家基本药物　根据药物的药理性质、临床应用范围及安全性等特点，将药品分为处方药和非处方药。处方药（prescription only medicines，POMs）是指必须凭执业医师处方才能调配、购买和使用的药品；非处方药（over the counter medioine，OTC）是指经过国家药品监督管理部门遴选认定，不需凭执业医师处方就可以购买使用的药品。国家基本药物是指一个国家根据各自的国情，按照符合实际的科学标准从临床各类药品中遴选出的疗效可靠、质量稳定、不良反应轻、价格合理、使用方便的药品。

2. 特殊管理药物。特殊药品包括麻醉药品、精神药品、毒性药品和放射性药品。《中华人民共和国药品管理法》（以下简称《药品管理法》）明确规定，对上述药物要严格管理。

（1）麻醉药品：是指连续应用后，易产生生理依赖性的药物。如吗啡、哌替啶等。

（2）精神药品：是指可以直接兴奋或者抑制中枢神经系统，连续用药后易产生精神依赖性的药物。根据其依赖性产生的难易程度及危害的严重性又分为一类精神药品和二类精神药品。属于一类精神药品的有咖啡因、布桂嗪、复方樟脑酊以及司可巴比妥等。属于二类精神药品的有苯二氮䓬类、其他巴比妥类及氨酚待因等。

(3) 毒性药品：是指毒性较大，治疗剂量接近中毒量，使用不当会引起患者中毒甚至死亡的药物，如洋地黄毒苷、奎尼丁等。

(4) 放射性药品：是指用于临床诊断或治疗的放射性制剂或者其标记药，如 ^{131}I 等。

（三）药物的相关标识

1. 药物质量标识

（1）批号（batch）：是药厂对各批药品按照生产日期而编排的号码，一般用6位数字表示法。前两位表示年份，中间两位表示月份，末两位表示日期。如某药的生产日期为2005年11月8日，则该药的批号为051108。

（2）失效期（expiry date）：是药品在规定的贮存条件下，其质量开始下降至达不到规定要求的期限。失效期的意义与有效期相同。如某药失效期为2007年8月，则表示该药可用至2007年7月31日。

（3）有效期（validity）：是指药品在一定贮存条件下能保持药品质量的期限。药品有效期是涉及药品稳定性和使用安全性的标识。药品标签中的有效期应当按照年、月、日的顺序标注，年份用四位数字表示，月、日用两位数字表示。其具体标注格式为"有效期至××××年××月"或者"有效期至××××年××月××日"；也可以用数字和其他符号表示为"有效期至××××.××"或者"××××/××/××"等。有效期若标注到日，应当为起算日期对应年月日的前一天，有效期若标注到月，应当为起算日期对应年月的前一月。如某药标明有效期为2008年08月31日，即表示该药可以使用到2008年8月30日，如某药标明有效期为2008年08月，即表示该药可以使用到2008年7月。

2. 药品的特殊标识 《药品管理法》对麻醉药品、精神药品、医疗用毒性药品、放射性药品、外用药品和非处方药的标签，必须印有符合规定的标识。

（1）特殊管理药品标识：特殊管理药品标识示意如图1-8所示。

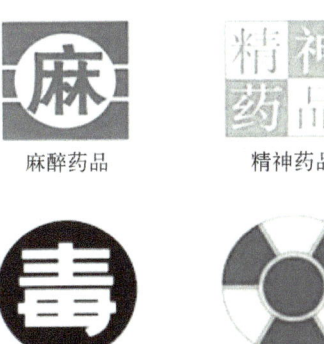

图1-8 特殊管理药品标识示意

（2）非处方药和外用药品的标识：国家食品药品监督管理总局公布了非处方药和外用药品的专有标识。非处方药专有标识图案为椭圆形背景下的OTC三个英文字母的组合，即Over The Counter的缩写，是国际上对非处方药的习惯称谓。我国公布的非处方药标识，甲类为红色椭圆底阴文，色标为M100Y100（红底白字）；乙类为绿色椭圆底阴文，色标为C100M50Y70（绿底白字）。外用药的标识为红色方块底白字。

二、处方的一般知识

（一）处方意义、结构与种类

1. **处方的意义** 处方是医生根据患者的病情需要开写的请求药房配方和发药的药单，也是患者取药的凭证。它直接关系到患者的医疗效果和健康，所以必须严肃认真地开写处方和调配处方，以保证患者用药安全有效。另外，处方还具有法律上的意义，一旦出现用药差错事故时，处方可作为法律凭证，追究有关人员责任。

2. **处方的结构** 根据《全国医院工作条例》中的处方制度规定，现行（简化）处方结构应包括前记、正文、后记三部分。

（1）处方前记：医院名称，门诊或住院病历号，处方编号，科别，患者姓名、性别、年龄，开写处方的日期。

（2）处方正文：包括临床诊断，处方头Rp（请取），药物名称，所需制剂的规格及数量，用药方法等。

（3）处方后记：医生签字，调剂人签字，核对发药人签字，药价。

3. **处方的种类** 在医疗及药剂工作中所应用的处方种类较多，形式不一，分类方法也不尽相同。一般分以下3种：

（1）法定处方：是指国家药典、局颁标准中所收载的处方，具有法律的约束力，在制备法定制剂或医生开写法定制剂时必须遵循的法定依据。

（2）协定处方：是医疗单位内部或联合几个单位，根据经常医疗需要而协商议定的制剂处方。便于预先制成药剂，满足用量很大的门诊需要。

（3）医疗处方：是医师根据患者的治疗需要而开写的处方。目前在医疗实践中，此类处方日趋简化，但前记、正文、后记基本格式不变。正文部分包括：Rp、药名、剂型、规格、用量、用法等主要内容。

（二）医疗处方规则

（1）医师开处方时态度要严肃，思想要集中，必须慎重选择药物，决定剂量和用法，避免书写时迟疑不决或中途涂改而影响患者的信心,开处方后还必须认真检查一遍,以确保无误,最后签名或盖章。

(2)处方必须在专用处方笺上用钢笔或圆珠笔书写,要求字迹清楚、内容完整、剂量准确,处方一般不得涂改,如有涂改,医师必须在涂改处签名,以示负责。

(3)药品及制剂名称一般以《中国药典》规定的中文名或英文书写,《中国药典》未收载的药品,可用通用名。

(4)处方中每一药名占一行,若处方中药物较多,则按各药所起作用的主次顺序排列,剂量与药物同写一行,如果用量相同,可在最后一种药物的用量前加aa(各)字样。

(5)处方中药品使用的剂量,均按药典规定为准,如医疗需要超过极量时,医师必须在剂量处签字或加注叹号,如"5.0!"以示负责。

(6)处方中药品数量一律用阿拉伯数字书写,药品的用量单位一律采用公制,固体或半固体药物以克(g)为基本单位,液体药物以毫升(mL)为基本单位,在开写处方时可以略去"克"或"毫升"字样,如100克可写成100.0,若以毫克(mg)、微克(μg)、单位(U)等为计量单位时不能省略。如10毫克应写成10 mg,不能写成10.0。

(7)处方中药物总量一般以3日为宜,7日为限(长期服药者可适当增加)。麻醉药品每张处方用量,注射剂一般不超过1日量,片剂、酊剂、糖浆等不超过3日量,连续使用不得超过7日。

(8)用法必须书写清楚、详细,常用拉丁文缩写词,亦可用中文书写。

(9)急诊处方应在处方笺左上角写上"Cito!"(急速!)字样。药剂人员见此类处方即应迅速发药。

(三)处方中常用拉丁文缩写

医务工作者在工作实践中,尤其医师为开写处方的方便,提高工作效率,常采用拉丁文缩写词(表1-3)。但凡缩写词,均应按缩写规则缩写,不可任意省略或乱造。

表1-3 处方与医嘱常用外文缩写词与中文对照

缩写词	中文	缩写词	中文	缩写词	中文
q.d.	每日1次	p.o.	口服	Tab.	片剂
b.i.d.	每日2次	i.d.	皮内注射	Caps.	胶囊剂
t.i.d.	每日3次	i.h.	皮下注射	Inj.	注射剂
q.i.d.	每日4次	i.m.	肌内注射	Sol.	溶液剂
q.m.	每晨	i.v.	静脉注射	Syr.	糖浆剂
q.n.	每晚	i.v.gtt.	静脉滴注	Tr.	酊剂
q.h.	每小时	i.p.	腹腔注射	Ung.	软膏剂

续表

缩写词	中文	缩写词	中文	缩写词	中文
q.6 h.	每6小时	pr.dos.	顿服	Amp.	安瓿
q.2 d.	每2日1次	p.r.	直肠给药	aa	各
a.c.	饭前	Us.ext.	外用	Co.	复方的
p.c.	饭后	A.st.	皮试	U	单位
a.m.	上午	Stat!	立即	IU	国际单位
p.m.	下午	Cito!	急速地	s.o.s.	必要时（一次）
h.s.	睡前	Lent!	慢慢地	p.r.n.	必要时（可重复）

项目小结

药物是指能影响机体的生理、生化功能，并用于预防、治疗、诊断疾病或计划生育的各种化学物质。药物根据来源可分为天然药物、人工合成药物和基因工程药物。

药物作用的结果有符合用药目的对机体有利的防治作用，又有对机体不利的不良反应，这种特点称为药物作用的两重性。其中不良反应包括副作用、毒性反应、超敏反应、后遗效应、继发反应、停药反应和药物依赖性。

药物的体内过程包括吸收、分布、生物转化和排泄。首关消除是指口服由胃肠道吸收的药物，经门静脉进入肝脏被代谢灭活，使进入血循环的药量减少，药效降低的现象。药物的主要排泄方式是肾排泄。治疗指数是指药物的半数致死量与半数有效量的比值，即 $TI=LD_{50}/ED_{50}$。血药浓度下降一半时所需的时间称为血浆半衰期。

根据药物的药理性质、临床应用范围及安全性等特点，将药品分为处方药和非处方药。特殊药品包括麻醉药品、精神药品、毒性药品和放射性药品。《药品管理法》明确规定，对上述药物要严格管理。

（刘志勇）

思考与练习

1. 世界上最早的药物学著作是　　　　　　　　　　　　　　　　　　　　　　　　（　　）
   A. 《本草纲目》　　　　　　　　　　B. 《本草纲目拾遗》
   C. 《神农本草经》　　　　　　　　　D. 《新修本草》
   E. 《纽伦堡药典》

2. 是我国也是世界上最早的一部国家药典　　　　　　　　　　　　　　　　　　　（　　）
   A. 《本草纲目》　　　　　　　　　　B. 《本草纲目拾遗》

C.《神农本草经》　　　　　　　　D.《新修本草》

E.《纽伦堡药典》

3．药物效应动力学是指　　　　　　　　　　　　　　　　　　　　　（　）

　A．机体对药物的处置过程　　　　B．药物对机体的作用及其规律

　C．药物的调配　　　　　　　　　D．药物的加工处理

　E．药物与机体之间的相互作用

4．药物代谢动力学是指　　　　　　　　　　　　　　　　　　　　　（　）

　A．机体对药物的作用及其规律　　B．药物对机体的作用及其规律

　C．药物的调配　　　　　　　　　D．药物的加工处理

　E．药物与机体之间的相互作用

5．药物体内过程不包括　　　　　　　　　　　　　　　　　　　　　（　）

　A．吸收　　　B．配伍　　　C．分布　　　D．生物转化　　　E．排泄

6．能使机体功能活动增强的药物作用称为　　　　　　　　　　　　　（　）

　A．防治作用　　B．兴奋作用　　C．毒副作用　　D．治疗作用　　E．预防作用

7．药物的基本作用是使机体组织器官产生　　　　　　　　　　　　　（　）

　A．兴奋作用　　　　　　　　　　B．抑制作用

　C．兴奋或抑制作用　　　　　　　D．新的功能

　E．以上均不是

8．下列药物作用中，哪项属药物的局部作用　　　　　　　　　　　　（　）

　A．阿司匹林的解热镇痛作用　　　B．抗酸药的中和胃酸作用

　C．苯巴比妥的镇静催眠作用　　　D．咖啡因的中枢兴奋作用

　E．普萘洛尔的降压作用

9．药物的副作用是指　　　　　　　　　　　　　　　　　　　　　　（　）

　A．用药后产生的免疫反应

　B．用药量过大引起的反应

　C．治疗量时产生的与治疗目的无关的作用

　D．治疗量时特异质患者出现的反应

　E．长期用药引起的反应

10．药物作用的两重性是　　　　　　　　　　　　　　　　　　　　（　）

　A．治疗作用和副作用　　　　　　B．对因治疗和对症治疗

　C．防治作用和不良反应　　　　　D．治疗作用和毒性反应

　E．治疗作用和变态反应

11．后遗效应是指　　　　　　　　　　　　　　　　　　　　　　　（　）

　A．血药浓度低于最小有效浓度时残存的生物效应

　B．血药浓度有较大波动时出现的生理效应

C．用药过程中剂量过大引起的效应

D．有生化缺陷的患者对药物产生的反应

E．血药浓度高于最小有效浓度时的生物效应

12．链霉素引起的耳聋属于 （ ）

　　A．治疗作用　　B．副作用　　　C．后遗效应　　　D．变态反应　　　E．毒性反应

13．药物的超敏反应 （ ）

　　A．只有少数过敏体质者才会发生　　　　　B．每个人都可发生

　　C．可以预测　　　　　　　　　　　　　　D．在与该药第一次接触时即可发生

　　E．是否发生取决于药物的剂量

14．符合用药目的，可达到防治疾病效果的作用称 （ ）

　　A．预防作用　　B．治疗作用　　C．防治作用　　　D．选择作用　　　E．吸收作用

15．下列药物作用中哪项属药物的吸收作用 （ ）

　　A．阿司匹林的解热镇痛作用　　　　　　　B．抗酸药的中和胃酸作用

　　C．开塞露的导泻作用　　　　　　　　　　D．驱肠虫药的驱虫作用

　　E．乙醇在皮肤黏膜表面的抗感染作用

16．药物与受体结合后，激动或阻断受体取决于 （ ）

　　A．药物作用的强度　　　　　　　　　　　B．药物剂量的大小

　　C．药物与蛋白结合率的高低　　　　　　　D．药物亲和力的大小

　　E．药物是否有内在活性

17．评价药物安全性的指标不包括 （ ）

　　A．药物治疗指数　　　　　　　　　　　　B．可靠安全系数

　　C．安全范围　　　　　　　　　　　　　　D．半数致死量

　　E．药物内在活性

18．某药的治疗指数大，则说明 （ ）

　　A．药物作用强　　　　　　　　　　　　　B．药物毒性强

　　C．药物的安全性大　　　　　　　　　　　D．药物的安全性小

　　E．药物作用弱

19．药物被动转运的特点是 （ ）

　　A．需耗能　　　　　　　　　　　　　　　B．需载体

　　C．有饱和抑制现象　　　　　　　　　　　D．逆浓度差转运

　　E．顺浓度差转运

20．大多数药物在体内通过细胞膜的方式是 （ ）

　　A．主动转运　　B．被动转运　　C．易化扩散　　　D．膜孔过滤　　　E．胞饮转运

21．参与体内药物生物转化的酶主要是 （ ）

　　A．溶酶体酶　　　　　　　　　　　　　　B．酰化酶

C．葡糖醛酸转移酶　　　　　　　　　　D．肝药酶

E．单胺氧化酶

22．挥发性药物的主要排泄途径是　　　　　　　　　　　　　　　　　　　　　　（　　）

A．皮肤、黏膜　　B．肾脏　　　　C．呼吸道　　　　D．肠道　　　　E．腺体

23．大多数药物排泄的主要途径是　　　　　　　　　　　　　　　　　　　　　　（　　）

A．皮肤　　　　　B．肾脏　　　　C．呼吸道　　　　D．肠道　　　　E．腺体

24．药物吸收入血后随血液循环运送到各个组织的过程称

A．吸收　　　　　B．分布　　　　C．代谢　　　　　D．排泄　　　　E．消除

25．在酸性尿液中，弱碱性药物　　　　　　　　　　　　　　　　　　　　　　　（　　）

A．解离多，再吸收多，排泄慢　　　　　B．解离少，再吸收少，排泄快

C．解离少，再吸收多，排泄慢　　　　　D．解离多，再吸收少，排泄快

E．解离多，再吸收少，排泄慢

26．某些药物口服，由于肠壁和肝脏的代谢，使其首次进入体循环的药量减少，称（　　）

A．生物利用度　　B．首关消除　　C．肝肠循环　　　D．酶的诱导　　E．酶的抑制

27．药物自给药部位进入血液循环的过程称　　　　　　　　　　　　　　　　　　（　　）

A．吸收　　　　　B．吸收作用　　C．药物的分布　　D．药物的代谢　　E．药物的排泄

28．需要维持有效血药浓度时，正确的给药间隔是　　　　　　　　　　　　　　　（　　）

A．每4小时一次　　　　　　　　　　　B．每6小时一次

C．每8小时一次　　　　　　　　　　　D．每12小时一次

E．每间隔1个半衰期一次

29．按药物血浆半衰期间隔时间给药，几次可达稳态血浓度（坪值）　　　　　　　（　　）

A．2～3次　　　B．3～4次　　　C．4～5次　　　D．6～7次　　　E．7～8次

30．肝肠循环是指　　　　　　　　　　　　　　　　　　　　　　　　　　　　　（　　）

A．药物自胆道吸收　　　　　　　　　B．药物自肠道吸收

C．药物由肝脏转化　　　　　　　　　D．药物经肾小球滤过，肾小管再吸收

E．药物随胆汁排入肠内，部分药物在肠内再吸收

31．药物的血浆半衰期（$t_{1/2}$）是指　　　　　　　　　　　　　　　　　　　　（　　）

A．药物被吸收一半的时间　　　　　　B．药物有效血浓度下降一半的时间

C．药物稳态浓度下降一半的时间　　　D．药物血浆浓度下降一半的时间

E．药物从肾脏排泄一半的时间

32．药物的消除是指　　　　　　　　　　　　　　　　　　　　　　　　　　　　（　　）

A．药物的生物利用度　　　　　　　　B．药物的首关消除

C．药物的肝肠循环　　　　　　　　　D．药物的分布

E．药物的代谢、排泄和贮存

33. 对胃肠刺激性较强的药物应在 （　）
　　A. 饭前服　　B. 饭后服　　C. 半空腹服　　D. 睡时服　　E. 晨服
34. 催眠药应在 （　）
　　A. 饭前服　　B. 饭后服　　C. 饭时服　　D. 睡时服　　E. 晨服
35. 解热药应在 （　）
　　A. 饭时服　　B. 睡时服　　C. 饭前服　　D. 晨服　　E. 必要时服
36. 某些药物在多次应用治疗量后疗效降低，可能患者产生了 （　）
　　A. 耐受性　　B. 抗药性　　C. 过敏性　　D. 高敏性　　E. 依赖性
37. 药物常用量的剂量范围是指 （　）
　　A. 最小有效量与极量之间
　　B. 最小有效量与最小中毒量之间
　　C. 比最小有效量大些，比极量小些
　　D. 不超过极量
　　E. 比最小有效量大些，比最小中毒量小些
38. 首关消除量大，黏膜穿透力强，用量小的药物常采用的给药法是 （　）
　　A. 口服　　B. 肌注　　C. 皮肤黏膜　　D. 舌下　　E. 吸入
39. 气体或易挥发性药物常采用的给药法是 （　）
　　A. 口服　　B. 肌注　　C. 皮下　　D. 静脉　　E. 吸入
40. 简便、经济而安全的给药法是 （　）
　　A. 口服　　B. 肌注　　C. 皮下　　D. 静脉　　E. 吸入
41. 两种以上药物合用，作用较原来单用的减弱者称 （　）
　　A. 协同作用　　B. 拮抗作用　　C. 增强作用　　D. 相加作用　　E. 以上都不对
42. 两种以上药物合用，药物之间所产生的相互影响称 （　）
　　A. 协同作用
　　B. 拮抗作用
　　C. 增强作用
　　D. 相加作用
　　E. 药物相互作用
43. 需加锁专人保管的药物是 （　）
　　A. 氨茶碱　　B. 哌替啶　　C. 硝酸甘油片　　D. 盐酸肾上腺素　　E. 毒毛花苷K
44. 患者女性，26岁。系统性红斑狼疮患者，因脱发及糖皮质激素治疗引起的容貌改变，患者自诉不愿意见人。其护理措施正确的是 （　）
　　A. 立即停用药物
　　B. 日光浴
　　C. 心理护理，增强患者信心
　　D. 烫发，以改变形象
　　E. 低蛋白饮食
45. 患者女性，36岁。因风湿性关节炎引起关节疼痛，在服用阿司匹林时，护士嘱其饭后服用的目的是 （　）
　　A. 减少对消化道的刺激
　　B. 提高药物的疗效
　　C. 降低药物的毒性
　　D. 减少对肝脏的损害

E. 避免尿少时析出结晶

46．禁忌静脉推注的药物是 （　）

A．10%氯化钾　　　　　　　　　　B．10%葡萄糖酸钙

C．50%葡萄糖　　　　　　　　　　D．30%泛影葡胺

E．氨茶碱

47．服药方法错误的是 （　）

A．助消化药饭前服　　　　　　　　B．止咳糖浆服后不立即饮水

C．强心苷类药服后测心率　　　　　D．磺胺类药服后少饮水

E．铁剂服用时由吸管吸入

B型题

(48~51题共用备选答案)

A．饭前服　　B．饭后服　　C．服后多饮水　　D．不宜立即饮水　　E．用吸管服用

48．止咳糖浆

49．助消化药

50．磺胺类药物

51．服用含铁剂糖浆

项目二 传出神经系统药

学习目标

知识目标

1. 掌握传出神经系统的受体分布、效应。
2. 掌握毛果芸香碱、新斯的明、阿托品、肾上腺素、去甲肾上腺素、异丙肾上腺素、多巴胺的作用、应用、不良反应和注意事项。
3. 熟悉传出神经按递质分类的内容、化学传递及其他拟胆碱药、抗胆碱药、拟肾上腺素药及抗肾上腺素药的作用特点、应用、不良反应和注意事项。
4. 了解传出神经的递质分类。

技能目标

1. 能正确观察药物疗效和处理药物应用过程中出现的不良反应。
2. 能指导患者合理应用传出神经系统药。

任务一 概述

传出神经是指将中枢神经系统的冲动传至效应器以支配效应器活动的一类外周神经。传出神经系统药物是通过影响传出神经的递质或受体，改变效应器的功能，从而呈现出拟似或拮抗传出神经效应的药物。

一、传出神经系统的分类

由中枢神经系统发出的神经纤维构成传出神经系统,支配相应的效应器官。传出神经按其神经末梢释放的递质不同,分为胆碱能神经和去甲肾上腺素能神经。

1. 胆碱能神经　其末梢释放乙酰胆碱(ACh),包括:①副交感神经的节前纤维和节后纤维;②交感神经的节前纤维和少部分节后纤维(支配汗腺和骨骼肌血管舒张神经);③运动神经。

2. 去甲肾上腺素能神经　其末梢释放去甲肾上腺素(NA),包括大部分交感神经的节后纤维。(见图2-1)

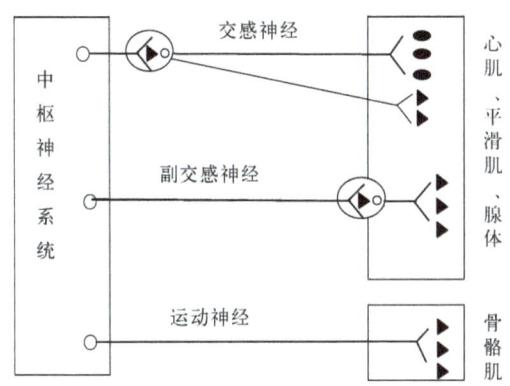

图2-1　传出神经系统模式

●去甲肾上腺素　　▶乙酰胆碱

二、传出神经系统的递质及体内过程

(一)乙酰胆碱的代谢过程(图2-2)

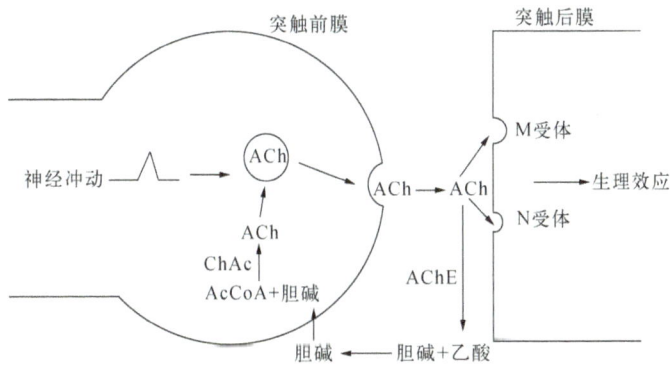

图2-2　乙酰胆碱的代谢过程

1. 合成　在胆碱能神经元内，胆碱和乙酰辅酶A（AcCoA）在胆碱乙酰化酶（ChAT）的催化下合成乙酰胆碱。

2. 贮存　乙酰胆碱进入囊泡贮存。

3. 释放　当胆碱能神经兴奋时，神经冲动到达神经末梢，乙酰胆碱以胞裂外排的方式释放至突触间隙，被相应的受体识别并结合，引起生理效应。

4. 灭活　乙酰胆碱与受体分开后，被突触间隙的胆碱酯酶（AChE）水解。

（二）去甲肾上腺素的代谢过程

1. 合成　在去甲肾上腺素能神经元内，酪氨酸经酪氨酸羟化酶催化生成多巴，再经多巴脱羧酶作用后生成多巴胺，多巴胺进入囊泡中，在多巴胺β-羟化酶的催化下，转化为去甲肾上腺素。

2. 贮存　去甲肾上腺素进入囊泡贮存。

3. 释放　当去甲肾上腺素能神经兴奋时，神经冲动到达神经末梢，去甲肾上腺素以胞裂外排的方式释放至突触间隙，被相应的受体识别并结合，引起生理效应。

4. 灭活　去甲肾上腺素与受体分开后，约80%被神经末梢再摄取入囊泡内贮存，少量被突触间隙的儿茶酚胺氧位甲基转移酶（COMT）和单胺氧化酶（MAO）水解。

三、传出神经系统受体的分类、分布及效应

传出神经系统的受体主要分为胆碱受体和肾上腺素受体两大类。

（一）胆碱受体

胆碱受体能选择性与乙酰胆碱结合，分为毒蕈碱型受体和烟碱型受体。

1. 毒蕈碱型受体（简称M受体）　因对以毒蕈碱为代表的拟胆碱药较敏感而得名。目前M受体分为五个亚型，主要分布在副交感神经节后纤维所支配的效应器官上，如心脏、胃肠道、血管和支气管平滑肌、腺体、瞳孔括约肌等细胞膜上。当其被激动时，可引起心脏抑制、血管扩张、内脏平滑肌收缩、腺体（汗腺、唾液腺为主）分泌增加和瞳孔缩小等效应，这组效应可称为M样作用。

2. 烟碱型受体（简称N受体）　因对烟碱较敏感而得名。分为N_1受体和N_2受体两种亚型。N_1受体主要分布于自主神经节和肾上腺髓质，激动时引起神经节兴奋和肾上腺髓质分泌增加；N_2受体分布于骨骼肌，激动时可引起骨骼肌收缩等效应，这组效应可称为N样作用。

（二）肾上腺素受体

肾上腺素受体能选择性地与去甲肾上腺素或肾上腺素结合，分为α肾上腺素受体和β肾上腺素受体。

1. **α肾上腺素受体（简称α受体）** 分为α_1受体和α_2受体两种亚型。α_1受体主要分布在全身皮肤、黏膜、内脏血管平滑肌等效应器，激动可引起血管平滑肌收缩。α_2受体分布在去甲肾上腺素能神经突触前膜，激动可抑制去甲肾上腺素的释放（负反馈调节）。

2. **β肾上腺素受体（简称β受体）** 分为β_1受体、β_2受体和β_3受体三种亚型。β_1受体主要分布在心脏，β_2受体主要分布在支气管平滑肌、骨骼肌血管和冠状血管等效应器官，β_3受体主要分布在脂肪组织。当β受体激动时可引起心脏兴奋、支气管舒张、骨骼肌血管和冠状血管扩张、糖原和脂肪分解等效应。

多数效应器接受胆碱能和去甲肾上腺素能神经的双重支配（表2-1），两类神经对效应器支配的结果大多是相互对抗的，只是在不同效应器，其支配优势不同，但在中枢神经系统的调节下，两种支配既对立又统一，共同协调机体功能。

表2-1　传出神经系统主要受体分布及激动后效应

效应器	胆碱能神经元兴奋		肾上腺素能神经兴奋	
	受体类型	效应	受体类型	效应
心脏	M_2	传导及心率减慢，收缩力减弱	β_1	传导及心率加快，收缩力增强
血管	M_2	骨骼肌血管舒张	α_1	皮肤、黏膜、内脏血管平滑肌收缩
			β_2	骨骼肌血管和冠状血管扩张
内脏	M_3	支气管、膀胱、胃肠平滑肌收缩	β_2	支气管、膀胱、胃肠平滑肌舒张
	M_3	胃肠、膀胱括约肌舒张	α_1	胃肠、膀胱括约肌收缩
眼	M_3	睫状肌、瞳孔括约肌收缩（缩瞳）	α_1	瞳孔开大肌收缩（扩瞳）
			β	睫状肌舒张
腺体	M_3	腺体分泌增加	α_1	腺体分泌减少
骨骼肌	N_2	骨骼肌收缩		
代谢			β_2	肝糖原、肌糖原分解
其他	N_2	神经节兴奋、肾上腺髓质分泌	β_3	脂肪分解

四、传出神经系统药物的作用方式

（一）直接作用于受体

许多传出神经系统药物能直接与胆碱受体或肾上腺素受体结合，产生激动或阻断受体的效应，分别称为该受体的激动药或阻断药（拮抗药）。如毛果芸香碱为M受体激动药，阿托品为M受体阻断药。

（二）影响递质代谢

1. 影响递质的生物合成　密胆碱抑制乙酰胆碱的合成，目前仅用作实验研究的工具药，尚无临床应用价值。

2. 影响递质的释放　药物可促进神经末梢释放递质而发挥作用。例如：间羟胺能促进去甲肾上腺素的释放而发挥拟肾上腺素作用。

3. 影响递质的转化或贮存　药物可通过抑制递质的灭活，使递质在体内数量增多而发挥作用。如胆碱酯酶抑制药新斯的明发挥拟胆碱作用。

五、传出神经系统药物分类

按作用性质及对受体的选择性不同，对传出神经系统药物进行分类（表2-2）。

表2-2　传出神经系统药物的分类

拟似药	拮抗药
一、胆碱受体激动药 1. M、N受体激动药（乙酰胆碱） 2. M受体激动药（毛果芸香碱） 3. N受体激动药（烟碱）	一、胆碱受体阻断药 1. M受体阻断药（阿托品） 2. M_1受体阻断药（哌仑西平） 3. N_1受体阻断药（美加明） 4. N_2受体阻断药（筒箭毒碱）
二、抗胆碱酯酶药（新斯的明）	二、胆碱酯酶复活药（氯解磷定）
三、肾上腺素受体激动药 1. α、β受体激动药（肾上腺素） 2. α受体激动药（去甲肾上腺素） 3. β受体激动药（异丙肾上腺素） 4. $β_1$受体激动药（多巴酚丁胺） 5. $β_2$受体激动药（沙丁胺醇）	三、肾上腺素受体阻断药 1. α、β受体阻断药（拉贝洛尔） 2. α受体阻断药（酚妥拉明） 3. $α_1$受体阻断药（哌唑嗪） 4. β受体阻断药（普萘洛尔） 5. $β_1$受体阻断药（阿替洛尔）

（江东波）

任务二　拟胆碱药

拟胆碱药是一类与胆碱能神经递质乙酰胆碱作用相似的药物。根据其作用机制，可分为胆碱受体激动药和胆碱酯酶抑制药两大类。

处方示例

患者，女，23岁。因右眼胀痛伴右侧头部剧痛，伴恶心、呕吐5天就诊。查右眼球指压硬，测眼压6.45 kPa（正常1.33~2.97 kPa）。诊断为急性闭角型青光眼。处方如下：

Rp.

1%毛果芸香碱滴眼液　　10 mL×1支

【用法】一次1滴，每5分钟1次，滴眼6次后改为1天滴眼4次，直至眼压下降。（注意：对侧眼每天滴眼2次，以防对侧眼闭角型青光眼的发作）。

【分析】对该患者如何实施用药任务？

一、胆碱受体激动药

毛果芸香碱

毛果芸香碱（pilocarpine）是从美洲毛果芸香属植物叶子中提出的生物碱，其水溶液稳定，已能人工合成。

【作用与应用】

毛果芸香碱选择性激动M受体，对眼和腺体的作用较强，但其吸收入血后，对全身的作用广泛，故一般情况下仅在眼科使用。

（1）对眼的作用（图2-3）：

①缩瞳：激动瞳孔括约肌上的M受体，使瞳孔括约肌收缩，瞳孔缩小。临床上常与扩瞳药交替应用于治疗虹睫炎，可防止虹膜与晶状体粘连。

②降低眼压：毛果芸香碱通过收缩瞳孔括约肌，使虹膜向中心拉紧而根部变薄，前房角间隙扩大，房水易于进入巩膜静脉窦，流出量增加，从而降低眼压。可用于青光眼的治疗。

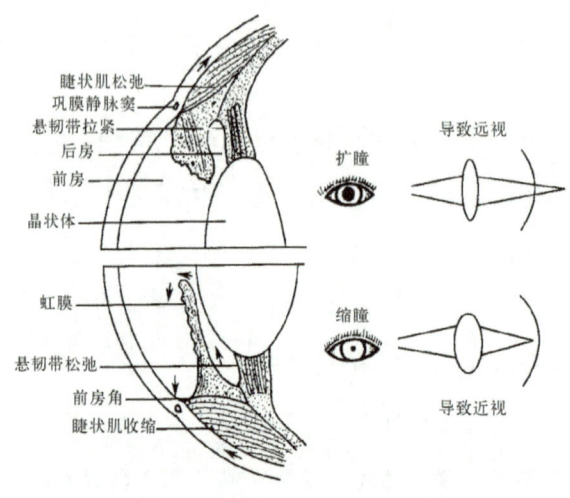

图2-3 拟胆碱药与抗胆碱药对眼的作用

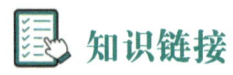 知识链接

青光眼

青光眼是指眼压力间断或持续升高的一种眼病,持续高眼压可使视网膜视神经萎缩,严重者可致失明。青光眼一般分为闭角型和开角型两种。闭角型青光眼为各种原因所致前房角闭塞引起眼压升高;开角型青光眼是前房角开放的情况下,房水循环障碍引起眼压升高。

毛果芸香碱适用于闭角型青光眼,对开角型青光眼也有一定的疗效。

③调节痉挛(导致近视):毛果芸香碱能激动睫状肌上的M受体,使睫状肌收缩,悬韧带松弛,晶状体变凸,屈光度增加,使机体出现视近物清楚、视远物模糊的现象。

(2)其他作用:毛果芸香碱能激动腺体上的M受体,使腺体尤其汗腺和唾液腺分泌增加,也能兴奋内脏平滑肌。全身给药,能对抗阿托品等M受体阻断药中毒引起的外周症状。

【不良反应】

多为滴眼时药物经鼻泪管吸收产生各种M受体激动的症状,长期使用可引起滤泡性结膜炎。

知识拓展

正确滴眼方法

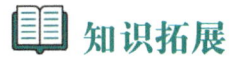取仰卧或坐位，头稍后仰，睁开双眼以一手食指轻轻固定下眼睑于眼眶下缘（请勿压迫眼球）；另一手持眼药水瓶距离眼约3 cm高处，垂直向下滴1~2滴眼药水进入下穹隆即可，松开下眼睑，闭目休息5分钟。不可以眨眼，并用手指轻轻按压眼内角鼻泪管处，至少2分钟，以减慢药液的排掉。

【任务实施】

(1) 用药前护理评估：
①询问患者的用药史，估计患者对药物的认知程度。
②做好心理护理，提前告知患者毛果芸香碱可能引起视远物不清，在症状消失前不做用眼的精细工作，尤其是开车等注视远方的工作。

(2) 用药期间的护理措施：
①滴眼时应压迫内眦，以减少药物经鼻泪管吸收而产生副作用。
②滴眼液以1%~2%为宜，浓度过高易导致出现头痛、眼痛等症状。
③注意观察患者有无毛果芸香碱吸收过量的M受体兴奋症状，出现可用阿托品对抗处理。

(3) 用药后护理评价：评估患者的眼压控制情况，症状缓解效果。

护考链接

患者，男，19岁。因双眼视疲劳就诊，诊断为闭角型青光眼，遵医嘱给予毛果芸香碱滴眼，下列不正确的是（　　）

A. 滴管距患眼约2 cm　　　　B. 药液滴于角膜表面

C. 药液滴于下穹隆　　　　　D. 区分医嘱是滴左眼、右眼或双眼

E. 滴眼后压迫内眦约2分钟

【分析】掌握正确的滴眼方法，滴眼药时还应注意不要直接将药液滴在角膜上（黑眼球上）。因为药液刺激角膜后，眨眼次数增多，会使药液外流而降低疗效。选B。

二、胆碱酯酶抑制药

抗胆碱酯酶药与胆碱酯酶结合，水解较慢，使乙酰胆碱的活性受抑制，从而导致胆碱能神经末梢释放的乙酰胆碱堆积，产生拟胆碱作用。抗胆碱酯酶药分为易逆性抗胆碱酯酶药和难逆性抗胆碱酯酶药。

（一）易逆性抗胆碱酯酶药

新斯的明

新斯的明（neostigmine）为季铵类化合物，其溴化物口服吸收少而不规则，口服剂量为注射剂量的10倍以上。不易透过血-脑屏障，故无明显中枢作用。

【作用与应用】

可抑制胆碱酯酶活性而发挥完全拟胆碱作用，即兴奋M、N胆碱受体。其对骨骼肌兴奋作用最强，对胃肠道、膀胱平滑肌作用次之，对心脏、血管、腺体、眼睛、支气管等作用较弱。

（1）兴奋骨骼肌：新斯的明兴奋骨骼肌使之收缩作用强大，原因是：①抑制神经-肌肉接头处的胆碱酯酶，使该部位的乙酰胆碱堆积；②直接激动运动终板上的N_2受体；③促进运动神经末梢释放乙酰胆碱，从而激动N_2受体，使骨骼肌兴奋。

知识链接

重症肌无力

重症肌无力是一种进行性肌张力障碍的慢性自身免疫性疾病，可发生于任何年龄。主要症状为骨骼肌活动后易疲劳，休息或给予抗胆碱酯酶药后好转，一般预后不好。随着病情发展，骨骼肌明显疲乏无力，显著特点是肌无力于下午或傍晚劳累后加重，晨起或休息后减轻，此种现象称为"晨轻暮重"。

本药用于治疗重症肌无力及对抗筒箭毒碱等非去极化型肌松药过量引起的肌肉松弛。

（2）兴奋平滑肌：通过抑制胃肠部位和膀胱部位的胆碱酯酶，使突触间隙的乙酰胆碱数量增多，从而激动M受体使处于抑制状态的胃肠道、膀胱平滑肌收缩，故可治疗术后腹胀气和尿潴留。

（3）抑制心脏：新斯的明对心脏的M样作用能减慢房室传导，减慢心率，用于治疗阵发性室上性心动过速。

【不良反应】

治疗量时不良反应较少，过量可引起明显恶心、呕吐、腹痛、心动过缓、呼吸困难、肌肉震颤等，严重时可能引起"胆碱能危象"，使骨骼肌持久性去极化而阻断神经肌肉接头的正常传导，加重肌无力症状，严重者可引起呼吸肌麻痹。

护考链接

新斯的明最强的作用是（　　）
A．兴奋胃肠道平滑肌　　　　B．兴奋膀胱平滑肌
C．缩小瞳孔　　　　　　　　D．兴奋骨骼肌
E．增加腺体分泌
【分析】新斯的明兴奋骨骼肌的作用最强，故选D。

【任务实施】

（1）用药前护理评估：
①评估病史，明确患者有无新斯的明的药物禁忌：机械性肠梗阻、尿路梗阻和支气管哮喘。
②监测心率，若心动过缓宜先用阿托品使心率增至每分钟80次后再用本药。
③对初次确诊的患者，应教导有关重症肌无力的知识和相关的药物治疗方案，包括药物可能出现的不良反应。告知患者及其家属服用方法和加药指征，一般出现患者眼睑低垂就立即服药。教导肌无力患者随身携带疾病证明，以便突然发病时，其他人员能尽快了解病情，及时救治。
（2）用药期间的护理措施：
①用药方法：可采用新斯的明片剂口服，15 mg，每日3次。重症病例宜采用皮下或肌内注射，0.25～1.0 mg，每日1～3次。一般不做静脉注射，以免引起严重的心动过缓甚至心搏骤停。
②用药过程中要注意鉴别疾病与药物过量引起的肌无力症状。
（3）用药后护理评价：密切观察给药后肌无力症状是否明显缓解。

毒扁豆碱

毒扁豆碱（physostigmine）是从毒扁豆种子中提出的生物碱，亦可人工合成。

【作用与应用】

可逆性抑制胆碱酯酶，产生 M 样和 N 样作用。因其选择性差、毒性大，仅做作眼科用药。对眼的作用似毛果芸香碱，缩瞳、降低眼压、调节痉挛作用较强且持久，主要用于治疗青光眼。

【不良反应】

（1）由于其对眼部睫状肌收缩作用较强，常引起眼痛、头痛、视物模糊等副作用。

（2）本品因脂溶性高、易吸收、分布广、毒性大，一般不用于全身性疾病的治疗，中毒量致呼吸中枢抑制。

【注意事项】

（1）毒扁豆碱水溶液刺激性较大、不稳定，见光易变色、失效且刺激性增强，应避光保存。溶液呈深红色时则不宜使用。

（2）滴眼时应压迫内眦，避免药物吸收中毒。

（江东波）

任务三　胆碱受体阻断药和胆碱酯酶复活药

胆碱受体阻断药又称抗胆碱药，分为 M 受体阻断药、N_1 受体阻断药和 N_2 受体阻断药。

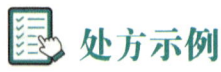
处方示例

患者，女，45 岁。因腹部持续性疼痛，伴恶心、呕吐 2 小时入院就诊。既往有胆石症病史 5 年，经检查诊断为：胆绞痛，胆石症。给予镇痛治疗，处方如下：

Rp.

哌替啶注射液　　　　　　50 mg×1 支

【用法】50 mg　　　肌内注射　　　立即

| 硫酸阿托品注射液 | 1 mg×1支 |

【用法】1 mg　　　　　　肌内注射　　　　立即

【分析】对该患者药物联用的目的及用药护理事项。

一、M胆碱受体阻断药

（一）阿托品类生物碱

阿托品

【药理作用】

阿托品（atropine）阻断M受体作用选择性差，作用广泛。

（1）腺体：抑制腺体的分泌。阿托品对汗腺、唾液腺的阻断分泌作用最强，对泪腺、支气管腺体的阻断分泌作用次之，对胃酸分泌影响较小。

（2）. 眼：阿托品局部和全身给药对眼均有扩瞳、眼内压升高和调节麻痹作用（前文图2-3）。

①扩瞳：阿托品松弛瞳孔括约肌，故使去甲肾上腺素能神经支配的瞳孔开大肌功能占优势，使瞳孔扩大。

②升高眼压：由于瞳孔扩大，虹膜退向四周外缘，前房角间隙变窄，阻碍房水回流入巩膜静脉窦，造成眼内压升高。

③调节麻痹（导致远视）：阿托品能阻断睫状肌上的M受体，使睫状肌松弛而退向外缘，悬韧带拉紧，晶状体变扁平，屈光度降低，致使机体出现视远物清楚、视近物模糊的现象。

（3）平滑肌：阿托品阻断多种内脏平滑肌的M受体，使之松弛。当平滑肌处于过度活动或痉挛状态时，松弛作用更明显。其解痉作用随器官的不同而有差异：缓解胃肠道平滑肌痉挛疗效较好，对膀胱逼尿肌也有解痉作用；对胆管、输尿管、支气管的解痉作用较弱，对子宫平滑肌无明显影响；对胃肠道括约肌的作用主要取决于括约肌的功能状态。

（4）心脏：解除迷走神经对心脏的抑制。较大剂量的阿托品（1~2 mg）通过阻断心脏的M受体，解除迷走神经对心脏的抑制，从而提高窦房结自律性，加快心率，改善传导阻滞。

（5）血管：扩张血管，改善微循环。一般治疗量阿托品对血管无明显影响，大剂量阿托品直接扩张皮肤及内脏血管，增加组织血液灌注量，改善微循环。该作用与M受体阻断无关。

【临床应用】

（1）全身麻醉前给药：减少呼吸道腺体及唾液腺的分泌，防止分泌物阻塞呼吸道及吸入性肺炎的发生，也可用于严重的盗汗和流涎症。

（2）儿童验光配镜：阿托品使睫状肌充分调节麻痹，晶状体固定，便于准确测定晶状体的屈光度。

（3）治疗虹膜睫状体炎：临床上常与缩瞳药交替应用利于炎症消退，可防止虹膜与晶状体粘连。

（4）解痉治疗：在临床上缓解内脏绞痛对胃肠绞痛及膀胱刺激症状如尿频、尿急效果好。对胆绞痛、肾绞痛的疗效差，常与镇痛药合用，以增加疗效。也用于遗尿症的治疗。

（5）心律失常：用于迷走神经过度兴奋所致的窦性心动过缓，Ⅰ、Ⅱ度房室传导阻滞等缓慢型心律失常。

（6）抗休克治疗：治疗中毒性菌痢、中毒性肺炎、暴发型流行性脑脊髓膜炎等引起的感染性休克。由于阿托品抗休克时所用剂量较大，中枢兴奋等副作用较多，目前临床常用山莨菪碱代替。

（7）解救有机磷酸酯类中毒：大剂量的阿托品可解除有机磷酸酯类中毒的M样症状，对中、重度中毒，应配合使用氯解磷定及其他抢救措施。

护考链接

有减少呼吸道分泌作用的麻醉前用药是（　　）

A.苯巴比妥钠　　　B.阿托品

C.地西泮　　　　　D.哌替啶

E.异丙嗪

【分析】阿托品通过阻断M受体，抑制腺体分泌，本题选择B。

【不良反应】

阿托品作用广泛，不良反应多。

（1）副作用：常见口干、皮肤干燥、畏光、视物模糊、面部发红、心悸、体温升高、排尿无力等，停药后可逐渐自行缓解。

（2）毒性反应：过量中毒时可出现焦躁、幻觉、言语不清、精神错乱、谵妄、高热、抽搐、惊厥等中毒症状。严重时可由兴奋转入抑制，出现昏迷、血压下降、呼吸抑制甚至因呼吸麻痹而死亡。可用毛果芸香碱等药物解救。

【任务实施】

（1）用药前护理评估：

①询问病史，了解患者有无慎用或忌用阿托品的疾患，老年人、心动过速患者慎用。青光眼及有眼压升高倾向、前列腺肥大、高热患者禁用。

②提前告知药物可能引起的不良反应，使患者有足够的心理准备，避免患者由于视物模糊或头晕、直立性低血压引起的摔伤。建议患者在全身用药期间，注意调节饮食结构，保持规律排泄，预防尿潴留、腹胀、便秘发生。

③用药方法：口服，成人 0.3～0.6 mg，小儿 0.01 mg/kg，每日 3 次；皮下或静脉注射，成人 0.3～0.5 mg，小儿 0.01 mg/kg；极量为 2 mg，最小致死量为成人 80～130 mg，儿童约为 10 mg。用药前应做好查对，以免误用中毒。治疗感染性休克及有机磷中毒时阿托品所用剂量不受极量限制。

④注射大剂量的阿托品前，应备好毛果芸香碱、毒扁豆碱、新斯的明和地西泮等解救阿托品中毒的药物。

（2）用药期间的护理措施：

①患者口干时可用冷开水含漱。

②滴眼时，应压迫内眦，防止吸收。

③解救有机磷酸酯类中毒时，患者对阿托品的耐受性增大，使用剂量可不受阿托品极量的限制，应用至"阿托品化"为止。阿托品化的指标为：瞳孔扩大，口干，皮肤干燥，颜面潮红，微有不安或轻度躁动，肺部湿啰音消失，呼吸改善，意识障碍减轻或意识恢复。成人初始剂量 500～750 mg，维持量 250 mg。

④要注意观察患者病情变化，尤其大剂量应用时，要注意患者心率和体温的变化。若患者出现心率加快、瞳孔扩大、中枢神经兴奋症状及猩红热样皮疹，提示有药物过量的可能，应及时通知医生，立即处理。

⑤注意保护眼睛，室内避免光线刺激，室外佩戴太阳镜。

（3）用药后护理评价：药物治疗效果评价。

山莨菪碱

山莨菪碱（anisodamine，654-2）是我国从茄科植物唐古特莨菪中提出的生物碱，简称 654，其人工合成品称 654-2。

【作用与应用】

与阿托品相比，其作用特点为：①对胃肠道平滑肌、血管平滑肌解痉作用选择性高，解痉作用的强度与阿托品类似或稍弱；②抑制腺体分泌和扩瞳作用仅为阿托品的 1/20～1/10；③不易透过血-脑屏障，故中枢作用不明显。

由于本药的选择性相对较高，不良反应较阿托品少，扩血管改善微循环作用确切，在抗感染性休克方面已取代了阿托品的地位；也可用于解除胃肠绞痛。青光眼患者禁用。

东莨菪碱

东莨菪碱（scopolamine）是从植物洋金花中提取的生物碱。

【作用与应用】

与阿托品相比，其特点为：①中枢抑制作用较强，在治疗量时可引起中枢神经系统抑制，随剂量增加依次可出现镇静、催眠，甚至麻醉作用；②抑制腺体分泌作用较强，对心血管系统、眼及内脏平滑肌的作用较弱。

东莨菪碱主要用于麻醉前给药，且优于阿托品。可用于晕动病治疗，与苯海拉明合用可增强疗效；也可用于妊娠呕吐及放射病呕吐。此外，对帕金森有效，可改善患者的流涎、震颤和肌肉强直等症状。禁用于青光眼患者。

（二）阿托品的合成代用品

1. 合成扩瞳药

后马托品（homatropine）和托吡卡胺（tropicamide，托品酰胺），两药均属短效 M 受体阻断药，适用于眼底检查和成人验光配镜。

2. 合成解痉药

（1）溴丙胺太林（propantheline bromide），又名普鲁本辛。特点为：①对胃肠道 M 受体阻断作用选择性高，抑制胃肠道平滑肌作用较强而持久，并能不同程度地减少胃液分泌；②不易透过血-脑屏障，中枢作用不明显，临床主要用于治疗胃、十二指肠溃疡和胃肠痉挛性疼痛。

（2）贝那替嗪（benactyzine），又名胃复康。特点为：①口服易吸收，解除胃肠道平滑肌痉挛作用较明显，也有抑制胃液分泌作用。②可透过血-脑屏障，具有抗焦虑、镇静作用，适用于具有焦虑症的消化性溃疡患者。③不良反应有口干、头晕及嗜睡。

二、N胆碱受体阻断药

N1胆碱受体阻断药又称神经节阻断药,它能选择性地与神经节细胞的N1胆碱受体结合,竞争性地阻ACh与受体结合,使ACh不能引起节细胞的去极化,从而阻断了神经冲动在神经节中的传递,故也称神经节阻断药。

神经节阻断药对交感神经节和副交感神经节都有阻断作用,它对效应器的具体效应则视两类神经对该器官的支配以何者占优势而定。例如交感神经对血管的支配占优势,用神经节阻断药后,则使血管,特别是小动脉扩张,总外周阻力下降,加上静脉扩张,回心血量和心排血量减少,结果常使血压显著下降。又如在胃肠道、眼、膀胱等平滑肌和腺体则以副交感神经占优势,因此,用药后常出现便秘、扩瞳、口干和尿潴留等。

N_2受体阻断药又称骨骼肌松弛药,简称肌松药。按其作用机制可分去极化型和非去极化型两类。

(一)去极化型肌松药

琥珀胆碱

琥珀胆碱(succinylcholine)进入血液循环后迅速被血浆及肝的假性胆碱酯酶水解,故作用持续时间短暂,仅有2%~5%的琥珀胆碱以原形自肾排出。

【作用与应用】

琥珀胆碱能选择性地和终板膜上的N_2受体结合,阻碍神经冲动的传递,使骨骼肌松弛。静脉给药后先出现短暂的肌束颤动,1分钟内即出现肌肉松弛,2分钟达高峰,5分钟左右肌松作用消失。持续静脉滴注可达到较长时间的肌松作用。本药作为外科麻醉辅助药,静脉滴注使肌肉完全松弛,便于在较浅的全身麻醉下进行外科手术,增加全麻的安全性。静脉注射用于气管内插管、气管镜和食管镜检查等短时操作。

【不良反应】

(1)呼吸肌麻痹:过量引起,也可见于遗传性血浆假性胆碱酯酶缺乏者。由于本品可引起强烈的窒息感,故对清醒患者禁用。

(2)肌肉酸痛:可能由于肌束颤动损伤肌梭所致,一般3~5天自愈。

(3)血钾升高:因本药使骨骼肌持久性去极化,导致大量钾离子外流,故血钾升高。该现象对血钾正常者无明显影响,但血钾偏高的患者,如烧伤、广泛软组织损伤、偏瘫等患者禁用本药,以免发生高钾血症性心搏骤停。

(4)眼内压升高:本药能升高眼内压,故青光眼和白内障晶体摘除术患者禁用。

严重肝功能不全、营养不良和电解质紊乱者慎用。

【注意事项】

（1）用本药时应备有人工呼吸机。中毒时禁用新斯的明解救。

（2）本品宜冷藏保存。

（3）用药过程中注意观察，一旦发现患者有腹胀、倦怠、无力等症状，应建议医生做血钾检查。

（4）氨基糖苷类抗生素和多肽类抗生素在大剂量应用时，也有肌肉松弛作用，与本药合用则易致呼吸麻痹，应慎用。胆碱酯酶抑制药、普鲁卡因、环磷酰胺等可降低血浆假性胆碱酯酶活性而增强琥珀胆碱的作用。

（二）非去极化型肌松药

筒箭毒碱

筒箭毒碱（tubocurarine）通过阻断 N_2 受体产生肌肉松弛作用，口服难吸收，须注射给药，作用维持 20~30 分钟。主要用作麻醉时的辅助用药，过量也可引起呼吸肌麻痹，一旦中毒可用新斯的明解救。本药来源有限（需进口），缺点较多，现临床已少用。

同类药物还有阿曲库铵（atracurium）、泮库溴铵（pancuronium bromide）等。这些药物目前已基本上取代了传统的筒箭毒碱，用于麻醉辅助用药。

临床应用较多且较安全的非去极化型肌松药的作用特点比较见表 2-3，均在各类手术、气管插管、破伤风及惊厥时作为肌松药使用。

表 2-3　非去极化型肌松药的作用特点比较

药物	起效时间/分钟	维持时间/分钟	消除方式
筒箭毒碱	4~6	80~120	肝脏、肾脏
阿曲库铵	2~4	30~40	血浆假性胆碱酯酶水解
多库氯铵	4~6	90~120	肝脏、肾脏
米库溴铵	2~4	12~18	血浆假性胆碱酯酶水解
泮库溴铵	4~6	120~180	肝脏、肾脏
罗库溴铵	1~2	30~60	肝脏、肾脏
维库溴铵	2~4	60~90	肝脏、肾脏

三、有机磷酸酯类中毒及其解救

常用的毒性相对较低的有机磷酸酯类为敌百虫（dipterex）、马拉硫磷（malathion）及乐果（rogor）；毒性较大的有机磷酸酯类为敌敌畏（DDVP）、对硫磷（1605）、内吸磷（1059）和甲拌磷（3911）等；剧毒类为沙林（sarin）、塔崩（tabun）及梭曼（soman），剧毒类往往用作神经毒气（战争毒剂）。

（一）中毒机制

有机磷酸酯类脂溶性高，易经皮肤、呼吸道、胃肠等不同途径吸收，吸收后与胆碱酯酶牢固结合，形成不易解离的磷酰化胆碱酯酶，使胆碱酯酶失活，致使突触间隙乙酰胆碱大量蓄积，产生一系列中毒症状。

（二）中毒症状

1. **轻度中毒** 以M样症状为主，表现为瞳孔缩小、视物模糊、流涎以至口吐白沫、大汗淋漓、呼吸困难、恶心呕吐、腹痛、腹泻、大小便失禁、心动过缓、血压下降等。

2. **中度中毒** 可同时有M样症状和N样症状，后者主要表现为肌肉震颤、抽搐、肌麻痹、心动过速、血压升高等。

3. **严重中毒** 除有M、N样症状外，还出现中枢神经系统症状，表现为先兴奋，如不安、谵妄、精神错乱以及全身肌肉抽搐；进而因过度兴奋转入抑制，出现昏迷，因血管运动中枢抑制，导致血压下降、呼吸中枢麻痹而致呼吸停止。

（三）解救措施

一旦发生中毒，应立即抢救。

1. **清除毒物** 发现中毒时，应立即把患者移出现场，去除污染的衣服。对由皮肤吸收者，应用温水和肥皂清洗皮肤。经口中毒者，应首先抽出胃液和毒物，并用微温的2%碳酸氢钠溶液或1%盐水反复洗胃，直至洗出液中不含农药味，然后可用硫酸镁或呋塞米，加快毒药排出体外。敌百虫遇碱可转化为毒性作用更强的敌敌畏，而对硫磷遇高锰酸钾可被氧化为毒性作用更强的对氧磷。故解救敌百虫中毒时，不宜使用碱性溶液洗胃。解救对硫磷中毒时，不宜使用高锰酸钾洗胃。

2. **对症治疗**

（1）维持患者气道通畅，包括支气管内吸引术。必要时进行人工呼吸、给氧。

（2）用地西泮（5~10 mg，静脉注射）控制持续惊厥。

（3）抗休克。

3. **特异解毒药**

（1）对症治疗药：M受体阻断药阿托品等，能迅速解除有机磷酸酯类中毒时的M样症状和部分中枢神经兴奋。对中枢的作用较弱，能解除一部分中枢神经系统中毒症状，使昏迷患者苏醒。大剂量阿托品还具有阻断神经节作用，从而对抗有机磷酸酯类的兴奋神经节作用。但对N_2受体激动引起的骨骼肌震颤、呼吸肌麻痹等无效，也无复活胆碱酯酶作用，因此需与对因治疗药——胆碱酯酶复活剂合用。

阿托品应早期、足量、反复使用，直至阿托品化后，可根据病情减少剂量，维持24小时，逐渐延长给药间隔，直至临床症状和体征基本消失后方可停药。有机磷酸酯类中毒者，对阿托品的耐受量明显提高，故此时用量比常规用量要大。

(2) 对因治疗药：胆碱酯酶复活药（氯解磷定和碘解磷定等）。胆碱酯酶复活药是一类能使失活的胆碱酯酶恢复活性的药物，常用的有氯解磷定和碘解磷定。

氯解磷定

氯解磷定（pralidoxime chloride，PAM-CL）水溶液较稳定，使用方便，可肌内注射或静脉给药，作用较快，不良反应较少，故临床上较为常用。

【作用与应用】

氯解磷定可与磷酰化胆碱酯酶结合为复合物，置换出胆碱酯酶，使其恢复活性。也可直接与体内游离的有机磷酸酯类结合，成为无毒的磷酰化氯解磷定从尿中排出。

用于解救有机磷酸酯类中毒时，可明显减轻N样症状和中枢症状，但对M样症状影响较小，故应与阿托品合用，以控制症状。

解救有机磷中毒时，氯解磷定为胆碱酯酶复活药中首选药物。对1059、1605、敌百虫、敌敌畏、苏化203、甲拌磷（3911）等中毒有效。

【不良反应】

治疗剂量的氯解磷定毒性较小，肌内注射局部有轻微疼痛。静脉注射过快（>500 mg/min）可出现头痛、眩晕、视物模糊、恶心、呕吐及心动过速等，剂量过大（>8 g/24 h）可抑制胆碱酯酶，加重有机磷酸酯类中毒程度，故应控制剂量。

【注意事项】

(1) 解救用药要尽早、足量和反复，若治疗不及时，被磷酰化的胆碱酯酶难以复活，即磷酰化胆碱酯酶"老化"。中毒36小时以上者疗效差。

(2) 静脉给药过快，可引起乏力、头痛、眩晕、视物模糊、心动过速及呼吸抑制等症状。在用药过程中应密切观察患者的症状和体征（心率、血压、尿量等）。

(3) 在碱性条件下可水解出氰离子（CN^-），故禁与碱性药物配伍。

(4) 给药剂量过大，可抑制胆碱酯酶，应注意与有机磷中毒症状相区别。

碘解磷定

碘解磷定（pralidoxime iodide）为最早应用的胆碱酯酶复活药，药理作用和应用与氯解磷定相似。本品对不同有机磷酸酯类中毒疗效存在差异，如对内吸磷、马拉硫磷和对硫磷中毒疗效好，对敌百虫和敌敌畏中毒疗效稍差，对乐果中毒则无效。由于碘解磷定含碘，可引起口苦、咽痛和对注射部位有刺激性，不良反应多，药理作用弱，且只能静脉注射，故目前已较少使用。

情景案例

患者，女，35岁。1小时前因与家人不和自服敌百虫，家人发现后急送医院，途中患者出现腹痛、恶心并呕吐一次，入院后神志不清，口吐白沫，皮肤湿冷。

【诊断】有机磷急性中毒。

【治疗】

(1) 立即抽出胃液并用1%温盐水洗胃。

(2) 阿托品注射液，1~3 mg/次，每15~30分钟静脉给药1次。

(3) 氯解磷定注射液：首次1000~1500 mg静注，30~60分钟后病情未见好转可再注射750~1000 mg，以后静滴250~500 mg/h，好转后逐渐停药。

【用药护理】

(1) 静脉给药后要严密观察患者的反应，如血压、心率、呼吸及瞳孔变化。

(2) 观察体液平衡情况，有无脱水，适当补充液体量。

（江东波）

任务四　肾上腺素受体激动药

一、α、β受体激动药

处方示例

患者，男，10岁。因急性肺炎入院，经青霉素皮试（−），给予青霉素800万U静脉输液治疗。静脉输入1分钟后，患儿突然出现呼吸急促、四肢发冷。立即关闭静脉输液，给予肾上腺素，处方如下：

Rp.

1%盐酸肾上腺素注射液　1 mg×1支

【用法】0.5 mg　皮下注射　立即

【分析】对该患儿如何进行药物护理？

肾上腺素

肾上腺素（adrenaline）是肾上腺髓质分泌的主要激素。药用肾上腺素是家畜肾上腺提取物或人工合成品，化学性质不稳定，见光易失效，在中性尤其在碱性溶液中，易氧化变为粉红色或棕色而失效，在酸性溶液中相对稳定。

【药理作用】

肾上腺素对α、β受体都有强大的激动作用。起效快、作用强、持续时间短。

（1）兴奋心脏：激动$β_1$受体，引起心脏强烈兴奋，表现为心肌收缩力加强，传导加快，心率加快，心排血量增加，心肌耗氧量增加。过量或静脉给药速度过快，可引起心律失常。激动$β_2$受体，舒张冠状血管，改善心肌血液供应。

（2）收缩或舒张血管：可激动血管平滑肌的$α_1$受体和$β_2$受体，对血管有收缩和舒张双重作用。皮肤黏膜血管、腹腔内脏血管以$α_1$受体占优势，故肾上腺素对上述部位的血管收缩作用强烈。骨骼肌血管和冠脉血管以$β_2$受体占优势，故上述血管呈现舒张效应。

（3）影响血压：治疗量的肾上腺素可使心脏兴奋，收缩压升高；舒张血管，可致舒张压不变或降低。大剂量或静脉快速注射肾上腺素，可激动$α_1$受体，外周阻力显著增加，收缩压和舒张压均升高。

若先用α受体阻断药，取消肾上腺素的α样缩血管作用，再用原升压剂量的肾上腺素，则肾上腺素 β_2 样扩血管作用就明显表现出来，导致血压下降，这种现象称为肾上腺素升压作用的翻转。

（4）舒张支气管：激动支气管平滑肌的 β_2 受体，产生强大舒张作用，在痉挛状态时舒张作用更明显。肾上腺素还激动支气管黏膜血管的 α_1 受体，产生缩血管作用，降低血管通透性，减轻黏膜水肿和充血。还能抑制肥大细胞释放组胺、白三烯等过敏物质。

（5）促进代谢：肾上腺素明显提高机体代谢率和耗氧量，促进糖原、脂肪分解，升高血糖和血中游离脂肪酸含量。

【临床应用】

（1）心搏骤停：肾上腺素对突然停搏的心脏有起搏作用，可用于因麻醉、手术意外、溺水、急性传染病、药物中毒和心脏高度传导阻滞等引起的心搏骤停。临床上常将肾上腺素（1 mg）、利多卡因（100 mg）和阿托品（1 mg）合用抢救心搏骤停，上述三者合称为心脏复苏三联针。

（2）过敏性休克：肾上腺素是抢救过敏性休克的首选药物。通过肾上腺素收缩支气管黏膜血管、消除黏膜水肿、松弛支气管平滑肌、抑制过敏物质释放以及升压等作用，迅速缓解过敏性休克的症状。一般采用皮下或肌内注射，必要时亦可用生理盐水稀释后缓慢静脉注射。

重点提示

肾上腺素是抢救过敏性休克的首选药物。

（3）支气管哮喘：用于控制支气管哮喘急性发作，皮下或肌内注射能于数分钟内奏效，但维持时间较短。

（4）局麻辅助用药及局部止血：一般局麻药中肾上腺素的浓度为 1∶250 000，一次用量不超过 0.3 mg，可延缓局麻药的吸收，延长局麻时间，减轻毒性反应。鼻黏膜或牙龈出血时，可用浸有 1∶（1000～2000）肾上腺素溶液的棉球或纱布填塞局部而止血。

【不良反应】

一般剂量可引起心悸、不安、头痛等，但经休息可消失。剂量过大产生剧烈的搏动性头痛，血压剧烈上升，有诱发脑出血的危险，亦可引起心律失常，甚至心室纤颤，故应严格掌握剂量。

【任务实施】

（1）用药前护理评估：

①详细询问患者心血管、呼吸、神经等各系统情况，确定患者无药物禁忌：器质性心

脏病、高血压、脑动脉硬化、甲状腺功能亢进、糖尿病、心源性哮喘及α受体阻断药引起的低血压。

②肾上腺素化学性质不稳定，在中性、碱性溶液中易氧化，见光易分解，变成棕色或红色即失效不可用，宜避光阴凉处保存。

③对病情急、重患者，应简明地将患者病情及所需要用的药物向家属介绍，待病情稳定后再进行药物的系统教导。告知患者在使用肾上腺素期间，避免使用其他含有拟肾上腺素药的非处方药，如常用的通鼻药。

（2）用药期间的护理措施：

①严格掌握剂量与给药途径，口服无效，不宜静脉推注。皮下或肌内注射，每次0.25～1 mg，必要时可稀释后静注或心室内注射；极量1 mg。皮下注射或肌注时应注意抽回血，以免误入血管造成严重不良反应。

②用药次数多且效果不佳时，应考虑耐药的可能。

③用药期间密切观察患者的血压、心率、面色及情绪等。

（3）给药后护理评价：患者病情是否控制，有无严重不良反应发生。

多巴胺

多巴胺（dopamine，DA）是去甲肾上腺素的前体物质，药用的是人工合成品。

本品口服易在肠和肝中破坏而失效，一般采用静脉滴注给药。在体内迅速经MAO和COMT的催化而代谢失效，故作用时间短暂。多巴胺不易透过血-脑屏障，故外源性多巴胺几乎无中枢作用。

【药理作用】

（1）兴奋心脏：小剂量时激动心脏的β_1受体，使心肌收缩力加强，心排血量增加，对心率的影响不明显。大剂量可加快心率，提高自律性，甚至引起心律失常，但发生率比肾上腺素低。

（2）舒缩血管：多巴胺对血管和血压的影响因剂量大小而不同。小剂量时，心排血量增加，α_1受体激动使全身皮肤黏膜血管轻度收缩，DA受体激动使肾和肠系膜血管舒张，总外周阻力变化不明显，故收缩压升高，舒张压不变或稍增，脉压增大；大剂量时，心排血量增加，心率加快，血管收缩占优势，肾及肠系膜血管收缩，总外周阻力增大，收缩压和舒张压均升高。

（3）改善肾脏功能：多巴胺激动DA受体使肾血管舒张，肾血流量及肾小球滤过率均增加，还能直接抑制肾小管对去甲肾上腺素重吸收，有排钠利尿效应。

【临床应用】

（1）治疗休克：多巴胺是目前抗休克治疗中最常用的药物，对心源性休克可作为首选药。对其他种类的休克患者，如伴有心肌收缩力减弱、心排血量减少、尿量减少者也很适宜。

（2）治疗急性肾功能不全：常与高效能利尿药合用，使尿量增加，血中非蛋白氮含量降低。

护考链接

治疗中毒性休克伴尿量减少的患者最好选用（　　）
A．去甲肾上腺素　　　　B．肾上腺素
C．多巴胺　　　　　　　D．麻黄碱
E．间羟胺
【解析】多巴胺通过激动DA受体使肾血管舒张，肾血流量及肾小球滤过率均增加，有排钠利尿效应，适宜于伴尿少的休克。故答案应为C。

【不良反应】

治疗量多巴胺不良反应较轻，偶有恶心、呕吐。若静滴速度过快，可出现心动过速，甚至诱发心律失常、头痛和高血压，减慢静滴速度或停药，上述症状可自行消失。

【注意事项】

（1）给药时要注意给药途径，此药仅用于静脉滴注，需稀释后方可使用。

（2）要严格控制药物剂量和滴速，并根据患者的血压调整滴速，由慢速开始，逐渐加快滴速，可避免头痛、心动过速、血压升高等不良反应。

（3）应用多巴胺治疗休克时必须补足血容量。

麻黄碱

【药理作用】

麻黄碱（ephedrine）能直接激动α受体和β受体，还能促进神经末梢释放去甲肾上腺素，间接激动α受体和β受体。

其特点为：①化学性质稳定，可口服；②拟肾上腺素作用较弱而持久；③中枢兴奋作用显著；④反复使用易产生快速耐受性；⑤升压作用可靠，维持时间长，不易引起少尿及心律失常，可肌内注射。

【临床应用】

（1）预防支气管哮喘的发作和轻症的治疗，对于重症急性发作疗效差。

（2）缓解鼻黏膜充血引起的鼻塞，减轻荨麻疹和血管神经性水肿的皮肤黏膜症状。

（3）防治某些低血压状态，如用于防治硬膜外麻醉和腰麻所引起的低血压。

【不良反应】

有时出现中枢兴奋所致的不安、失眠等。

【注意事项】

药物对中枢神经系统有兴奋作用，应避免在睡前给药，注意观察用药反应，必要时可给予适量的镇静催眠药对抗。

美芬丁胺

美芬丁胺（mephentermine）为α、β受体激动药，通过直接作用于肾上腺素受体和间接促进递质释放两种机制发挥作用。美芬丁胺能加强心肌收缩力，增加心排出量，略增加外周血管阻力，使收缩压和舒张压升高。其兴奋心脏的作用弱而持久，加快心率作用不明显，较少引起心律失常。与麻黄碱相似，也具有中枢兴奋作用。主要用于腰麻时预防血压下降，也可用于心源性休克或其他低血压，此外尚可用0.5%溶液滴鼻治疗鼻炎。本药可产生中枢兴奋症状，避免睡前给药引起中枢兴奋。甲状腺功能亢进患者禁用，失血性休克慎用。

二、α受体激动药

去甲肾上腺素

去甲肾上腺素（noradrenaline）主要激动α受体，对$β_1$受体作用较弱，对$β_2$受体几乎无作用。

【药理作用】

（1）兴奋心脏：激动心脏的$β_1$受体，使心肌收缩力加强，心率加快，传导加快，心排血量增加。在整体情况下，因小动脉收缩，总外周阻力升高，血压急剧升高，可反射性引起心率减慢。

（2）收缩血管：激动$α_1$受体，几乎使全身所有的小动脉和小静脉（除冠状血管外）出现强烈收缩。皮肤黏膜血管收缩最明显，其次为肾血管，肠系膜血管、肝血管和骨骼肌血管也有不同程度收缩。冠状血管主要因心脏兴奋、心肌代谢产物如腺苷等增加而舒张；同时因心排血量增加，冠脉血流量增加，冠脉被动扩张。

（3）影响血压：小剂量静滴时，因心脏兴奋、心排血量增加、收缩压升高，此时血管收缩尚不十分剧烈，故舒张压升高不多，而脉压增大。剂量较大时，因血管强烈收缩，外周阻力明显增加，收缩压、舒张压均升高，脉压变小。

【临床应用】

（1）休克和低血压：目前仅限于治疗神经源性休克早期以及嗜铬细胞瘤切除后或药物中毒时的低血压。

（2）上消化道出血：用去甲肾上腺素稀释后口服，使食管和胃内黏膜血管收缩而产生局部止血作用。

【不良反应】

（1）局部组织缺血性坏死：静滴浓度过高、时间过长或药液漏出血管，均可使局部血管强烈收缩，导致组织缺血性坏死。

（2）急性肾衰竭：用量过大或用药时间过长均可使肾血管剧烈收缩，产生少尿、无尿等急性肾衰竭表现。

【任务实施】

（1）用药前护理评估：

①询问病史，明确患者无药物禁忌：高血压、动脉硬化症、器质性心脏病、少尿、无尿及严重微循环障碍。

②药物化学性质不稳定，在中性、碱性溶液中易氧化，见光易分解，变红色或棕色即失效不可用。宜避光阴凉处保存。

③告知患者家属本药使用的必要性，以及使用中可能出现的不良反应，若发现静滴药物外漏或滴速自行减慢，马上告知护士。严禁家属自行调节滴速。

（2）用药期间的护理措施：

①用药方法：2 mg加入5%葡萄糖注射液500 mL中静滴，1~2 mL/min。去甲肾上腺素与多种药物有配伍禁忌，应单独使用静脉通道。

②密切监察：a. 本药严禁皮下和肌内注射，一般采用静脉滴注给药。静滴时应防止药液外漏，静滴8小时后每隔1小时观察注射部位情况，若发生药液外漏或注射部位出现皮肤苍白和疼痛，应立即停止注射或更换注射部位，进行热敷，并用普鲁卡因或酚妥拉明做局部浸润注射，以扩张血管。b. 观察患者血压和尿量变化，若尿量小于25 mL/h，立即

通知医生。c. 不宜突然停药，以免出现停药反跳。

（3）用药后护理评价：静脉滴注结束后，监测患者血压、心率，注意观察有无突然停药引起的血压骤降。

间羟胺

间羟胺（metaraminol）能直接激动α受体，还可促进去甲肾上腺素能神经末梢释放递质，间接激动α受体，对$β_1$受体作用较弱。作用较持久，短时间内连续应用，可产生快速耐受性。其特点为：①收缩血管、升高血压作用较去甲肾上腺素弱而持久；②很少引起急性肾衰竭；③兴奋心脏使心排出量增加，同时对心率影响不明显，很少引起心律失常；④化学性质稳定，可静脉给药、肌内注射。作为去甲肾上腺素代用品，间羟胺主要用于治疗各种休克或防治低血压。

去氧肾上腺素

去氧肾上腺素（phenylephrine）主要激动$α_1$受体。通过激动瞳孔开大肌上$α_1$受体，具有不升高眼内压、不麻痹睫状肌而快速、短效扩瞳等特点，临床用作眼底检查，也可作为开角型青光眼的辅助治疗药物。全身用药时，其收缩血管，升高血压作用较弱而持久，用于防治麻醉和药物所致的低血压、治疗阵发性室上性心动过速。

三、β受体激动药

异丙肾上腺素

异丙肾上腺素（isoprenaline）为强大的β受体激动药，对$β_1$和$β_2$受体的选择性很低，对α受体几乎无作用。

【药理作用】

（1）兴奋心脏：对心脏$β_1$受体有强大的激动作用，表现为正性肌力和正性频率作用，缩短收缩期和舒张期。与肾上腺素相比，异丙肾上腺素加快心率、加快传导的作用较强，对窦房结有显著兴奋作用，也能引起心律失常，但较肾上腺素少见。

（2）舒张血管和降低血压：激动血管的$β_2$受体，使$β_2$受体占优势的冠状血管和骨骼肌血管舒张，尤其骨骼肌血管明显舒张，总外周阻力下降。小剂量静脉滴注，收缩压升高，舒张压下降，脉压增大，大剂量静脉注射时血压明显下降。

（3）舒张支气管：激动支气管平滑肌$β_2$受体，松弛支气管平滑肌，缓解支气管痉挛，作用比肾上腺素强，但反复长期应用，容易产生耐受性。本药也具有激动肥大细胞膜上$β_1$受体，抑制过敏物质释放作用；对支气管黏膜血管无收缩作用，故消除黏膜水肿作用不如肾上腺素。

（4）促进代谢：促进糖原和脂肪分解，增加组织耗氧量。

【临床应用】

（1）心搏骤停：抢救因心室自身节律缓慢、高度房室传导阻滞或窦房结功能衰竭而引起的心搏骤停。亦可与其他强心药合用抢救溺水、麻醉意外等引起的心搏骤停。

（2）房室传导阻滞：采用舌下含化或静脉滴注法治疗Ⅱ度、Ⅲ度房室传导阻滞。

（3）支气管哮喘：舌下或气雾吸入给药能迅速控制哮喘急性发作，疗效快而强。

（4）感染性休克：适用于中心静脉压高、心排出量低的感染性休克，但要注意补液及心脏毒性。

【不良反应】

常见心悸、头晕、心动过速、头痛、面色潮红等。在支气管哮喘患者在明显缺氧时，气雾吸入剂量过大或过于频繁可出现心悸、室性心动过速或室颤等心律失常，长期大量应用可引起猝死。

此药长期使用不仅可产生自体耐受性，还可与同类的其他药物产生交叉耐药性。应避免长期用药。

【任务实施】

（1）用药前护理评估：

①询问病史，明确患者无药物的禁忌：冠心病、心肌炎和甲亢。

②使用本药期间，避免同服含拟肾上腺素药成分的其他药物。

③用药方法：本药口服无效。0.5～1 mg经稀释后缓慢静滴，滴速0.5～2 mL/min。每次0.1～0.4 mg，气雾吸入。极量为每次0.4 mg，2.4 mg/d。

（2）用药期间的护理措施：

①本品起效快、作用强、持续时间长，静滴时根据心率调整滴速。

②治疗支气管哮喘气雾吸入时，在用药期间，保持心率不超过120次/分。若患者用药后痰液呈粉红色或出现室性心律失常尤其是频发的室性早搏应立即停药。

（3）用药后护理评价：患者症状是否改善，心率、血压情况是否稳定。

多巴酚丁胺

多巴酚丁胺（dobutamine）为人工合成品，口服无效，仅供静脉注射给药。能选择性激动 β_1 受体，其正性肌力作用显著，能增强心肌收缩力，增加心排出量，继发地促进排钠、排水、增加尿量，有利于消除水肿，使心功能改善。对心率影响不明显。主要用于治疗心肌梗死并发心力衰竭、心脏手术后心排出量低的休克、顽固性左心功能不全等。用药期间可引起血压升高、心悸、头痛、气短等不良反应，偶致息性心律失常。梗阻型肥厚型心肌病、心房纤颤者禁用。

（江东波）

任务五　肾上腺素受体阻断药

一、α受体阻断药

酚妥拉明

酚妥拉明（phentolamine）为人工合成品，口服给药生物利用度低，其效果仅为注射给药的20%，故临床常采用肌内注射或静脉给药。

【药理作用】

（1）扩张血管与降低血压：静脉注射酚妥拉明，能通过直接舒张血管平滑肌及阻断α_1受体作用，使血管舒张，外周阻力下降，血压下降。

（2）兴奋心脏：使心肌收缩力加强，心率加快，心排血量增加。酚妥拉明可通过血管舒张、血压下降引起的交感神经反射兴奋，从而兴奋心脏，也可通过阻断心脏交感神经末梢突触前膜的α_2受体，取消负反馈作用，促进去甲肾上腺素递质释放使心脏兴奋。

（3）其他：拟胆碱作用使胃肠平滑肌兴奋；组胺样作用使胃酸分泌增加、皮肤潮红等。

【临床应用】

（1）外周血管痉挛性疾病，如肢端动脉痉挛的雷诺综合征、血栓闭塞性脉管炎及冻伤后遗症。

（2）去甲肾上腺素滴注外漏。

（3）肾上腺嗜铬细胞瘤的诊治及术前准备。

（4）抗感染性休克：本药能使毛细血管前括约肌开放，解除小血管痉挛，增加组织血液灌注量，改善微循环，又可加强心肌收缩力，增加心排血量，这些均有利于休克的纠正。给本药前必须补足血容量，否则可致血压下降。

（5）急性心肌梗死及充血性心脏病所致的心力衰竭：酚妥拉明扩张小动脉，降低外周阻力，使心脏后负荷明显降低，改善心脏泵血功能，有利于心衰的纠正。

（6）男性勃起功能障碍。

【不良反应】

（1）消化道症状：本药的拟胆碱作用和组胺样作用可致恶心、呕吐、腹痛、腹泻、胃酸增多等消化道症状，可诱发溃疡病。

（2）心血管功能紊乱：静脉给药量大可引起心动过速、心律失常、心绞痛、直立性低血压等心血管功能紊乱，应缓慢注射或静脉滴注。

> **重点提示**
>
> 消化性溃疡、低血压和冠心病患者慎用。

【注意事项】

（1）此药应避光，在干燥阴凉处保存。

（2）用药前应测血压、脉搏作为观察基础。

（3）静脉给药须缓慢，并在用药过程中定时测血压和脉搏，一天不少于2次。

（4）用药前备有必需的升压药，一旦发生低血压反应，可使患者头低位仰卧，用去甲肾上腺素或间羟胺升压，禁用肾上腺素。

（5）避免与巴比妥类及利血平合用。

酚苄明

酚苄明（phenoxybenzamine）与酚妥拉明相比，其特点为：①起效缓慢，作用强大而持久；②扩血管及降压强度取决于血管受交感神经控制的程度，当患者处于直立位或低血容量时，酚苄明的降压作用更为显著；③主要用于外周血管痉挛性疾病，抗休克，治疗嗜铬细胞瘤和良性前列腺增生；④最常见的不良反应是直立性低血压、心悸。

哌唑嗪

哌唑嗪（prazosin）为选择性α_1受体阻断药，对α_2受体无明显阻断作用，因而在拮抗去甲肾上腺素和肾上腺素的升压作用的同时，无促进神经末梢释放去甲肾上腺素及明显加快心率的作用，使心脏兴奋的作用较轻，主要用于良性前列腺增生及原发性高血压的治疗。

二、β受体阻断药

β受体阻断药能选择性与β受体结合，阻断去甲肾上腺素能神经递质或拟肾上腺素药与β受体结合而产生效应。在整体情况下，本类药物的阻断作用依赖于机体交感神经的张力，当交感神经张力增高时，本类药的阻断作用较强。

【药理作用】

（1）β受体阻断作用：

①心血管系统：对心脏的作用是最主要的作用。阻断心脏的$β_1$受体，心率减慢，传导减慢，心肌收缩力减弱，心排血量减少，心肌耗氧量减少。阻断血管平滑肌的$β_2$受体，加之心功能受抑制，反射性兴奋交感神经，使血管收缩，外周阻力增加，肝、肾、骨骼肌血管及冠脉血流量减少。

②支气管平滑肌：阻断支气管平滑肌的$β_2$受体，使支气管平滑肌收缩，管径变小，增加呼吸道阻力。该作用对正常人影响较小，但对支气管哮喘患者，可诱发或加重哮喘。

③代谢：本类药对血糖和血脂正常者的脂肪和糖代谢影响较小，但可抑制交感神经兴奋引起的脂肪分解，减弱肾上腺素的升高血糖作用，延缓用胰岛素后血糖水平的恢复，且往往会掩盖低血糖症状如心悸等，从而使低血糖不易及时察觉。

④肾素：$β_2$受体阻断药可阻断肾脏近球细胞的$β_1$受体而抑制肾素释放，这可能是本类药产生降压作用的原因之一。

（2）内在拟交感活性：某些β受体阻断药有较弱的内在活性，与$β_2$受体结合后在阻断$β_2$受体的同时可产生较弱的激动受体作用，该现象称内在拟交感活性，其实质为部分激动作用。由于这种作用较弱，往往被β受体阻断作用所掩盖。

（3）膜稳定作用：某些β受体阻断药可直接降低细胞膜对钠离子的通透性，从而稳定神经细胞膜和心肌细胞膜，产生局麻作用和奎尼丁样的作用，称为膜稳定作用。但该作用在高于临床有效血药浓度几十倍时才出现，所以目前认为这一作用在常用量时与其治疗作用关系不大。

具体见表2-4。

【临床应用】

（1）抗心律失常：对多种原因引起的快速型心律失常有效。

（2）心绞痛及心肌梗死：对典型心绞痛有良好疗效。

（3）抗高血压：能使高血压患者的血压下降。

（4）其他：辅助治疗甲状腺功能亢进、甲状腺中毒危象及充血性心力衰竭。

【不良反应】

一般不良反应为恶心、呕吐、轻度腹泻等消化道症状，偶见过敏性皮疹和血小板减少等。应用不当所致严重不良反应为诱发或加重支气管哮喘，诱发急性心力衰竭，诱发低血糖，长期用药后突然停药，可产生反跳现象，使原来病症加剧，故应逐渐减小剂量至停药。

表2-4　常用β受体阻断药分类及药理学特性

药物名称	内在拟交感活性	膜稳定作用	脂溶性（lgK$_p$）	口服生物利用度/%	血浆半衰期/小时	首关消除/%	主要消除器官
非选择性β受体阻断药							
普萘洛尔	-	++	3.65	30	3~5	60~70	肝
纳多洛尔	-	-	0.71	30~40	14~24	0	肾
噻吗洛尔	-	-	—	75	3~5	25~30	肝
吲哚洛尔	++	±	1.75	90	3~4	10~20	肝、肾
选择性β受体阻断药							
美托洛尔	-	±	2.15	50	3~4	25~60	肝
阿替洛尔	-	-	0.23	40	5~8	0~10	肾
艾司洛尔	-	-	—	—	0.13	—	红细胞中分解
醋丁洛尔	+	+	1.9	40	2~4	30	肝
α、β受体阻断药							
拉贝洛尔	-	±	—	20~40	4~6	60	肝

【注意事项】

（1）普萘洛尔个体差异大，应从小剂量开始给药，逐渐加大剂量。肝功能不良时应调整剂量或慎用。

（2）不宜在临睡前给药，以免产生多梦、失眠、抑郁、幻觉等精神症状。

（3）用药过程中注意观察消化、循环等系统的表现，尤其是心率的变化，如心率低于50次/分，并及时报告医生。

（4）长期用药者要防止反跳现象的发生，不宜突然停药，须在两周内逐渐减量停药。

（5）糖尿病患者在使用降糖药期间，不宜合用本药，以免掩盖低血糖时交感神经兴奋的症状，使低血糖症状不易察觉。

（6）禁用于严重心功能不全、窦性心动过缓、重度房室传导阻滞和支气管哮喘的患者。心肌梗死患者及肝功能不良者应慎用。

项目小结

M受体激动药毛果芸香碱对眼和腺体的作用最明显，为临床治疗闭角型青光眼的首选药。胆碱酯酶抑制药新斯的明通过抑制AChE，使体内ACh增多，产生拟胆碱作用，是治疗重症肌无力的首选药，还可用于治疗阵发性室上性心动过速、术后肠麻痹和膀胱麻痹。

M受体阻断药阿托品选择性差，作用广泛，副作用多。临床用于解痉治疗、麻醉前给药、心动过缓和解救有机磷酸酯类中毒等。大剂量还能扩张血管、改善微循环，治疗感染性休克。其他M受体阻断药作用与阿托品相似，但选择性高、副作用少。山莨菪碱用于解痉和抗休克治疗；东莨菪碱有中枢抑制作用，用于术前给药、抗震颤麻痹症和抗晕动症；后马托品用于扩瞳。

解救有机磷农药中毒，除迅速清除毒物和对症处理外，必须早期足量反复使用阿托品和胆碱酯酶复活药氯解磷定。前者能迅速解除M样症状和部分中枢症状，但对N样症状无效；后者能恢复胆碱酯酶的活性，并迅速解除N样症状。

拟肾上腺素药肾上腺素、去甲肾上腺素、异丙肾上腺素通过激动α受体或β受体，产生兴奋心脏、舒缩血管、影响血压和舒张支气管等作用。药物剂量过大均易引起心律失常、血压骤升等，护理用药注意监测心率、血压变化。

肾上腺素是治疗过敏性休克的首选药及心脏复苏的重要药物。多巴胺除能兴奋心脏、升高血压外还能改善肾功能，常用于治疗心肌收缩力减低或少尿型休克。麻黄碱有明显的中枢兴奋作用，升压作用温和，可防治腰麻和硬膜外麻醉引起的低血压；去甲肾上腺素收缩血管、升压作用较强，主要用于休克早期及药物中毒所致低血压，但不良反应严重，禁止肌注和皮下注射。间羟胺是去甲肾上腺素抗休克的良好替代品；异丙肾上腺素用于治疗房室传导阻滞及支气管哮喘。

α受体阻断药能扩张血管，主要用于治疗外周血管痉挛性疾病。剂量过大会导致直立性低血压等不良反应，宜选用去甲肾上腺素升压；β受体阻断药以普萘洛尔为代表，能抑制心脏，用于治疗快速型心律失常、高血压、心绞痛和心肌梗死等，剂量过大可导致心力衰竭、房室传导阻滞，诱发支气管哮喘等。

（江东波）

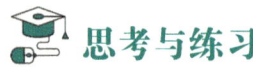

思考与练习

1. 胆碱能神经不包括　　　　　　　　　　　　　　　　　　　　　　（　　）

  A. 交感、副交感神经节前纤维　　　　B. 交感神经节后纤维的大部分

  C. 副交感神经节后纤维　　　　　　　D. 运动神经

  E. 支配汗腺的分泌神经

2. 胆碱能神经兴奋时不出现 （ ）

   A. 抑制心脏　　　　　　　　　B. 舒张血管

   C. 腺体分泌　　　　　　　　　D. 瞳孔散大

   E. 支气管收缩

3. $β_1$受体主要分布于 （ ）

   A. 心脏　　　　　　　　　　　B. 血管

   C. 支气管平滑肌　　　　　　　D. 脂肪细胞

   E. 突触前膜

4. $β_2$受体兴奋可引起 （ ）

   A. 支气管平滑肌扩张　　　　　B. 胃肠平滑肌收缩

   C. 瞳孔缩小　　　　　　　　　D. 腺体分泌增加

   E. 皮肤血管收缩

5. α受体分布占优势的效应器是 （ ）

   A. 皮肤、黏膜、内脏血管　　　B. 冠状动脉血管

   C. 肾血管　　　　　　　　　　D. 脑血管

   E. 肌肉血管

6. 毛果芸香碱滴眼可引起 （ ）

   A. 缩瞳、升高眼内压、调节痉挛　　B. 缩瞳、降低眼内压、调节麻痹

   C. 扩瞳、降低眼内压、调节麻痹　　D. 扩瞳、升高眼内压、调节痉挛

   E. 缩瞳、降低眼内压、调节痉挛

7. 新斯的明的禁忌证是 （ ）

   A. 尿潴留　　　　　　　　　　B. 前列腺肥大

   C. 重症肌无力　　　　　　　　D. 腹胀气

   E. 非去极化型肌松药中毒

8. 大剂量阿托品治疗感染性休克的理论依据是 （ ）

   A. 收缩血管，升高血压

   B. 扩张小血管，改善微循环

   C. 扩张支气管，升高血压，解除呼吸困难

   D. 兴奋心脏，增加心排血量

   E. 兴奋大脑皮层，使患者苏醒

9. 阿托品禁用于 （ ）

   A. 支气管哮喘　　　　　　　　B. 肠痉挛

   C. 虹膜睫状体炎　　　　　　　D. 中毒性休克

   F. 青光眼

10. 阿托品对有机磷酸酯类中毒的哪一症状无效　　　　　　　　　　　　　　　　　　( )

　　A．腹痛、腹泻　　　　　　　　　　　B．流涎出汗

　　C．骨骼肌震颤　　　　　　　　　　　D．瞳孔缩小

　　E．大小便失禁

11. 阿托品的副作用不包括　　　　　　　　　　　　　　　　　　　　　　　　　　( )

　　A．口干、皮肤干燥　　　　　　　　　B．心悸

　　C．视远物模糊　　　　　　　　　　　D．便秘

　　E．面部潮红

12. 老年男性患者经使用阿托品治疗后腹痛得到缓解，随后即出现急性尿潴留，但无其他症状，最可能的原因是　　　　　　　　　　　　　　　　　　　　　　　　　　　　　　　　　( )

　　A．阿托品过量中毒　　　　　　　　　B．阿托品用量不足

　　C．药物副作用　　　　　　　　　　　D．患者有前列腺肥大

　　E．其他原因所致

13. 阿托品过量中毒，处理措施中错误的是　　　　　　　　　　　　　　　　　　　( )

　　A．继续用药并严密观察　　　　　　　B．呼吸抑制者须进行人工呼吸和给氧

　　C．用毛果芸香碱对抗其外周症状　　　D．口服阿托品中毒者可洗胃、导泻

　　E．用镇静催眠药对抗其中枢兴奋症状

14. 应用去甲肾上腺素，错误的是　　　　　　　　　　　　　　　　　　　　　　　( )

　　A．可以皮下注射或肌内注射　　　　　B．不能与碱性药物配伍

　　C．静滴时药液不能外漏　　　　　　　D．肾功能不良者慎用或禁用

　　E．高血压、器质性心脏病禁用

15. 去甲肾上腺素静脉滴注外漏的处理措施不妥的是　　　　　　　　　　　　　　　( )

　　A．更换注射部位　　　　　　　　　　B．普鲁卡因溶液封闭

　　C．酚妥拉明皮下浸润注射　　　　　　D．热敷

　　E．冷敷

16. 防治硬膜外和蛛网膜下隙麻醉引起的低血压宜选用　　　　　　　　　　　　　　( )

　　A．肾上腺素　　　　　　　　　　　　B．去甲肾上腺素

　　C．异丙肾上腺素　　　　　　　　　　D．多巴胺

　　E．麻黄碱

17. 关于间羟胺的叙述，错误的是　　　　　　　　　　　　　　　　　　　　　　　( )

　　A．不易引起心律失常　　　　　　　　B．升压作用持久

　　C．较少引起急性肾衰竭　　　　　　　D．不易产生快速耐受性

　　E．应用方便，可静滴，也可肌注

18. 急救处理时肾上腺素的给药途径通常是　　　　　　　　　　　　　　　　　　　( )

　　A．吸入给药　　　　　　　　　　　　B．口服

C. 肌内注射 D. 擦于局部

E. 滴鼻

19. 应用肾上腺素过程中主要观察指标是 （　　）

A. 恶心、呕吐 B. 头晕、共济失调

C. 体温 D. 血压、脉搏

E. 腹痛、排便反应

20. 肾上腺素的升压作用可被下列哪类药物所翻转 （　　）

A. N_2 受体阻断药 B. $β_1$ 受体阻断药

C. $α_1$ 受体阻断药 D. M 受体阻断药

E. 以上都不是

21. 酚妥拉明的主要用途不包括 （　　）

A. 治疗心力衰竭 B. 支气管哮喘

C. 抗休克 D. 鉴别诊断嗜铬细胞瘤

E. 对抗去甲肾上腺素外漏引起的血管收缩

22. 下列哪项不是普萘洛尔的临床用途 （　　）

A. 高血压 B. 心绞痛

C. 心律失常 D. 支气管哮喘

E. 甲状腺功能亢进

23. 普萘洛尔不宜用于下列何种疾病 （　　）

A. 高血压 B. 窦性心动过缓

C. 心绞痛 D. 甲状腺功能亢进症

E. 窦性心动过速

24. 某患者于腹部手术后发生尿潴留，经检查为膀胱麻痹所致，应选用 （　　）

A. 东莨菪碱 B. 新斯的明

C. 毒扁豆碱 D. 琥珀胆碱

E. 山莨菪碱

25. 张某，男，65岁。因眼胀、视力减退、头昏、头痛来院就诊，经检查诊断为闭角型青光眼，立即给患者滴眼治疗，10分钟开始起效，同时患者诉视远物模糊，但2小时后消失，经检查眼内压下降，此药可能是 （　　）

A. 新斯的明 B. 毛果芸香碱

C. 毒扁豆碱 D. 乙酰胆碱

E. 阿托品

26. 患者，女性，45岁。因口服敌百虫中毒而急诊入院，洗胃时不能选用 （　　）

A. 温开水 B. 生理盐水

C. 碳酸氢钠溶液 D. 高锰酸钾溶液

E．牛奶

27．一神志不清的患者送入急诊室，呼气带有大蒜味，急查全血胆碱酯酶活性为58%，考虑为有机磷农药中毒，患者不会出现 （　）

  A．呼吸浅慢   B．瞳孔扩大

  C．全身大汗   D．肌肉颤动

  E．胃肠绞痛

28．患者女性，50岁，因慢性心功能不全口服地高辛治疗，近日出现胸闷、气短，心电图显示为窦性心动过缓。控制窦性心动过缓宜选 （　）

  A．山莨菪碱   B．毛果芸香碱

  C．阿托品   D．后马托品

  E．东莨菪碱

29．一位上消化道出血患者来就诊，医生让护士速取重酒石酸去甲肾上腺素注射液一安瓿给患者作止血用，其给药途径是 （　）

  A．皮下注射   B．肌内注射

  C．静脉注射   D．稀释后静脉滴注

  E．稀释后口服

30．一休克患者，脉搏微弱，血压下降，尿量明显减少，比较好的治疗药物是 （　）

  A．肾上腺素   B．多巴胺

  C．麻黄碱   D．去甲肾上腺素

  E．去氧肾上腺素

31．女性，65岁，因右下肺炎、感染性休克急诊住院。当即给青霉素和去甲肾上腺素静脉滴注。治疗中发现滴注局部皮肤苍白、发凉，患者疼痛，此时应给予何种药物治疗 （　）

  A．去甲肾上腺素   B．肾上腺素

  C．间羟胺   D．酚妥拉明

  E．普萘洛尔

32．患者，女性，30岁，从事园林工作，给果树喷农药时不慎被农药污染衣服而中毒。现场应立即采取的处理措施是 （　）

  A．现场抢救   B．热水清洗皮肤

  C．肥皂水清洗皮肤   D．酒精清洗皮肤

  E．脱离现场、脱去污染衣服

33．患者，女性，23岁。因外出春游去植物园，出现咳嗽、咳痰伴喘息1天入院。诊断为支气管哮喘。控制哮喘症状宜采用的药物是 （　）

  A．去甲肾上腺素   B．阿托品

  C．异丙肾上腺素   D．间羟胺

  E．多巴胺

34. 患者男性，40岁。反复出现疲乏、头昏、晕厥，有时感觉心搏暂停。经心电图检查确诊为Ⅱ度房室传导阻滞。宜采用的药物是 （ ）

   A．去甲肾上腺素　　　　　　　B．异丙肾上腺素
   C．肾上腺素　　　　　　　　　D．间羟胺
   E．多巴胺

（35、36题共用题干）

患者女性，15岁。因反复出现眼睑下垂、四肢无力等症状而就诊，诊断为重症肌无力，遵医嘱给予新斯的明治疗。经新斯的明治疗一段时间后，患者肌无力症状明显改善。

35．今早患者出现了恶心、呕吐、腹痛、多汗、流涎、肌束颤动，肌无力症状加重。最可能的原因是 （ ）

   A．药物用量不足　　　　　　　B．药物副作用
   C．患者病情加重　　　　　　　D．胆碱能危象
   E．出现并发症

36．如为胆碱能危象，正确处理是 （ ）

   A．继续使用新斯的明　　　　　B．加大新斯的明用量
   C．改用安贝氯铵　　　　　　　D．皮下注射毛果芸香碱
   E．肌内注射阿托品

（37~39题共用题干）

患者男性，30岁，淋雨后突然出现寒战、高热、咳嗽、胸痛、呼吸急促、咳铁锈色痰而入院，诊断为大叶性肺炎。遵医嘱肌内注射青霉素并进行对症治疗，3分钟后患者出现过敏性休克。

37．首选抢救药是 （ ）

   A．麻黄碱　　　　　　　　　　B．肾上腺素
   C．多巴胺　　　　　　　　　　D．间羟胺
   E．去甲肾上腺素

38．肾上腺素抢救过敏性休克的作用机制中，错误的是 （ ）

   A．抑制过敏介质释放　　　　　B．收缩血管、升高血压
   C．扩张支气管　　　　　　　　D．扩张肾血管、改善肾功能
   E．兴奋心脏、增加心排血量

39．肾上腺素用药注意事项中，错误的是 （ ）

   A．严密监测患者血压、脉搏、心率等生命体征
   B．避免皮下注射或肌内注射
   C．需避光保存，如药液变红色不可再用
   D．病情严重者应采用静脉注射
   E．严格掌握剂量，控制给药速度

（40～42题共用题干）

患者男性，35岁，反复出现阵发性不稳定性高血压，发作时伴剧烈头痛、心悸、气短、心前区痛、恶心、呕吐等症状。经B型超声波和CT扫描，确诊为肾上腺髓质嗜铬细胞瘤。

40．控制其高血压危象宜选用　　　　　　　　　　　　　　　　　　　　　　　　（　　）
　　A．间羟胺　　　　　　　　　　　　B．多巴胺
　　C．酚妥拉明　　　　　　　　　　　D．普萘洛尔
　　E．肾上腺素

41．下列哪项不是酚妥拉明的不良反应　　　　　　　　　　　　　　　　　　　　（　　）
　　A．心动过速　　　　　　　　　　　B．直立性低血压
　　C．心动过缓　　　　　　　　　　　D．恶心、呕吐
　　E．胃酸分泌增多

42．使用酚妥拉明的用药指导中，错误的是　　　　　　　　　　　　　　　　　　（　　）
　　A．冠心病、溃疡病患者慎用
　　B．静脉给药时要严格控制滴速
　　C．严密观察血压、脉搏及心率变化
　　D．注射后应静卧30分钟，再慢慢起立
　　E．一旦发生直立性低血压宜用肾上腺素升压

实践 2-1　毛果芸香碱与阿托品对家兔瞳孔和唾液分泌的作用

【实践目标】

（1）观察传出神经系统药对兔瞳孔的影响，并联系其临床应用。

（2）学会家兔的捉拿、滴眼及量瞳方法。

【实践准备】

（1）器材：量瞳尺、剪刀、滤纸、手电筒。

（2）药品：1%硝酸毛果芸香碱溶液、1%硫酸阿托品溶液。

（3）动物：家兔。

【实践步骤】

（1）取对光反射正常的家兔1只，剪去眼睫毛，于自然光照强度一致的条件下测量并记录两眼正常瞳孔直径。

（2）将兔下眼睑拉成杯状并压迫鼻泪管，家兔左眼滴1%硫酸阿托品溶液，右眼滴1%硝酸毛果芸香碱溶液。每眼各3滴，让药液在眼内保留1分钟并与角膜充分接触后，将手放开，任其溢出，并计时。

（3）15分钟后，在同样光照下，再测量并记录两侧瞳孔大小，检查对光反射情况。将实验结果整理填入。

（4）家兔耳缘静脉注射0.1%硝酸毛果芸香碱溶液0.2 mL/kg，计时，并观察家兔唾液分泌情况。10分钟后耳缘静脉注射0.1%硫酸阿托品溶液，计时，并观察家兔唾液分泌情况。

【注意事项】

（1）量瞳应在同样光照下进行。确保用药前后两次测量时，家兔两眼的朝向及眼前色差一致。

（2）操作过程中避免使家兔受惊或挣扎，否则家兔的交感神经兴奋，去甲肾上腺素分泌引起瞳孔扩大肌上α受体兴奋，干扰毛果芸香碱和阿托品的作用。

（3）正确滴眼。避免药物经鼻泪管吸收后产生全身作用干扰实验结果。

（4）确保实验前24 h内给家兔足够的饮水和青菜。

【结果和讨论】

1. 将实验观察结果记录于以下表格

兔眼	药物	用药前			用药后		
		瞳孔直径	对光反射	唾液分泌	瞳孔直径	对光反射	唾液分泌
左	硝酸毛果芸香碱						
右	硫酸阿托品						

2. 讨论

（1）滴眼给药时要注意什么？

（2）阿托品对腺体的副作用该如何护理？

（江东波）

实践2-2 有机磷酸酯类的中毒和解救

【实践目标】

（1）观察敌百虫中毒症状，比较阿托品与碘解磷定的解救效果。

(2) 学会家兔的捉拿及耳缘静脉注射方法。

【实践准备】

(1) 器材：磅秤1台、5 mL注射器1支、10 mL注射器2支、量瞳尺1把、75%酒精棉球。

(2) 药品：5%敌百虫溶液、2.5%碘解磷定注射液、0.1%硫酸阿托品注射液。

(3) 动物：家兔1只。

【实践步骤】

(1) 取家兔1只，称重并标记。观察并记录各兔活动情况、唾液分泌、肌紧张度、有无排便（包括粪便形态），测量并记录瞳孔大小、呼吸频率等各项指标。

(2) 按2 mL/kg剂量分别给家兔耳静脉注射5%敌百虫溶液，观察上述指标变化情况（若给药20分钟后无任何中毒症状，可再追加0.5 mL/kg）。

(3) 待家兔中毒症状明显后（瞳孔明显缩小、呼吸变浅变快、唾液大量分泌、大小便失禁和骨骼肌震颤等），由耳静脉注射0.1%硫酸阿托品注射液1 mL/kg，观察家兔中毒症状缓解情况，5分钟后由耳静脉注射2.5%碘解磷定注射液2 mL/kg，观察家兔中毒症状缓解情况。

(4) 观察上述各项指标变化情况并记录。

【注意事项】

(1) 给家兔耳静脉注射时由耳静脉尖部开始进针，保证注射解救药时有进针部位。

(2) 注射敌百虫溶液后注意观察，一旦家兔出现中毒情况（M样症状和N样症状），立即停止注射敌百虫溶液，并开始解救。

【结果和讨论】

1. 将实验观察结果记录于以下表格

家兔体重/kg	用药前后	药量	瞳孔直径/mm	呼吸频率/（次/分）	唾液分泌	有无排大小便	活动情况	有无肌震颤
	给药前							
	给予5%敌百虫							
	给予0.1%硫酸阿托品							
	给予2.5%碘解磷定							

2. 讨论

(1) 有机磷酸酯类农药中毒有哪些中毒症状？

(2) 为何中、重度中毒需合用阿托品和碘解磷定解救？

（江东波）

项目三 局部麻醉药

学习目标

知识目标

1. 掌握临床常用局部麻醉药普鲁卡因、利多卡因的临床应用、不良反应和注意事项。
2. 熟悉常用局麻药的用药方法。

技能目标

初步具有根据局麻药的作用特点制定用药护理措施的能力。

局部麻醉药（local anaesthetics）简称局麻药，是一类能使局部痛觉暂时消失，患者在意识清醒的条件下进行无痛手术的药物。

一、概述

（一）局麻药的药理作用

1. **局麻作用** 痛觉是由细而无髓鞘的神经纤维传导的；这类神经纤维比粗的神经纤维对局麻药作用更敏感。因此，使用局麻药后感觉失去的顺序是：痛觉、温觉、触觉、压觉；而感觉的恢复则是按上述相反的顺序进行的。

局麻药的作用机制与其阻滞神经细胞膜上 Na^+ 通道有关。进一步研究发现，局麻药与

Na⁺通道内侧受体结合后，引起Na⁺通道蛋白质构象变化，促使Na⁺通道的失活状态闸门关闭，阻滞Na⁺内流，从而产生局麻作用。

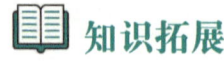知识拓展

华佗与麻沸散

华佗是我国古代著名的医学家。他在世界上首创在全身麻醉下实施外科手术，被后代推崇为"外科始祖"。早在公元2～3世纪时，华佗就发明了麻沸散，比西方医学家使用乙醚或一氧化二氮（19世纪40年代）早1600多年。当时，华佗的名字几乎家喻户晓。

2. 吸收作用　局麻药吸收入血并达到一定浓度后会引起全身作用，实际上是局麻药的毒性反应。

（1）抑制中枢：局麻药吸收后对中枢神经系统产生先兴奋后抑制的作用。这是由于局麻药首先抑制中枢抑制性神经元，引起脱抑制而出现兴奋现象，表现为烦躁不安，肌肉震颤甚至惊厥；随后抑制中枢兴奋性神经元，引起中枢普遍性抑制，可导致昏迷、呼吸麻痹。故中毒时应注意维持呼吸及循环功能。

（2）抑制心血管系统：局麻药对心血管系统有直接抑制作用。表现为心肌收缩力减弱、不应期延长、传导减慢及血管平滑肌松弛，血管扩张，血压下降，甚至休克。

注射用局麻药时加入少量肾上腺素以收缩局部血管，减慢药物吸收，从而延长局麻作用时间，预防局麻药吸收中毒。但肢体末端如手指、足趾、耳郭、阴茎等部位使用局麻药时，禁止加肾上腺素。

（二）局部麻醉方法（图3-1）

1. 表面麻醉　又称黏膜麻醉，是将穿透性较强的局麻药直接滴、喷或涂于黏膜表面，使黏膜下神经末梢麻醉。适用于口腔、眼、鼻、咽喉、气管、尿道等黏膜部位的浅表手术或内镜检查，常用药物为丁卡因。

2. 浸润麻醉　是将局麻药注入皮内、皮下或深部组织，使其浸润神经末梢而产生麻醉作用。此法特点是用药量较大，易造成吸收中毒。因此，要求用毒性相对较小的药物。

3. 传导麻醉　又称神经干阻滞麻醉，是将局麻药注射到神经干或神经丛周围，阻滞其传导，使该神经所分布区域的痛觉不能传入。常用于四肢、牙科等手术。特点是用量少，麻醉范围广，但易损伤神经干，故对注射技术要求高。

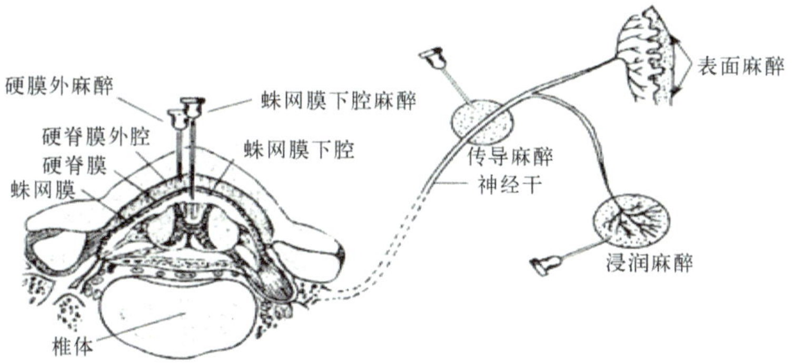

图 3-1 局部麻醉方法示意

4. **硬脊膜外腔麻醉** 又称硬膜外麻醉，是将药液注入硬脊膜外腔使通过此腔穿出椎间孔的脊神经根麻醉。用药量是腰麻用药量的 5~10 倍，起效较慢（15~20 分钟），对硬脊膜无损伤，不引起麻醉后头痛反应。硬脊膜外腔不与颅腔相通，注药水平可高达颈椎，不会麻痹呼吸中枢。硬膜外麻醉引起的血压下降，可注射麻黄碱预防或治疗。

5. **蛛网膜下腔麻醉** 简称腰麻，是将局麻药经腰椎间隙注入蛛网膜下腔，以麻醉该部位的脊神经根。适用于腹部或下肢手术。腰麻时，由于交感神经被阻滞，易引起低血压，可用麻黄碱预防。

二、常用局麻药

常用药物分为酯类（如普鲁卡因、丁卡因）和酰胺类（如利多卡因、布比卡因）两大类（表 3-1）。

处方示例

患者，男，32 岁。近日发现左前臂皮下结节，大小约 3 cm×2 cm，可活动，无明显不适。经检查诊断为脂肪瘤，拟行手术，使用普鲁卡因局麻，处方如下：

Rp.
盐酸普鲁卡因注射剂　　50 mg×20 mL　　皮试（　）
【用法】10 mL　浸润注射
【分析】（1）该患者能选用哪些局麻药实施局麻？
（2）浸润注射时有哪些注意事项？
（3）若皮试结果显示（+），可换用何药？

普鲁卡因

普鲁卡因（procaine）又称为奴佛卡因。在体内可被假性胆碱酯酶水解成对氨苯甲酸（PABA）和二乙氨基乙醇。前者能对抗磺胺类药物的抗菌作用；后者可增加强心苷类的毒性。

【作用与应用】

（1）局麻作用：由于亲脂性低，不易穿透黏膜，故不适用于表面麻醉。毒性小，注射给药后1~3分钟起效，可维持30~40分钟。加入少量肾上腺素（100 mL中加入0.1%肾上腺素0.2~0.5 mL）可使作用延长至1~2小时。广泛用于浸润麻醉、传导麻醉、蛛网膜下腔麻醉和硬膜外麻醉。

（2）局部封闭：缓解炎症或损伤部位的症状，减少病灶对中枢神经系统的不良刺激。

【不良反应】

（1）超敏反应：普鲁卡因引起的超敏反应可分为即刻反应与迟缓反应。即刻反应在给药后数分钟内出现，表现为皮肤潮红、荨麻疹、血管神经性水肿、支气管痉挛甚至休克。迟缓反应可在给药后数小时出现，以头痛及咽、舌、颈、咽喉等处黏膜水肿为主，伴有轻重不等的全身症状。用药前要询问过敏史，皮试阴性者方可使用。皮试阳性者宜改用酰胺类局麻药，如利多卡因等。

（2）毒性反应：局麻药用药剂量过大或误注入血管时，可引起中枢反应，先兴奋（不安、震颤、惊厥），后抑制（昏迷、呼吸抑制等），并可致血压下降等。此时应着重采取维持呼吸与循环功能的抢救措施。

（3）血压下降：腰麻及硬膜外麻醉时常见血压下降，术前肌注麻黄碱可预防；术后去枕平卧12小时，避免突然改变体位。

【注意事项】

本药不宜与磺胺类、强心苷类、胆碱酯酶抑制药联合使用。不宜与葡萄糖液、碱性药液配伍，以免局麻作用降低。

丁卡因

丁卡因（tetracaine）又称地卡因（dicaine），属于长效酯类局麻药，吸收快、代谢慢，用药后1~3分钟显效，作用可持续2~3小时。其麻醉效价强度及毒性均是普鲁卡因的10倍，亲脂性高，穿透力强，易进入神经，也易被吸收入血。最常用作表面麻醉、腰麻及硬膜外麻醉；由于毒性大，一般不用于浸润麻醉。

利多卡因

利多卡因（lidocaine）是目前应用最多的局麻药。相同浓度下与普鲁卡因相比，利多卡因具有起效快、作用强而持久、穿透力度强及安全范围大的特点。可用于多种形式的局部麻醉，有全能麻醉药之称，临床主要用于传导麻醉和硬膜外麻醉；由于其扩散力快而强，麻醉范围不易控制，慎用于腰麻。本药也可用于心律失常的治疗，对普鲁卡因过敏者可选用此药。

布比卡因

布比卡因（bupivacaine）又称麻卡因（marcaine），属酰胺类局麻药，是目前常用局麻药中作用维持时间最长（5~10小时）的药物，其局麻作用较利多卡因强4~5倍，无血管扩张作用。黏膜穿透力弱，不适用于表面麻醉。主要用于浸润麻醉、传导麻醉和硬膜外麻醉。

表3-1 常用局麻药比较

药名	普鲁卡因	丁卡因	利多卡因	布比卡因
对黏膜穿透力	弱	最强	强	弱
相对麻醉强度	1	10	2	8
相对毒性	1	10	2	6.5
一次极量/mg	1000	100	500	200
腰麻/mg	<200	<6	<100	<200
作用持续时间/小时	1	2~3	1~1.5	5~10
局麻用途	浸、传、腰、硬	表、传、腰、硬	表、传、硬	浸、传、硬

注：浸——浸润麻醉；表——表面麻醉；传——传导麻醉；腰——腰麻；硬——硬膜外麻醉。

三、任务实施

1. 用药前护理评估　使用普鲁卡因前应询问患者有无过敏史并做皮肤过敏试验，阳性者禁用。

2. 用药期间的护理措施

（1）为避免局麻药误入血管内，在浸润麻醉和传导麻醉时，每次推药前必须回吸无血后方可注射。

（2）在局麻药中加入少量肾上腺素可延缓局麻药吸收，减少中毒反应发生，同时可提高局麻药作用时间，但在于指、足趾及阴茎等肢体末梢部位用药时，应禁用肾上腺素，以免产生局部组织坏死。心脏病、高血压、甲亢等患者进行麻醉时禁用肾上腺素。

（3）腰麻和硬膜外麻醉时可能引起血压下降，术后应保持头低脚高卧位12小时，以防直立性低血压。

（4）严密观察用药期间患者的呼吸、血压、心率和中枢神经系统反应，警惕出现早期中毒症状；出现中枢兴奋、肌肉震颤、惊厥可静脉注射地西泮对抗；呼吸抑制应立即进行人工呼吸或吸氧。中毒症状经处理已经控制，还应注意复发的可能性。

（5）一旦出现过敏症状，应协助医生立即静脉推注肾上腺素、吸氧并给予其他抗过敏药物。

3. 用药后 检查麻醉区域的麻醉效果。

项目小结

局部麻醉方法有：表面麻醉、浸润麻醉、传导麻醉、硬脊膜外腔麻醉和蛛网膜下腔麻醉（腰麻）。

常用局麻药分为酯类（如普鲁卡因、丁卡因）和酰胺类（如利多卡因、布比卡因）两大类。普鲁卡因和布比卡因不易穿透黏膜，不适用于表面麻醉；丁卡因毒性大、穿透力强，不用于浸润麻醉；利多卡因慎用于腰麻。

（刘学江）

思考与练习

1. 局麻药利多卡因1次用量不能超过　　　　　　　　　　　　　　　　　　　　（　　）

　A．0.1g　　　　B．0.2g　　　　C．0.3g　　　　D．0.4g　　　　E．0.5g

2. 为了延长麻醉药的局部作用时间，常在局部麻药液中加入适量　　　　　　（　　）

　A．肾上腺素　　　　　　　　　　　　B．去甲肾上腺素

　C．异丙肾上腺素　　　　　　　　　　D．多巴胺

　E．阿托品

3. 普鲁卡因不宜用于　　　　　　　　　　　　　　　　　　　　　　　　　　（　　）

　A．浸润麻醉　　　　　　　　　　　　B．表面麻醉

　C．传导麻醉　　　　　　　　　　　　D．腰麻

　E．硬膜外麻醉

4．心肺复苏时抗心律失常的首选药物是 （   ）
  A．肾上腺素　　　　　　　　　　B．利多卡因
  C．阿托品　　　　　　　　　　　D．多巴胺
  E．碳酸氢钠

5．利多卡因不宜用于 （   ）
  A．表面麻醉　　　　　　　　　　B．浸润麻醉
  C．传导麻醉　　　　　　　　　　D．腰麻
  E．硬膜外麻醉

6．需做皮肤过敏试验的局麻药是 （   ）
  A．普鲁卡因　　　　　　　　　　B．丁卡因
  C．利多卡因　　　　　　　　　　D．布比卡因
  E．辛可卡因

7．局麻药的作用原理是 （   ）
  A．阻滞钙离子内流　　　　　　　B．促进钙离子内流
  C．阻滞钠离子内流　　　　　　　D．促进钠离子内流
  E．阻滞钾离子内流

8．丁卡因不宜用于 （   ）
  A．浸润麻醉　　　　　　　　　　B．表面麻醉
  C．传导麻醉　　　　　　　　　　D．腰麻
  E．硬膜外麻醉

9．五官科门诊常选用作表面麻醉的药物是 （   ）
  A．普鲁卡因　　　　　　　　　　B．丁卡因
  C．利多卡因　　　　　　　　　　D．沙夫卡因
  E．普鲁卡因+丁卡因

10．局麻药中毒时中枢神经系统的症状是 （   ）
  A．兴奋　　　　　　　　　　　　B．先兴奋后抑制
  C．抑制　　　　　　　　　　　　D．麻痹
  E．先抑制后兴奋

实践3-1　普鲁卡因与丁卡因表面麻醉作用的比较

【实践目的】

（1）比较普鲁卡因与丁卡因的表面麻醉作用。

(2)学会家兔的捉拿方法、滴眼给药法及眨眼反射测试法。

【实践材料】

(1)器材：兔固定箱、剪刀、滴管。

(2)药品：1%的普鲁卡因溶液、1%的丁卡因溶液。

(3)动物：家兔。

【实践方法】

(1)取家兔一只，放入固定箱内，剪去两眼睫毛，用兔须触及角膜（上、下、中、左、右五个位置），测试两眼的眨眼反射，并记录。

(2)将兔下眼睑拉成杯状并压迫鼻泪管，家兔左眼滴1%的普鲁卡因溶液3滴，右眼滴1%的丁卡因溶液3滴，药液保留1分钟并与角膜充分接触后，将手放开并计时。

(3)每间隔5分钟测试两眼的眨眼反射1次，并记录阳性反射率，至30分钟为止。

【注意事项】

(1)刺激角膜所用的兔须，用药前后及左右眼必须是同一根的同一端，且刺激强度力求一致。

(2)兔须不可触及眼睑，以免影响实验结果。

(3)眨眼反射阳性反应率的记录方法。如果家兔角膜的上、下、左、右、中5个位置均存在眨眼反射，则记5/5；如果只有1个位置存在眨眼反射，则记为1/5；如果均不存在眨眼反射，则记为0/5。

【结果与讨论】

1. 结果

将实验结果记录于下表。

兔眼	药物	用药前眨眼反射	用药后眨眼反射					
			5分钟	10分钟	15分钟	20分钟	25分钟	30分钟
左	1%普鲁卡因							
右	1%普丁卡因							

2. 讨论

(1)为了实验结果的准确性，测试眨眼反射时应注意什么？

(2)实验结果说明了什么？有什么临床参考意义？

（刘学江）

实践 3-2　普鲁卡因与丁卡因毒性比较

【实践目的】

（1）小白鼠的捉拿及腹腔注射方法。

（2）比较普鲁卡因与丁卡因的毒性大小，并联系临床应用。

【实践准备】

（1）动物：小白鼠2只。

（2）药品：1%盐酸普鲁卡因溶液、1%盐酸丁卡因溶液。

（3）器材：1 mL注射器（5号半针头）。

【实践方法】

取小白鼠两只，甲鼠腹腔注射1%盐酸普鲁卡因溶液0.1 mL，乙鼠腹腔注射盐酸丁卡因溶液0.1 mL。观察两鼠用药后反应的差异。

【注意事项】

左手固定小鼠，右手持注射器，从小腹部一侧向头部方向以45°刺入腹腔。针头刺入不宜太深或太接近上腹部，以免损伤内脏。

【结果与讨论】

1. 结果

小白鼠	使用药物	用药后的反应	反应出现的时间
甲	1%盐酸普鲁卡因		
乙	1%盐酸丁卡因		

2. 讨论

普鲁卡因和丁卡因毒性大小及作用有何不同?临床用药应注意什么?

（刘学江）

项目四 中枢神经系统药

学习目标

知识目标

1. 掌握地西泮、苯妥英钠、氯丙嗪、吗啡、哌替啶、阿司匹林的作用、应用、不良反应和应用注意事项。
2. 掌握尼可刹米、洛贝林的应用和主要不良反应。
3. 熟悉其他镇静催眠药、抗癫痫药的应用和主要不良反应。
4. 了解其他抗精神病药、镇痛药、解热镇痛抗炎药的作用特点及临床应用。

技能目标

1. 运用护理程序正确观察药物疗效及不良反应。
2. 指导患者合理应用中枢神经系统药物。

任务一 镇静催眠药和抗惊厥药

镇静催眠药是中枢神经系统抑制药，小剂量产生抗焦虑、镇静作用；较大剂量能促进并维持睡眠，临床常用于其他方法无效的失眠患者。过量则能导致急性中毒甚至麻痹呼吸中枢而致死。

本类药物大多属于二类精神药品，按化学结构分为苯二氮䓬类、巴比妥类和其他类镇静催眠药。其中苯二氮䓬类安全范围大，临床应用广泛。研究表明，催眠药可增加抑郁症的发生率。故当有抑郁症危险性时，应避免服用催眠药，选择镇静性抗抑郁药。

处方示例

患者，女，18岁。高考前3天出现焦虑、失眠而就诊。处方如下：
Rp.
地西泮片　2.5 mg×5片
【用法】2.5 mg　每日1次　睡前半小时口服
【分析】对该患者如何进行用药护理？

一、镇静催眠药

（一）苯二氮䓬类

苯二氮䓬类（benzodiazepines，BZ）多为1,4-苯并二氮䓬的衍生物。以地西泮为代表，衍生物有20余种（见表4-1）。

表4-1　常用的苯二氮䓬药物

作用时间	药物	半衰期/h	应用	不良反应及注意事项
长效类 （24~72小时）	地西泮（diazepam）	20~80	焦虑症、各型失眠症、惊厥、癫痫持续状态首选，麻醉前给药	孕妇、青光眼、重症肌无力患者禁用
	氟西泮（flurazepam）	40~100	催眠作用强而持久，短期或间断用于各型失眠症	孕妇、15岁以下儿童禁用
	硝西泮（nitrazepam）	23~36	用于各种失眠、惊厥及麻醉前给药	儿童、老年人慎用，用药期间忌酒
	氯硝西泮（clonazepam）	26~49	广谱抗癫痫药，常用于儿童癫痫、癫痫持续状态	可见嗜睡、头昏、共济失调，孕妇、乳母、新生儿禁用
	氯氮䓬（chlordiazepoxide）	15~40	作用同地西泮但较弱，用于焦虑症，失眠，癫痫	肝肾功能不全者慎用，孕妇及哺乳妇女禁用
	艾司唑仑（estazolam）	10~24	作用同硝西泮，起效快，作用强，用于焦虑症、失眠症	不良反应少，过量可致口干、嗜睡

续表

作用时间	药物	半衰期/h	应用	不良反应及注意事项
短效类（3~8小时）	奥沙西泮（oxazepam）	5~12	与地西泮作用相似但较弱，用于焦虑症、失眠症、癫痫	嗜睡、头昏、乏力等，肝肾功能不全者慎用，儿童禁用
	三唑仑（triazolam）	2~3	肌松、催眠作用强而短，用于焦虑、失眠、神经紧张	孕妇、哺乳期妇女、幼儿应禁用，老年人应从小剂量开始应用

地西泮

地西泮（diazepam，安定）口服吸收完全，肌内注射吸收慢而不规则，临床可用静脉给药。静注后中枢抑制作用出现快，维持时间短。可透过胎盘和乳汁分泌。本药主要由肝药酶代谢，代谢产物为仍具有与母体相似活性的去甲地西泮和去甲羟地西泮，最终与葡糖醛酸结合为无活性产物，由肾排出。

地西泮特异性激动苯二氮䓬（BZ）受体，通过BZ受体GABA（γ-氨基丁酸）受体Cl⁻通道大分子复合体，促进GABA与GABA受体结合。GABA受体是Cl⁻通道的门控受体，当GABA与之结合时，Cl⁻通道开放频率增加，更多的Cl⁻内流，使神经细胞超极化，增强GABA能神经传递功能和突触抑制效应。

【作用与应用】

（1）抗焦虑：苯二氮䓬类通过对边缘系统中BZ受体的作用实现抗焦虑作用，选择性高，小剂量即可显著改善患者的紧张烦躁、忧虑不安、恐惧失眠等症状。主要用于治疗焦虑症和各种神经症。

（2）镇静催眠：苯二氮䓬类随着剂量增大，出现镇静及催眠作用。能明显缩短入睡时间，延长睡眠持续时间，减少觉醒次数。主要延长非快动眼睡眠（NREMS）的第2期，对快动眼睡眠（REMS）影响较小，停药后出现反跳性REMS睡眠延长较巴比妥类轻，其依耐性和戒断症状也较轻微。临床广泛用于各种失眠症的治疗，尤其对焦虑性失眠疗效更好。

（3）抗惊厥和抗癫痫：大于催眠剂量的地西泮具有较强的抗惊厥作用，静脉注射可控制惊厥的发作，用于小儿高热、破伤风、子痫和药物中毒引起的惊厥。也可抑制癫痫病灶异常放电的扩散，产生抗癫痫作用，静脉注射是治疗癫痫持续状态的首选药。

（4）中枢性肌肉松弛：能缓解中枢及局部关节病变患者的肌肉痉挛，但不影响正常骨骼肌活动。主要用于肌强直、肌肉痉挛和僵直等状态，如腰肌劳损等。

（5）其他：由于本药安全范围大，镇静作用发生快而确实，且可产生暂时性记忆缺失，手术前用药可使患者对术中的不良刺激在术后不复记忆，缓解患者对手术的恐惧情绪，减少麻醉药用量。常静脉注射用于麻醉前给药、心脏电击复律和内镜检查前给药。

护考链接

患者，男，1岁。发热1天就诊。既往有癫痫病史。查体双侧扁桃体肥大，其上可见白色分泌物，体温39.5℃，血常规白细胞总数升高，诊断为：化脓性扁桃体炎。门诊就诊过程中突然发生惊厥，即刻给予输氧、镇静，此刻首选药物是（　　）

A．苯巴比妥肌注　　　　B．地西泮静注
C．水合氯醛灌肠　　　　D．氯丙嗪肌注
E．肾上腺皮质激素静注

【分析】苯巴比妥和水合氯醛灌肠均可用于治疗小儿高热惊厥，但二者的安全范围小，不良反应多。患儿发生高热惊厥，首选地西泮，故应选B。

【不良反应与注意事项】

（1）小剂量口服毒性小，安全范围大；连续用药可出现头昏、嗜睡、乏力等反应，大剂量偶致共济失调。同时应用其他中枢抑制药、吗啡和乙醇等可显著增强其毒性。驾驶车辆与机械操作人员禁用。

（2）使用过量或静脉注射过快可致急性中毒，表现为昏迷、呼吸循环抑制。需对症处理，必要时可用BZ受体阻断药氟马西尼（flumazenil）。

（3）长期大剂量用药可产生耐受性和依赖性，但较巴比妥类发生较迟、较轻。一般情况下，连续使用本药不应超过4～6周，如需继续使用，应停药2周后再用，并尽可能及早逐渐停药。

（4）偶有粒细胞减少；还有致畸作用，孕妇和哺乳妇禁用；青光眼、重症肌无力者禁用。

（二）巴比妥类

巴比妥类（barbiturates）为巴比妥酸的衍生物。主要药物有苯巴比妥（phenobarbital）、异戊巴比妥（amobarbital）、司可巴比妥（secobarbital）、硫喷妥钠（thiopental sodium）等。根据脂溶性高低、作用持续时间，可分为四类（表4-2）。

与苯二氮䓬类不同，巴比妥类是通过延长氯通道开放时间而增加GABA介导的Cl⁻内流引起超极化。较高浓度时呈现拟GABA作用，直接增加Cl⁻内流。

表4-2　巴比妥类药物分类及应用

分类	药物名称	显效时间/小时	作用持续时间/小时	应用
长效	苯巴比妥	0.5~1	6~8	抗惊厥、癫痫大发作
中效	异戊巴比妥	0.25~0.5	3~6	镇静催眠、抗惊厥
	戊巴比妥	0.25~0.5	3~6	抗惊厥
短效	司可巴比妥	0.25	2~3	抗惊厥、镇静催眠
超短效	硫喷妥钠	iv，立即	0.25	静脉麻醉、诱导麻醉

【作用和应用】

巴比妥类药物对中枢神经系统的抑制作用随着剂量增加而不断加深，依次呈现镇静、催眠、抗惊厥和抗癫痫、麻醉作用，过量可因抑制延髓呼吸中枢和血管运动中枢而致死。

本类药物催眠时可缩短REMS，引起非生理性睡眠，后遗效应明显，久用停药后易出现反跳现象，易产生依赖性和成瘾性，同时不良反应多，安全性远不如苯二氮䓬类，10倍催眠剂量即可显著抑制呼吸，甚至致死，故已不作为镇静催眠药常规使用。

苯巴比妥主要用于抗癫痫大发作，麻醉前给药；硫喷妥钠偶用于小手术或内镜检查时作为静脉麻醉外，本类药物临床现已很少应用。

【不良反应与注意事项】

（1）后遗效应：服用催眠剂量的巴比妥类药物后，次晨常出现头晕、嗜睡、倦怠、乏力和定向障碍等症状，也叫宿醉现象。

（2）耐受性和依赖性：短期内反复用药可产生耐受性。长期连续用药可引起依赖性，突然停药可产生戒断症状，表现为兴奋、焦虑不安等。故应严格控制使用。

（3）其他：偶见皮疹、荨麻疹、血管神经性水肿、剥脱性皮炎等过敏反应。有过敏史者禁用。

（4）急性中毒：剂量过大或静脉注射过快，可致急性中毒，表现为昏迷、血压下降、体温降低、呼吸抑制，甚至呼吸麻痹而死亡。

急性中毒的处理：①清除毒物，口服中毒者，3小时内立即洗胃。一般可用1:2000高锰酸钾溶液，将胃内药物尽量洗出；以10~15g硫酸钠导泻（忌用硫酸镁）。②保证呼吸循环功能，进行人工呼吸、给氧等支持治疗；必要时给予呼吸兴奋剂和升压药。③加速毒物排泄，5%碳酸氢钠注射液静脉滴注以碱化尿液，加速排泄；或应用利尿剂，加速毒物排泄，一般用20%甘露醇注射液或25%山梨醇注射液200 mL静脉注射或快速滴注等。注意加强护理、保温及预防感染。

> **护考链接**
>
> 患者，男，60岁。因巴比妥中毒急诊入院，立即给予洗胃，应选择的灌洗溶液是
> A．蛋清水   B．牛奶
> C．高锰酸钾溶液   D．硫酸铜
> E．硫酸镁
> 【解析】巴比妥类药物中毒，未超3小时的，应用1∶2000的高锰酸钾溶液洗胃，硫酸钠导泻，同时为静脉滴注5%碳酸氢钠注射液，碱化尿液，加速毒物排出。故正确答案应为C。

（三）其他类镇静催眠药

水合氯醛

水合氯醛（chloral hydrate）口服易吸收。常用10%口服液，催眠作用强，起效快，不缩短REMS，无后遗效应，停药时不易发生"反跳"现象。临床主要用于顽固性失眠或其他催眠药效果不佳者。大剂量有抗惊厥作用，可用于破伤风、子痫和小儿高热等引起的惊厥。

本药对胃肠道有刺激性，可引起恶心、呕吐及上腹部不适等，需稀释后口服，也可稀释后直肠用药，可减少刺激反应。

佐匹克隆

佐匹克隆（zopiclone）为新型催眠药，与苯二氮䓬类药物相比具有高效、低毒、成瘾性小的特点。口服吸收迅速，具有抗焦虑、镇静、催眠、肌松和抗惊厥作用。用于各种失眠症。优点是使人入睡快、睡眠时间延长，可加深睡眠，不良反应有头痛、嗜睡、口干、遗忘等。长期服药后突然停药会出现戒断症状。

（四）任务实施

失眠与焦虑受多种因素影响，目前无理想根治药物，应用镇静催眠药主要以改善症

状,缓解痛苦,提高患者生活质量为目的。

1. 用药前护理评估

(1) 询问既往病史、过敏史;了解患者失眠焦虑的原因及程度、机体状况、肝肾功能等,确认有无镇静催眠药的禁忌证和慎用情况。

老年人、小儿、心肺功能不全、肝肾功能不全者要慎用;孕妇和哺乳期妇女禁用;闭角型青光眼、重症肌无力患者禁用地西泮;溃疡病患者禁用水合氯醛。

(2) 向患者宣传精神药品的危害性。本类药物大多数属于二类精神药品,长期大剂量应用可产生精神依赖。

(3) 合理应用给药方法:

①地西泮口服吸收快而完全,需快速起效时应口服。因其几乎不溶于水,静脉注射时最好用原溶液直接注射,不宜用注射液稀释。

②注射给药者应严格掌握剂量和注射速度,如巴比妥类药物注射速度不宜过快,以防急性中毒;静脉注射地西泮应缓慢,每分钟不宜超过5 mg;抗惊厥时重复使用地西泮宜间隔15分钟,以免引起血压过低、呼吸抑制等不良反应,如有发生,抢救时除采用洗胃、导泻、利尿、促进排泄、对症治疗外,同时配以特效解救药氟马西尼。

③地西泮注射液刺激性强,宜选用较细的针头和较粗的血管注射,每次注射应更换穿刺静脉,静注后应立刻用少量生理盐水冲洗静脉,避免药液漏出血管外。如用药局部发生疼痛或呈条索状发红,应停止使用该部位,可进行轻柔的按摩或热敷。

④指导患者根据用药目的正确服药。避免长期用药对药物产生依赖,一般来说,连续使用地西泮不应超过4~6周,如需继续使用,应停药2周后再继续使用,并尽量尽早及时逐渐停药,应避免突然停药;护士应看见患者将药物服下后离开,以防患者囤积药物而发生意外。

⑤巴比妥类药物在注射前应用适量注射用水溶解。

2. 用药期间的护理措施

(1) 嘱咐患者服药期间忌酒、忌烟,少饮浓茶、咖啡。

(2) 静注后卧床3小时以上,起床时宜缓慢。用药后不宜从事驾驶、操作机器或高空作业等。

(3) 注重患者心理疏导,避免过度劳累、精神紧张。引导患者改变不利于睡眠的生活方式,培养健康的兴趣爱好,提高心理和身体素质,尽量用非药物方法缓解焦虑和失眠问题。

3. 用药后护理评价

(1) 评估疗效和安全性。定期测量患者的血压、心率、呼吸,进一步评价用药后改善睡眠和精神状态程度,如睡眠延长、焦虑缓解、精神乐观积极等。密切观察药物的毒性反应、依赖性、成瘾性等，并指导患者及其家属学会早期识别，一经发现，及时报告医生调整给药方案。对药物过量中毒患者，要注意监测呼吸、体温变化。

（2）制定进一步措施，完善护理计划。评估患者心理治疗和适当休息、增强运动等其他综合治疗手段的效果，根据患者的实际情况，不断修订护理计划。

二、抗惊厥药

惊厥是中枢神经系统过度兴奋的一种症状，表现为全身骨骼肌不自主地强烈收缩。多见于小儿高热、子痫、破伤风、癫痫大发作和中枢兴奋药中毒等。常用的抗惊厥药包括巴比妥类、水合氯醛、苯二氮䓬类中的部分药物以及硫酸镁。

硫酸镁

硫酸镁（magnesium sulfate）给药途径不同，药理作用亦不同。

【作用和应用】

口服给药很少吸收，有导泻、利胆作用，用于加快毒物排泄和胆石症的治疗；静脉注射能抑制中枢及外周神经系统，使骨骼肌、心肌、血管平滑肌松弛，产生抗惊厥和降血压作用，临床主要用于子痫、破伤风等惊厥的治疗；50%的硫酸镁热敷患处，有消炎去肿的功效。

【不良反应和注意事项】

（1）硫酸镁注射的安全范围窄，血镁过高可抑制中枢引起呼吸抑制、血压骤降和心搏骤停，膝腱反射是呼吸抑制的先兆，故每次用药前和用药过程中，定时做膝腱反射检查，测定呼吸次数，如出现膝腱反射明显减弱或消失，或呼吸次数每分钟少于14~16次，应及时停药。

（2）如出现急性镁中毒现象，可用钙剂静注解救，常用10%葡萄糖酸钙注射液10 mL缓慢注射。

（3）当用于解救中枢抑制药中毒导泻时，不宜用硫酸镁，以免镁离子吸收加重中枢抑制作用。

（4）口服导泻禁用于月经期妇女、孕妇、有脱水症状的患者，肾功能不全者禁用。

（江东波）

任务二 抗癫痫药

癫痫是多种原因引起的大脑神经元异常放电,并向周围正常脑组织扩散,而引起的大脑功能失调综合征,具有突发性、暂时性和反复性的特点。

处方示例

患者,女,16岁。在学校考试时突然倒地,牙关紧闭、四肢强直、阵挛性抽搐、意识丧失,发作持续5分钟后自行缓解。到医院诊治,经检查诊断为:癫痫大发作。处方如下:

Rp.

苯妥英钠片　50 mg×50 片

【用法】50 mg　一日2次　饭后口服

请对该患者进行用药护理的任务实施。

一、常用抗癫痫药

苯妥英钠

苯妥英钠(phenytoin sodium)又名大仑丁,口服吸收慢且不规则,需连续用药数日才达有效血药浓度,生物利用度个体差异大,应注意剂量个体化。

【作用和应用】

(1)抗癫痫:苯妥英钠能阻止异常高频放电及向周围脑组织的扩散,是治疗癫痫大发作和单纯局限性发作的首选药。对精神运动性发作有一定疗效,对小发作无效。稀释后静脉注射也可控制癫痫持续状态。

(2)抗中枢疼痛综合征:对三叉神经痛疗效较好,对舌咽神经痛和坐骨神经痛也有一定疗效,使疼痛减轻,发作次数减少。

(3)抗心律失常:对强心苷中毒引起的室性心律失常疗效较好,为其首选药。

【不良反应与注意事项】

(1)局部刺激:本品碱性较强,口服对胃肠道有刺激,易引起恶心、呕吐、胃痛等,宜饭后服。静脉注射易引起静脉炎。不宜肌内注射。

（2）牙龈增生：该药部分经唾液分泌排出，刺激胶原组织增生，多见于儿童及青少年。停药后数周可自行消退。

（3）神经系统反应：用量过大可致小脑功能失调，表现为眩晕、复视、眼球震颤、共济失调等。严重者可致语言障碍、精神错乱甚至昏睡、昏迷等中毒性脑病症状。

（4）造血系统反应：久用可致叶酸吸收及代谢障碍，出现巨幼红细胞性贫血，可用亚叶酸钙来治疗。久用应定期检查血象。

（5）过敏反应：可引起皮疹、发热等，偶见剥脱性皮炎、肝损害等，用药期间应定期检查肝功能。

（6）其他：本药为药酶诱导剂，能加速多种药物代谢，如维生素D，长期用药可引起低血钙，儿童发生佝偻病样改变。偶有男性乳房增大、女性多毛等。妊娠早期用药偶致畸胎，孕妇禁用。

护考链接

患者，女，30岁。患癫痫，使用苯妥英钠和卡马西平进行治疗，她询问护士有关结婚生子的问题。护士回答最恰当的是（　　）

A. 在癫痫治愈之前不要考虑要孩子的问题

B. 你的孩子不一定存在癫痫的危险

C. 如果你打算要孩子，请医生为你换药

D. 癫痫妇女一般很难受孕

E. 停药后才能怀孕

【分析】苯妥英钠在妊娠早期用药可致畸胎，患者需停药后，待体内药物消除完全方可受孕。故答案应为E。

苯巴比妥

苯巴比妥（phenobarbital）又称鲁米那（luminal），是巴比妥类中常用的抗癫痫药，至今因起效快、疗效好、毒性小、价格便宜而广泛用于临床。临床上主要用于癫痫大发作和癫痫持续状态，对单纯局限性发作及精神运动性发作有效，但对小发作和婴儿痉挛效果差。因其中枢抑制作用明显，均不作为首选药。

卡马西平

卡马西平（carbamazepine）是安全、有效、广谱的抗癫痫药，对精神运动性发作疗效好，作为首选药；对大发作和单纯局限性发作也有效，对小发作疗效较差；对神经痛治疗效果优于苯妥英钠；对躁狂症和抑郁症患者能改善精神症状，用于对锂盐无效的躁狂症、抑郁症患者。

常见的不良反应为眩晕、视物模糊、恶心、呕吐、嗜睡，少数患者出现共济失调、手指震颤、心血管反应等，一般不需停药，1周左右逐渐消失。偶见血小板减少、粒细胞缺乏、再障、肝损害等。本药有较强的肝药酶诱导作用。

心、肝、肾功能不全者及妊娠初期和哺乳期妇女禁用。

丙戊酸钠

丙戊酸钠（sodium valproate）是广谱抗癫痫药。对大发作疗效不及苯妥英钠和苯巴比妥，但当后两者无效时，本药仍然有效。对精神运动性发作疗效与卡马西平相似。对小发作的疗效优于乙琥胺，但有肝毒性，不作为首选。

常见不良反应有恶心、呕吐、食欲减退，偶有嗜睡、乏力、共济失调、震颤等。也可致肝损害，甚至肝衰竭，故用药期间应注意定期检查肝功能。

乙琥胺

乙琥胺（ethosuximide）口服吸收迅速，对癫痫小发作疗效最好，是首选药。对其他类型无效。常见副作用为嗜睡、眩晕、呕逆、食欲减退等，偶见粒细胞减少、骨髓抑制，长期用药应注意检查血象。

二、抗癫痫药的应用原则

1. **合理选药** 主要根据癫痫发作类型，其次是考虑药物的不良反应和患者具体情况合理选择药物。大发作和局限性发作首选苯妥英钠，小发作首选乙琥胺，癫痫持续状态首选地西泮，精神运动性发作首选卡马西平。一般主张单一用药。

2. **剂量个体化** 小剂量开始渐至有效量，剂量增加不能太快，隔1周调整一次为宜。

3. **合理用药** 对在夜间发作的患者，可在睡前顿服，或晚饭后和睡前两次分服，用一种药有效就不用两种药；不要随意更换药物，必须更换药物时采取逐渐过渡方式，即在原药基础上加用新药，然后逐渐减量直至停用原药。

4. **长期用药** 癫痫症状完全控制后至少维持2～3年才逐渐停药，一般大发作减药至少需要1年左右，小发作需要6个月左右。

5. 定期检查　用药期间定期观察药物的疗效与不良反应；定期进行血、尿、肝功能等检查。

三、任务实施

（一）用药前护理评估

（1）了解患者疾病情况、机体状况、肝肾功能，以及用药史、过敏史等。有精神病史、心血管严重疾患、肝肾功能不全的患者，以及妊娠期和哺乳期妇女、老年人、小儿等慎用，妊娠早期禁用苯妥英钠。

（2）向患者及其家属说明药物治疗对药物剂量、疗程的要求及不规则用药后果的严重性。指导患者及其家属坚持按时规律用药，尽量用同一厂家的产品，切忌随便停药、换药。

（3）正确选择药物，应根据患者身体状况和癫痫类型合理选择药物，如有疑问，应及时与医生沟通。

（二）用药期间否认护理措施

（1）为避免局部刺激，苯妥英钠应在饭后服或与牛奶同服；不宜肌内注射；静脉注射时应选较粗大的血管缓慢注射，且不可与其他药物混合注射。

（2）注意苯妥英钠用药个体化，且苯妥英钠为肝药酶诱导剂，与其他药物合用时，应注意调整剂量。能加速其他药物代谢而使之药效降低，如皮质激素、避孕药、卡马西平等；与磺胺类、阿司匹林、苯二氮䓬类、氯霉素、异烟肼等合用可使苯妥英钠血药浓度升高，疗效增强。

（3）指导患者保持口腔清洁卫生，经常按摩牙龈。告知患者，停药3~6个月后牙龈增生可自行消退。定期查血常规、肝功能等。

（4）建议患者用药期间保证充足的睡眠，避免过度紧张、激烈运动，避免驾驶、高空作业和机械操作。禁食辛辣刺激性食物，禁烟酒等。多食清淡、富含维生素的蔬菜和水果，长期用药可补充维生素D、四氢叶酸制剂。

（三）用药后护理评估

（1）评估疗效和安全性。定期测量患者的血象、心、脑、肝、肾功能等。重点防治不良反应，及时发现问题，帮助医生调整给药方案。

（2）制定进一步措施，完善护理计划。根据患者的实际情况不断修订护理方案。

（江东波）

任务三 抗精神病药

抗精神病药主要用来治疗精神分裂症，也能治疗其他精神病的躁狂症状，治疗剂量下并不影响患者的智力和意识，却能有效控制患者的幻觉、妄想、敌对情绪等阳性症状。常用的药物包括吩噻嗪类、硫杂蒽类、丁酰苯类及其他。

精神分裂症是一组以思维、情感、行为之间不协调，精神活动与现实脱离为主要特征的最常见的一类精神病。根据临床症状，将精神分裂症分为Ⅰ型（阳性症状为主，如幻觉和妄想等）和Ⅱ型（阴性症状为主，如情感淡漠、主动性缺乏等）。

处方示例

> 患者，女，25岁。自半年前失恋后，情绪一直低落。近1个月来终日呆坐家中，不愿交流，不愿出门，近5天出现喜怒无常、挤眉弄眼、行为幼稚而被家人送到医院诊治。经检查诊断为：精神分裂症，给予处方如下：
>
> Rp.
>
> 盐酸氯丙嗪片　12.5 mg×30片
>
> 【用法】　50 mg　一日3次　口服
>
> 【分析】　对该患者如何进行用药护理？用药过程中可能出现哪些不良反应？

一、常用抗精神病药

（一）吩噻嗪类

氯丙嗪

氯丙嗪（chlorpromazine）又称冬眠灵，是吩噻嗪类代表药物。口服吸收不规则，个体差异大，应注意临床用药的个体化。

【药理作用】

主要阻断DA受体，也可阻断α受体和M受体，作用广泛。

(1) 对中枢神经系统的作用：

①抗精神病：正常人口服0.1 g氯丙嗪后，出现安静、活动减少、情感淡漠和注意力

下降,但理智正常,在安静环境下易诱导入睡,但易唤醒,加大剂量不引起麻醉。精神分裂症患者用药后可迅速控制兴奋、躁动症状,连续用药后能消除幻觉、妄想等症状,减轻思维障碍,恢复理智,生活自理。对抑郁无效,甚至可使之加剧。

抗精神分裂症作用通过阻断中脑-边缘系统和中脑-皮质系统的DA受体发挥作用。

②镇吐:小剂量阻断延髓催吐化学感受器触发区(CTZ)的多巴胺受体,大剂量可直接抑制呕吐中枢,作用强大。

③对体温的影响:能抑制下丘脑体温调节中枢,使体温调节失灵,使得体温随环境温度的变化而改变。如配合物理降温,氯丙嗪不但能降低发热者体温,也能降低正常者体温,可使发热者和正常人的体温降至正常以下。

④加强中枢抑制药的作用:氯丙嗪可加强麻醉药、镇静催眠药、镇痛药和乙醇的作用,合用时应适当减量。

(2)对自主神经系统的作用:

①阻断α受体:扩张血管,降低血压,但副作用较多,不宜用于高血压的治疗。

②阻断M受体:产生较弱的阿托品样作用,如口干、便秘、视物模糊等。

(3)对内分泌系统的作用:

长期大剂量能阻断结节-漏斗通路的多巴胺受体。减少促肾上腺皮质激素、生长激素、促性腺激素的分泌,增加催乳素分泌。

【临床应用】

(1)治疗精神病:主要用于治疗以阳性症状为主的Ⅰ型精神分裂症。对其他类型精神病伴有的躁狂、妄想、幻觉等症状也有效。对Ⅱ型精神分裂症和抑郁症无效,甚至使之加重。

(2)止吐和治疗顽固性呃逆:主要用于药物(强心苷、吗啡、化疗药等)和疾病(胃肠炎、尿毒症、放射病)所致的呕吐;对顽固性呃逆有效,但对刺激前庭引起的晕动病呕吐无效。

(3)人工冬眠和低温麻醉:临床常用氯丙嗪配合物理降温用于低温麻醉;与哌替啶、异丙嗪配伍组成"冬眠合剂",再配合物理降温,可使患者处于体温低、睡眠深、基础代谢和组织耗氧量低的状态,称为"人工冬眠"。可增强机体对缺氧的耐受能力,减轻机体对伤害刺激的反应,多用于严重创伤、感染休克、高热惊厥、中枢性高热、大面积烧伤及甲状腺危象等病症的辅助治疗。

【不良反应及注意事项】

氯丙嗪的药理作用广泛,长期应用不良反应较多。

(1) 一般反应：常见的有嗜睡、无力、淡漠等中枢抑制症状；口干、便秘、视物模糊、尿潴留等M受体阻断症状；鼻塞、血压下降、直立性低血压、反射性心悸等α受体阻断症状。局部刺激较强，静脉注射可引起血栓性静脉炎。

(2) 锥体外系反应：长期大量应用氯丙嗪最主要的不良反应包括：①药源性帕金森综合征：表现为肌张力增高、动作迟缓、面容呆板、肌肉震颤、流涎等。②静坐不能，表现为坐立不安、反复徘徊。③急性肌张力障碍，常在用药后1~5天出现，表现为强迫性张口、伸舌、斜颈、呼吸障碍及吞咽困难等。④迟发性运动障碍，表现为口、面部不自主的刻板运动，如鼓腮、吸吮、舔舌、咀嚼及舞蹈样手足徐动症。

(3) 心血管系统：直立性低血压较常见。静脉注射后应卧床休息2小时左右后缓慢起立。可用去甲肾上腺素治疗。

(4) 过敏反应：常见皮疹、光敏皮炎，少数患者也可出现粒细胞缺乏、贫血、肝损害等。

(5) 急性中毒：一次大量（1~2g）吞服，可致急性中毒，表现为昏睡、呼吸抑制、血压下降、休克，并出现心肌损害、心电图异常。

(6) 其他：氯丙嗪可引起精神异常，如兴奋、抑郁、幻觉、意识障碍等，还可导致内分泌紊乱，可引起乳房肿大、泌乳、月经延迟、儿童生长发育迟缓等。有癫痫史，严重肝功能损害和肝昏迷患者禁用。伴心血管病老年患者慎用。其他吩噻嗪类抗精神病药物作用特点见表4-3。

表4-3　吩噻嗪类抗精神病药物作用特点

药物	剂量/（mg/d）	镇静作用	降压作用	镇吐作用	锥体外系反应
氯丙嗪	50~800	+++	++	++	++
奋乃静	6~40	++	+	+++	+++
氟奋乃静	2~20	+	+	+++	+++
三氟拉嗪	15~45	+	+	+++	+++
硫利达嗪	150~800	+++	++	+	+

注：+++强，++次强，+弱。

（二）硫杂蒽类

氯普噻吨

氯普噻吨（cChlorprothixene）具有抗精神分裂症、抗幻觉和妄想，以及α受体、M受体阻断作用，但均较氯丙嗪弱，但镇静作用强，兼有较弱的抗抑郁作用。临床用于伴有焦虑、抑郁症状的精神分裂症、更年期抑郁症及焦虑性神经症等。锥体外系不良反应与氯丙嗪相似但较轻。

（三）丁酰苯类

氟哌啶醇

氟哌啶醇（haloperidol）作用与氯丙嗪类似，抗精神病作用迅速、强大而持久，对以兴奋躁动、幻觉、妄想为主的各种急慢性精神分裂症均有较好疗效。锥体外系反应发生率高达80%，且程度严重。对心血管系统和肝脏的不良反应少。

氟哌利多

氟哌利多（droperidol）作用与氟哌啶醇相似但持续时间短，主要用于精神分裂症的急性发作。与芬太尼合用，增强镇痛作用，可使患者处在镇痛、精神恍惚、反应淡漠的特殊麻醉状态，称为神经安定镇痛术，可应用于小型外科手术和某些特殊检查等。其特点是集镇痛、安定、镇吐、抗休克作用于一体。

（四）其他

氯氮平

氯氮平（clozapine）属苯二氮䓬类新型抗精神病药，疗效与氯丙嗪相似，起效快，多在1周内见效，抗精神病作用强，适用于急、慢性Ⅰ型和Ⅱ型精神分裂症。用作其他抗精神病药物无效或不能耐受锥体外系反应的替换药物。目前在我国许多地区已将其作为治疗精神分裂症的首选药物。

氯氮平具有抗胆碱、抗组胺、抗α肾上腺素能作用，几乎无锥体外系和内分泌系统不良反应。但可引起粒细胞减少，严重导致者可导致粒细胞缺乏（女性多于男性），临床用药时应重点监测。

利培酮

利培酮（risperidone）又名维思通。是20世纪90年代开始应用于临床的新一代抗精神病药物。因其用药剂量小、起效快、不良反应轻和患者依从性高等特点而明显优于其他抗精神病药物。

舒必利

舒必利（sulpiride）镇静作用弱，镇吐作用强，并有一定的抗抑郁作用，对以木僵、退缩、幻觉和妄想症状为主的精神症状有较好疗效。长作为强效中枢性镇吐药应用，也可以用于抑郁症的治疗。不良反应相对较少。

二、任务实施

（一）用药前护理评估

（1）掌握患者基本情况。了解患者用药史，既往不良反应，机体状况。确认是否有药物的禁忌证和慎用情况。青光眼、乳腺增生、乳腺癌、昏迷（特别是应用中枢抑制药后）、严重肝肾功能不全及惊厥、癫痫病史者禁用；冠心病患者应慎用。

（2）为患者及其家属强调疗程较长，需严格遵医嘱用药，如果漏服，下次服药时不应补服。不可随意增减药量或停药。大剂量应用氯丙嗪后应卧床休息1~2小时，避免热水浴或淋浴，以免晕厥。用氯丙嗪期间不宜饮酒和含乙醇的饮料，宜少量多次饮水，多食富含粗纤维的食物，防止发生尿潴留及便秘。避免从事驾驶、机械操作及高空作业。应用氯丙嗪后尿液可呈粉红色或棕色，不必担心。

（二）用药期间的护理措施

（1）合理应用给药方法，一般口服给药，宜从小剂量开始。氯丙嗪碱性刺激性强，口服可与食物或牛奶同服，肌内注射应深部肌注，并经常更换注射部位，静脉给药用葡萄糖溶液或生理盐水稀释后缓慢注射；不宜与其他药物合用注射；冬眠合剂要现用现配。

（2）每次发药后，确定患者将药物全部服下方可离开，防止患者藏药、吐药或与其他患者换药。

（3）监测患者立位及卧位血压，如出现严重低血压、抑郁情绪、定向力障碍、排尿困难和眼压升高的症状等均须立即报告医生。患者出现直立性低血压应用去甲肾上腺素解救，禁用肾上腺素。

（4）用氯丙嗪后避免暴晒，应注意炎热环境中的通风散热，防止体温升高或中暑；注意患者进食防止发生噎食窒息。

（5）注意药物相互作用。氯丙嗪可加强镇静催眠药、抗组胺药、镇痛药的作用，某些肝药酶诱导剂如苯妥英钠、卡马西平合用可加速氯丙嗪的代谢，与吗啡、哌替啶合用时容易引起呼吸抑制和血压降低，合用时应注意调整剂量。

（三）用药后护理评价

定期测量患者的血象，心、脑、肝、肾功能等。了解患者的思维、情感活动情况，有无新精神症状出现，重点防治不良反应。帕金森综合征的对抗治疗可选用苯海索，急性肌张力障碍可注射东莨菪碱，静坐不能可用苯二氮䓬类药物对抗；出现迟发性运动障碍时，宜早停药。

（江东波）

任务四　抗躁狂症药和抗抑郁药

一、抗躁狂症药

躁狂症主要以情绪活动过分高涨、烦躁不安、思维和语言不能自控为特征。目前，临床上主要选用抗精神病药和碳酸锂治疗。

碳酸锂

【作用和应用】

碳酸锂（lithium carbonate）口服吸收快而完全。治疗剂量对正常精神活动几乎无影响，但对躁狂症状有显著疗效。临床用于躁狂症，对精神分裂症的兴奋症状也有效，与抗精神病药合用疗效较好。长期用药还可防止继发抑郁症。

【不良反应】

锂盐安全范围窄，不良反应多，胃肠道症状很常见，初期可见恶心、呕吐、腹痛、腹泻、手颤等，后期有甲状腺肿大、黏液性水肿、体重增加等，减量或停药后可恢复。中毒时可有精神紊乱、共济失调、反射亢进、惊厥甚至昏迷而死亡，治疗时应加强监护，适当补充生理盐水促进锂的排泄。

【注意事项】

（1）了解患者机体状况，有甲状腺功能减退、糖尿病、脑损伤、帕金森病、严重脱水、尿潴留等患者禁用碳酸锂。

（2）用锂盐期间，每天饮水2000 mL以上，食盐摄入量每日不少于3 g。

（3）用药期间注意观察有无锂中毒的前期症状，如出现意识障碍、昏迷、肌张力增高、深反射亢进、共济失调等中枢神经症状应立即停药，向上级报告，并同时备好生理盐水注射液，以静脉注射加速锂的排泄。

二、抗抑郁药

抑郁症是情感活动过分消极的一种病态表现，如情绪低落、悲观失望、言语减少、思维迟缓、自责自罪，甚至产生自杀企图。临床上常用丙咪嗪、氟西汀等药物治疗。

丙咪嗪

丙咪嗪（imipramine）又名米帕明，三环类抗抑郁药的代表药。

【作用和应用】

口服吸收好，正常人用药后出现镇静、困倦、乏力、注意力不集中等症状；抑郁症患者用药后，表现为情绪高涨、精神振奋等明显抗抑郁作用。

主要用于各型抑郁症的治疗，对内源性、更年期抑郁症疗效较好，对反应性抑郁症次之，对精神病抑郁症状疗效较差。也可用于强迫症和小儿遗尿症，但起效缓慢。

【不良反应和注意事项】

主要是阻断M受体而产生，表现为口干、便秘、眼压升高、视物模糊、尿潴留。对心脏的毒性表现为心悸、直立性低血压、心律失常等。神经系统不良反应有无力、头晕、反射亢进、共济失调等，大剂量可诱发兴奋躁狂症状，应注意防范患者的自杀倾向。青光眼、前列腺肥大、心血管病患者禁用丙米嗪。长期应用时，应定期做白细胞计数和肝功能检查。

多数抗抑郁药具有镇静作用，一般适宜晚间一次服用，以减轻不良反应。三环类抗抑郁药用避免与单胺氧化酶抑制药如异烟肼合用，以免发生严重的高血压、高热和惊厥。

氟西汀

氟西汀（fluoxetine）用于抑郁症，疗效与三环类相当，口服吸收好，不良反应轻。一般以睡前顿服为宜，长期使用也可以隔日给药，禁与单胺氧化酶抑制药（如苯乙肼、异卡波肼等）合用。

（江东波）

任务五 抗帕金森病药

帕金森病又称震颤麻痹，目前认为病变在黑质-纹状体多巴胺能神经通路，由多种原因引起多巴胺合成减少使纹状体内多巴胺含量降低，胆碱能神经元活性相对增高，使锥体外系功能亢进，发生震颤性麻痹。是一种慢性进行性中枢神经组织退行性变疾病，典型症状为静止性震颤、肌肉强直、运动迟缓和共济失调，通常伴有智力减退。

抗帕金森病药一方面补充多巴胺或增强多巴胺受体功能；另一方面降低乙酰胆碱的作用控制或缓解症状，减少并发症。临床常用药物有左旋多巴、卡比多巴、溴隐亭、金刚烷胺和苯海索等。

情景案例

> 患者，女，64岁。左手不明原因开始抖动1年，加重3个月入院就诊。近3个月，患者左手抖动幅度越来越大，有时候头部也会有小幅度的颤动，情绪激动或紧张时抖动会加重。经检查，诊断为：帕金森病。医嘱给予金刚烷胺片和左旋多巴片治疗。
>
> 案例分析：患者被诊断为帕金森病，医嘱金刚烷胺片和左旋多巴片治疗，是因为金刚烷胺通过多种方式加强多巴胺的功能，促进左旋多巴进入脑循环，缓解震颤、僵直效果好，起效快，与左旋多巴合用，能相互补充不足，发挥协同作用。

左旋多巴

【作用与应用】

左旋多巴（1evodopa，L-DOPA）为酪氨酸的羟化物，是多巴胺的前体，通过血-脑屏障后，经多巴脱羧酶脱羧转变成多巴胺，补充纹状体中多巴胺的不足，而发挥治疗作用。

作用特点：①起效慢、作用持久，随用药时间延长疗效增强；②对肌肉僵直及运动困难疗效好；③对轻症及年轻患者疗效好；④对氯丙嗪等抗精神失常药引起的锥体外系反应无效。

【不良反应及用药注意事项】

（1）胃肠道反应：主要表现为恶心、呕吐、食欲减退。这是由于多巴胺对延髓催吐化学感受区刺激所致。偶见溃疡出血或穿孔。

(2) 神经系统反应：表现为不自主的异常运动和精神障碍。不自主的异常运动表现为张口、咬牙、伸舌、皱眉、头颈部扭动等。也有的患者表现为"开-关"现象，即由多动不安（开），突然转变为肌强直运动不能（关），此症反复交替出现；精神障碍表现为失眠、焦虑、噩梦、躁狂、幻觉、妄想及情感抑郁等。严重时需减量或停药。精神病患者慎用。

> **重点提示**
>
> 维生素 B_6、抗精神病药物均能阻滞黑质-纹状体多巴胺通路，利血平耗竭多巴胺，这些药物均能引起锥体外系运动失调，出现药源性帕金森病，对抗左旋多巴疗效。

卡比多巴和苄丝肼

卡比多巴（carbidopa）为脱羧酶抑制药，不易通过血-脑屏障，与左旋多巴合用时，仅能抑制外周氨基酸脱羧酶，使左旋多巴在外周的脱羧作用被抑制，增加进入中枢神经系统的左旋多巴量。因此，卡比多巴既能提高左旋多巴疗效，又能显著减轻其外周的不良反应，还可减少左旋多巴的用量。卡比多巴单独应用基本无药理作用。

苄丝肼（benserazide）作用与卡比多巴相似，与左旋多巴合用于帕金森病的治疗。

溴隐亭

溴隐亭（bromocriptine）为选择性多巴胺受体激动药，兴奋多巴胺受体而呈现抗帕金森病作用，与左旋多巴合用治疗帕金森病取得较好疗效，对僵直、少动以及重症患者效果好，疗效优于金刚烷胺和苯海索，能减少症状波动。不良反应与左旋多巴相似，有恶心、呕吐、直立性低血压、运动困难和精神症状等。

金刚烷胺

金刚烷胺（amantadine）又称金刚烷，属低效抗震颤麻痹药，抗病毒药。后来发现其有抗帕金森病作用。

金刚烷胺可能通过多种方式加强多巴胺的功能，如促进左旋多巴进入脑循环、增加多巴胺合成和释放、减少多巴胺重摄取等，以及较弱的抗胆碱作用。其特点是缓解震颤、僵直效果好，起效快，与左旋多巴合用，能相互补充不足，发挥协同作用。

苯海索

苯海索（benzhexol）又称安坦，为人工合成的胆碱受体阻断药。可阻断黑质-纹状体内胆碱受体，恢复胆碱能神经与多巴胺能神经的功能平衡。临床用于脑炎或动脉硬化引起的帕金森病，对改善流涎有效，减轻震颤明显。主要用于轻症或不能耐受左旋多巴的患者以及抗精神病药引起的帕金森病。

不良反应主要有口干、便秘、尿潴留、瞳孔散大、视物模糊等外周抗胆碱效应。前列腺肥大者慎用，青光眼患者禁用。

（江东波）

任务六 治疗阿尔茨海默病药

阿尔茨海默病（Alzheimer's disease，AD）又称原发性老年性痴呆，是一种与年龄高度相关的、以进行性认知障碍和记忆力损害为主的中枢神经系统退行性疾病。表现为记忆力、判断力、抽象思维等一般智力的丧失，但视力、运动能力等则不受影响。AD约占老年性痴呆症患者总数的70%。神经药理学研究证实，AD患者的大脑皮质和海马部位乙酰胆碱转移酶活性降低，影响乙酰胆碱合成和胆碱能神经系统功能。目前药物治疗以胆碱酯酶抑制药和M受体激动药为主。此外脑代谢激活药、改善微循环药、钙通道阻滞药、神经生长因子、成纤维细胞生长因子及脑源性神经营养因子等亦有一定疗效。

一、胆碱酯酶抑制药

他克林

他克林（tacrine）个体差异大，食物可影响其吸收。本药可通过抑制胆碱酯酶（AChE）和促进ACh释放，提高脑内ACh浓度；可直接激动M、N受体；还可促进脑组织对葡萄糖的利用。用于AD治疗，可缓解痴呆症状，提高认知和改善记忆功能，长期应用可延缓病程进展。肝脏毒性是其主要不良反应，可引起转氨酶增高，停药后可恢复。其他不良反应有恶心、呕吐、腹泻、眩晕等。用药期间需定期监测肝功能。

多奈哌齐

多奈哌齐（donepezil）为第二代可逆性AChE抑制药。与他克林相比：①多奈哌齐对中枢AChE有更高的选择性，能改善轻中度AD患者的认知能力和临床综合功能；②具有剂量小、毒性低和价格相对较低的优点，患者耐受性好。不良反应常见有胸痛、牙痛、大小便失禁、胃肠道出血、腹痛等；亦可出现谵妄、震颤和感觉异常等。

加兰他敏

加兰他敏（galanthamine）属于第二代AChE抑制药。疗效与他克林相当，肝毒性小。可能成为治疗AD的首选药。

同类药物尚有：石杉碱甲（huperzine A）、利斯的明（rivastigmine）、美曲磷脂（metrifonate）（又名敌百虫）等。

二、M受体激动药

占诺美林

占诺美林（xanomeline）是高选择性M受体激动药，口服易吸收，易透过血-脑屏障，脑内纹状体摄取率较高，且与纹状体、海马等部位M_1受体有较高的亲和力，可改善AD患者的行为能力和认知功能。不良反应以胃肠道和心血管反应尤为严重，部分患者不能耐受，应避免大剂量应用。新研制的透皮吸收贴剂可避免消化道不良反应。

（江东波）

任务七 镇痛药

镇痛药是一类主要作用于中枢神经系统，选择性减轻或消除疼痛以及疼痛引起的精神紧张等情绪反应，但不影响意识及其他感觉的药物。

镇痛药可分为三类：①阿片生物碱类镇痛药；②人工合成镇痛药；③其他镇痛药。其中多数药物反复应用可成瘾，又称麻醉性镇痛药，应严格控制和使用。

一、常用镇痛药

（一）阿片生物碱类镇痛药

处方示例

患者，男，55岁。1小时前因右侧背部剧烈疼痛，出冷汗，自服颠茄片后不见好转，入院诊治。经检查，诊断为：肾结石、肾绞痛，给予镇痛治疗，处方如下：

Rp.

盐酸吗啡注射液　10 mg×1 支

【用法】10 mg　　肌内注射　　立即

盐酸消旋山莨菪碱注射液　10 mg×1 支

【用法】10 mg　　肌内注射　　立即

【分析】如何对该患者进行用药护理指导？

吗啡

吗啡（morphine）为阿片中的主要生物碱，口服易吸收，但首过效应强，生物利用度约为25%。常注射给药，皮下注射30分钟吸收60%，硬膜外或椎管内注射可快速渗入脊髓发挥作用。

【药理作用】

（1）对中枢神经系统的作用：

①镇痛：吗啡通过激动阿片受体发挥强大的镇痛作用，皮下或肌注给药，15～30分钟起效，作用持续维持4～6小时。吗啡对各种疼痛均有效，对持续性慢性钝痛的效力大于间断性锐痛，且不影响意识和其他感觉。

②镇静：吗啡能改善因疼痛引起的恐惧、焦虑、紧张等情绪反应，连续多次用药可出现欣快感。外界环境安静时，患者容易入睡。

③抑制呼吸：治疗量吗啡即可抑制呼吸中枢，降低呼吸中枢对CO_2的敏感性，使呼吸频率变慢，潮气量降低、肺通气量减少；随着剂量加大，呼吸抑制加强，甚至导致呼吸麻痹。呼吸抑制是吗啡中毒死亡的主要原因。

④镇咳：可直接抑制延髓咳嗽中枢，产生强大的镇咳作用，对各种咳嗽均有效，但易成瘾，常用可待因替代。

⑤其他：可引起恶心、呕吐，使瞳孔缩小，针尖样瞳孔是其中毒的特征。

（2）对平滑肌的作用：

①胃肠道：吗啡提高胃肠道平滑肌和括约肌张力，使其蠕动减慢。同时，抑制消化液分泌，使食物消化减慢，加上中枢抑制，使患者便意迟钝，因而有止泻作用，可引起便秘。

②胆道：吗啡可使胆道的奥狄括约肌收缩，使胆道排空受阻，胆囊内压增高，可引起

上腹部不适甚至胆绞痛。

③其他：提高膀胱括约肌张力，导致排尿困难、尿潴留；对妊娠末期的子宫，可对抗催产素对子宫平滑肌的兴奋作用而延长产程；大剂量吗啡，可使支气管平滑肌收缩，甚至诱发或加重哮喘。

（3）对心血管系统的作用：吗啡可使中枢交感张力降低，并促进组胺释放，使外周血管扩张，引起直立性低血压；此外，因吗啡抑制呼吸中枢，造成 CO_2 潴留，使脑血管扩张，颅内压升高。

【临床应用】

（1）镇痛：吗啡对各种疼痛均有效。但因其成瘾，临床上除癌症剧痛可长期使用外，一般仅短期用于其他镇痛药无效的急性锐痛，如严重烧伤、创伤、手术等引起的剧痛；对肾绞痛和胆绞痛等内脏绞痛，应与阿托品类解痉药合用；对急性心肌梗死引起的剧痛，如血压正常，可用吗啡止痛。

（2）心源性哮喘：因急性左心衰竭突发急性肺水肿所致的心源性哮喘，除应用强心苷、氨茶碱和吸入氧气外，配合静注吗啡可迅速缓解患者气促和窒息感，其镇静作用可消除患者的焦虑紧张情绪，获得良好疗效。

> **重点提示**
>
> 吗啡是心源性哮喘的首选药物，但禁用于支气管哮喘。

【不良反应及注意事项】

（1）副作用：治疗量吗啡可引起恶心、呕吐、眩晕、便秘、排尿困难、胆绞痛、呼吸抑制、直立性低血压等。

（2）耐受性和成瘾性：连续多次用药易产生耐受性，需求量增大及用药间隔缩短；成瘾性表现为停药后出现戒断症状，出现兴奋、失眠、呕吐、流泪、出汗、虚脱、幻觉、意识丧失等。

（3）急性中毒：应用过量可致急性中毒，表现为昏迷、深度呼吸抑制、严重缺氧、尿潴留、瞳孔极度缩小呈针尖样，伴有血压下降甚至休克。呼吸麻痹是主要死亡原因。

（4）禁忌证：支气管哮喘、肺源性心脏病、颅内压增高者肝功能严重减退患者禁用，分娩止痛、哺乳期妇女止痛、新生儿及婴儿禁用。

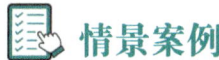
情景案例

患者，女，55岁。两周前因突发心前区压榨样疼痛而入院，经心电图检查诊断为急性前壁心肌梗死，治疗后病情较平稳。两天前夜间突然发作剧烈咳嗽，并伴以憋气而醒转。患者平卧时感到气急难忍，不得不采取坐位，且咳出粉红色泡沫样痰。诊断：急性左心衰。

治疗：给予吸氧及强心、利尿、扩血管等治疗外，重要的药物是吗啡，15 mg，静脉推注。

用药护理：

（1）用药后卧床，缓慢改变体位，防止出现低血压。确定无支气管哮喘、肺心病史。

（2）嘱患者戒烟禁酒，防止便秘尿潴留。

（3）严格控制剂量和疗程，防止成瘾性发生。

（4）注意观察呼吸节律和瞳孔大小的改变，备好纳洛酮、尼可刹米等。

可待因

可待因（codeine）又称为甲基吗啡，作用与吗啡相似，镇痛作用为吗啡的1/10，镇咳作用为其1/4，为典型的中枢镇咳药。对呼吸抑制较轻，无明显的镇静作用。成瘾性也比吗啡弱。但仍属限制使用的麻醉药品。

临床上主要用于无痰干咳及剧烈频繁的咳嗽；也用于中等程度的疼痛，常与解热镇痛抗炎药合用可增强镇痛效果。

（二）人工合成镇痛药

哌替啶

哌替啶（pethidine）又名度冷丁，为临床常用的人工合成镇痛药，口服生物利用度为52%，临床上多采用皮下或肌内注射。

【药理作用】

哌替啶作用与吗啡相似，强度相对较弱。

（1）对中枢神经系统的作用：镇痛强度为吗啡的1/10～1/7，起效快，维持时间较短；

镇静、呼吸抑制、致欣快作用与吗啡相似，可消除疼痛引起的紧张、烦躁不安等情绪反应，长期使用可产生依赖性。

（2）兴奋平滑肌：能提高平滑肌和括约肌张力，但作用较弱，维持时间短，故不引起便秘和尿潴留。大剂量可导致支气管平滑肌收缩，诱发或加重哮喘；对妊娠末期子宫正常收缩无影响，对产程影响不大。

（3）对心血管系统的作用：可扩张外周血管和脑血管，可致颅内压升高，偶可引起直立性低血压。

【临床应用】

（1）镇痛：首选用于烧伤、创伤、手术后和癌症晚期等各种剧痛。用于分娩止痛时，在2~4小时内胎儿不能娩出时可考虑使用，以免抑制新生儿呼吸。胆绞痛等内脏绞痛应合用解痉药阿托品等。

（2）心源性哮喘：可替代吗啡治疗心源性哮喘。

（3）麻醉前给药：能使患者安静，消除患者术前恐惧、紧张情绪，减少麻醉药用量。

（4）人工冬眠：经常与氯丙嗪、异丙嗪组成冬眠合剂用于人工冬眠。

【不良反应及注意事项】

（1）副作用：主要有眩晕、出汗、口干、恶心、呕吐、直立性低血压等。

（2）耐受性和依赖性：较吗啡轻，但仍需严格限制使用。

（3）急性中毒：可出现昏迷、呼吸抑制、瞳孔散大、震颤、肌肉痉挛、反射亢进甚至惊厥。纳洛酮可对抗呼吸抑制，合用抗惊厥药可治疗惊厥症状。

禁忌证与吗啡相似。

芬太尼

芬太尼（fentanyl）镇痛效力是吗啡的80~100倍。起效快，持续时间短。可用于各种剧痛。镇痛剂量对呼吸抑制作用轻，成瘾性较弱。与麻醉药合用，可减少麻醉药用量，可用于麻醉辅助用药和静脉复合麻醉；与氟哌利多联合用于神经安定镇痛术。

不良反应有恶心、呕吐、眩晕、胆道括约肌痉挛，大剂量产生明显的肌肉僵直。静脉注射过快可抑制呼吸；成瘾性较吗啡、哌替啶小。禁用于支气管哮喘、脑肿瘤或颅脑外伤、重症肌无力及2岁以下小儿。

美沙酮

美沙酮（methadone）镇痛作用强度与吗啡相似，但持续时间较长，副作用轻，耐受性和成瘾性发生缓慢，口服与注射给药效果相似。临床上用于各种剧痛，如创伤、手术及晚期癌症等；也广泛用于吗啡、海洛因等阿片类毒品成瘾者的脱毒治疗。

不良反应有恶心、呕吐、眩晕、口干、便秘等；皮下注射有局部刺激性，可致疼痛和硬结。禁用于分娩止痛。

喷他佐辛

喷他佐辛（pentazocine）又名镇痛新，阿片受体部分激动药。单独使用时产生与吗啡相似的作用，与吗啡合用时可减弱吗啡的镇痛作用。成瘾性很小，已列入非麻醉药品。其镇痛效力为吗啡的1/3，呼吸抑制作用约为吗啡的1/2，且抑制程度不随剂量增加而增强。适用于各种慢性疼痛。

常见的不良反应有镇静、眩晕、嗜睡、恶心、呕吐、出汗等，剂量增大能引起呼吸抑制、心率加快、血压升高等，甚至焦虑、幻觉等。纳洛酮能对抗其呼吸抑制毒性。

曲马多

曲马多（tramadol）镇痛效果好，不产生欣快感，治疗量不抑制呼吸，也不影响心血管及胃肠道功能。镇痛效力类似喷他佐辛，有一定镇咳作用。适用于中、重度的急慢性疼痛，如手术、创伤、关节痛、神经痛、分娩及晚期癌症。

不良反应偶见多汗、眩晕、恶心、呕吐等不良反应，耐受性和成瘾性小。

（三）其他镇痛药

罗通定

罗通定（rotundine）有镇静、安定、催眠、镇痛和中枢性肌肉松弛的作用，镇痛作用比哌替啶弱，但较解热镇痛药物作用强。主要用于慢性钝痛，以及头痛、月经痛等，也可用于分娩痛，对产程和胎儿无不良影响。本药安全性较大，不良反应少，无明显成瘾性。

二、任务实施

（一）用药前护理评估

（1）掌握患者基本情况。了解疼痛产生的原因和程度，询问既往病史，确认其是否有镇痛药的禁忌证及慎用情况。不明原因的疼痛、支气管哮喘、肺心病、颅内高压等禁用；哺乳期妇女、新生儿和婴儿不宜使用；分娩应用哌替啶应进行产程评估，胎儿2~4小时内不能娩出时方可使用。

（2）向患者及其家属讲解麻醉性镇痛药的适应证及用药后的不良反应，防止滥用。

（3）嘱患者多饮水，多食蔬菜、水果及富含膳食纤维的食物，防止便秘；提醒患者用药后4~6小时排尿一次，防止尿潴留；用药期间戒酒、戒烟，以免加深呼吸抑制。

（二）用药期间的护理措施

（1）给药方法多采用口服、肌内和皮下注射，一般不用静注和静滴。缓释药要整片吞下；肌注时要注意抽回血；每次用药间隔至少4小时，防止耐受性和成瘾性发生。

（2）应用吗啡期间应定时检测血压、呼吸，注意观察有无舌唇发绀、瞳孔大小、呼吸频率改变等，年老体弱者注射给药应防止出现严重的呼吸抑制。发现中毒症状应及时通知医生，积极给予人工呼吸、吸氧等对症支持治疗，备好急救用药纳洛酮、尼可刹米等。

（3）患者用药后卧床，缓慢改变体位，防止出现低血压。

（4）防治药物依赖性。①采用癌症患者镇痛的三级止痛阶梯疗法：轻度疼痛患者，选用解热镇痛抗炎药，如阿司匹林、布洛芬等；中度疼痛患者，选用弱效阿片类药物，如可卡因、罗通定等；剧烈疼痛患者，选用强效阿片类药物，如吗啡、哌替啶等。尽量选择口服给药；应按时而非按需给药。②尽量选择使用非麻醉性镇痛药，如喷他佐辛、罗通定等。

（三）用药后护理评价

（1）评估疗效和安全性。确定患者疼痛缓解的程度，监测患者呼吸、血压、大小便及依赖性发生情况。

（2）成瘾性的戒除。麻醉性镇痛药要严格按照麻醉药品管理规定进行处方、调剂和使用。对已经发生的药物依赖性应采取强制性戒除措施，采用药物治疗、心理康复和管理教育等综合手段加以克服。

（江东波）

任务八 解热镇痛抗炎药

解热镇痛抗炎药是一类具有解热、镇痛作用，多数还兼有抗炎和抗风湿作用的药物。目前认为，这类药物共同的作用机制是抑制前列腺素（PG）的生物合成而发挥作用。

一、解热镇痛抗炎药的作用

1. 解热　本类药物通过抑制PG合成酶，减少PG合成，使体温调定点恢复，体温降低，可使发热者的体温降到正常，而对正常人的体温无影响。

2. 镇痛　本类药物仅有中、低等程度的镇痛作用，对慢性钝痛有效，如头痛、牙痛、神经痛、肌肉痛、关节痛和痛经等效果良好。对严重创伤所致的剧痛及内脏平滑肌绞痛无效。无成瘾性，不抑制呼吸，故临床应用广泛。本类药通过减少外周痛觉感受器PG的合成，产生镇痛作用，其作用部位主要在外周。

3. 抗炎、抗风湿　PG是参与炎症反应的重要活性物质，不仅能扩张血管、增加血管通透性，导致局部充血、水肿、疼痛，还能协同和增强缓激肽等致炎物质的作用，加重炎症反应。本类药物抑制PG合成和释放，缓解炎症反应，发挥抗炎抗风湿作用。

二、常用的解热镇痛抗炎药

根据化学结构的不同，将解热镇痛抗炎药分为水杨酸类、苯胺类、吡唑酮类及其他有机酸类。

（一）水杨酸类

阿司匹林

阿司匹林（aspirin），又名乙酰水杨酸。

处方分析

> 患者，女，42岁。腰痛12天，关节游走性疼痛3天入院就诊。经检查，诊断为：风湿性关节炎，给予阿司匹林治疗，处方如下：
> Rp.
> 阿司匹林片　0.3 g×50片
> 【用法】　0.6 g　一日3次　饭后服
> 【分析】　治疗过程中应如何进行用药护理？

【作用和应用】

（1）解热镇痛：常用量（1.2~2 g/d）时即有较强的解热、镇痛作用，常与其他药物组成复方制剂，用于感冒发热及头痛、牙痛、肌肉痛、关节痛、神经痛、痛经等慢性钝痛。

> **思考**
>
> 阿司匹林和吗啡的镇痛作用有何不同？

（2）抗炎、抗风湿：大剂量（3~5 g/d）时，有较强的抗炎、抗风湿作用。急性风湿热患者服用后24~48小时内退热，缓解关节红肿及疼痛，血沉下降，控制该病的疗效迅速而确实，可用于急性风湿热的诊断性治疗。对类风湿性关节炎患者可使关节炎症状缓解，疼痛减轻。目前仍是风湿性和类风湿性关节炎对症治疗的首选药。

（3）抗血栓：小剂量（50~100 mg/d）时可选择性地抑制血小板中的PG合成酶，减少血小板中血栓素A_2（TXA_2）合成，从而抑制血小板的聚集，特别注意大剂量的阿司匹林则可促进血小板聚集和血栓形成。

【不良反应及注意事项】

（1）胃肠道反应：最为常见。口服后引起上腹部不适、恶心、呕吐等，大剂量诱发和加重消化道溃疡、引起无痛性胃出血。

（2）凝血障碍：小剂量抑制血小板聚集，导致出血时间延长。大剂量（>5 g/d）或长期使用，可抑制凝血酶原生成，从而导致凝血障碍。

（3）水杨酸反应：剂量过大（>5 g/d）可出现头痛、眩晕、恶心、呕吐、耳鸣、视力及听力减退，称为水杨酸反应，严重者出现高热、过度呼吸、酸碱失衡、昏迷甚至危及生命。

（4）过敏反应：偶见荨麻疹、血管神经性水肿和过敏性休克。某些哮喘患者服用阿司匹林后可诱发哮喘，称"阿司匹林哮喘"。该哮喘用拟肾上腺素类药物无效，可应用糖皮质激素和抗组胺药治疗。

（5）瑞夷综合征：见于极少数病毒性感染并伴有发热的儿童和青少年，使用阿司匹林退热后，出现肝功能异常，并出现惊厥、昏迷等急性脑水肿症状，死亡率高，称为瑞夷综合征。

（二）苯胺类

对乙酰氨基酚

对乙酰氨基酚（acetaminophen）又称扑热息痛，口服吸收快而完全，胃肠刺激小，不易引起胃肠出血。解热作用强，镇痛作用较弱，几乎不具有抗炎、抗风湿作用。临床主要用于退热、镇痛及对阿司匹林过敏或不能耐受的患者。不良反应少，偶见皮疹、药物热等过敏反应。长期、大量用药可致明显肝肾损害。

护考链接

伴有胃溃疡的发热患者宜选用（　　）
A. 阿司匹林　　　　　B. 对乙酰氨基酚
C. 吲哚美辛　　　　　D. 布洛芬
E. 萘普生

【解析】对胃肠刺激小的解热镇痛药主要有对乙酰氨基酚和尼美舒利，故本题选B。

（三）吡唑酮类

保泰松

保泰松（phenylbutazone）具有较强的抗炎、抗风湿作用，而解热镇痛作用较弱。主要用于风湿性及类风湿性关节炎、强直性脊柱炎，对急性进展期疗效较好；较大剂量能促进尿酸的排泄，可用于治疗急性痛风。由于不良反应多且重，临床很少单独使用。

（四）其他有机酸类

吲哚美辛

吲哚美辛（indomethacin）是目前最强的PG合成酶抑制药之一，其抗炎和镇痛作用比阿司匹林强10～40倍，对炎性疼痛效果显著。但不良反应多且重，一般用于其他药不能耐受或疗效不佳的风湿性及类风湿性关节炎、强直性脊柱炎、骨关节炎、恶性肿瘤引起的发热及难以控制的发热。

本品的不良反应多，发生率高。常见：①胃肠道反应，如恶心、呕吐、腹泻、加重溃疡，偶有出血或穿孔；②头痛、眩晕等中枢神经系统反应，偶可诱发精神失常；③可致粒细胞减少和血小板减少，偶有再生障碍性贫血；④少数人出现皮疹、哮喘，"阿司匹林哮喘"者禁用。

布洛芬

布洛芬（ibuprofen）口服吸收完全，可缓慢进入滑膜腔。解热、镇痛和抗炎、抗风湿作用强。广泛用于风湿性及类风湿性关节炎、骨关节炎及一般解热镇痛。疗效与阿司匹林相似，不良反应发生率低，消化道反应轻，但长期服用仍可诱发消化性溃疡。

双氯芬酸

双氯芬酸（diclpfenac）具有解热、镇痛和抗炎、抗风湿作用。其作用比阿司匹林强 26~50 倍。主要用于风湿性及类风湿性关节炎、骨关节炎、滑囊炎、强直性脊柱炎等。不良反应少，常见胃肠道反应，偶见肝功能异常、白细胞减少等。

吡罗昔康

吡罗昔康（piroxicam）为强效镇痛、抗炎药，效力与吲哚美辛相似，适用于治疗风湿性关节炎及类风湿性关节炎、强直性脊柱炎。其主要特点为半衰期长（36~45 小时）、用药剂量小、不良反应较少。用量过大或长期服用可致消化性溃疡、出血。

尼美舒利

尼美舒利（nimesulide）解热、镇痛、抗炎作用强，持续时间长。常用于风湿性和类风湿性关节炎、骨关节炎、术后伤口痛、牙痛、痛经、发热等。副作用小，偶有胃肠道反应、肝损害。

三、任务实施

（一）用药前护理评估

（1）明确治疗目的。发热是机体的一种防御反应，热型也是诊断疾病的重要依据。因此，对一般发热患者可不必急于用解热药。热度过高或持续高热，已危害心、肺功能，特别是小儿高热惊厥，则应考虑使用解热药。

（2）确认患者有无解热镇痛药的禁忌证和慎用情况。胃溃疡、消化道出血、严重肝损害、维生素 K 缺乏症、血友病、低凝血酶原血症、近期可能接受手术者、12 岁以下病毒感染的儿童、孕妇、产妇禁用阿司匹林。高血压、心功能不全禁用保泰松。癫痫、精神失常、高血压等禁用吲哚美辛。

（3）注意药物间相互作用。阿司匹林与香豆素类抗凝血药、磺酰脲类降血糖药等合用时，可加重出血、低血糖等不良反应；与肾上腺皮质激素合用，更易诱发溃疡；与呋塞米、青霉素等药物合用时，可增强毒性。

（4）宣传教育。抗炎药不会使风湿痛的症状立即消失，需 1~2 周才能见效，应坚持用药。应用阿司匹林应餐后服药，避免空腹服药。解热时要告诫患者多饮水补充体液，疗程不超过 1 周。服药期间不要饮酒或喝含乙醇的饮料，防止加重胃肠道反应。

（二）用药期间的护理措施

（1）嘱患者出现胃痛、便血、牙龈出血、眩晕、耳鸣等，及时通知护士或医生。若出现困倦、头晕等，应避免驾驶或机械操作。

（2）观察用药反应，注意消化道潜血的鉴别，必要时服用维生素K和抗溃疡药；出现水杨酸反应，应立即停药，静脉滴注碳酸氢钠溶液以碱化尿液，加速药物排泄；"阿司匹林哮喘"一旦发作，应立即停药，并应用糖皮质激素和抗组胺药治疗。

（3）对胃肠道反应难以耐受者，可建议同服抗酸药或改用肠溶阿司匹林。

护考链接

7岁女童，因风湿热入院，目前使用青霉素和阿司匹林治疗。近日该患儿出现食欲减退、恶心等胃肠道不适，护士可以给予的正确指导是（　　）

A. 饭后服用阿司匹林　　B. 暂时停用阿司匹林

C. 暂时停用青霉素　　D. 两餐间注射青霉素

E. 阿司匹林与维生素C同服

【解析】阿司匹林呈酸性，对胃肠道刺激，出现腹部不适、恶心、呕吐等反应，甚至可诱发或加重溃疡，应饭后服，也可同服抗酸药或选用肠溶片。故正确答案为A。

（三）用药后护理评价

评价患者红、肿、热、痛等症状的改善情况，观察是否有呼吸困难、哮喘、肝肾功能损伤、胃溃疡等不良反应，应记录并做出相关建议和指导。

（江东波）

任务九　中枢兴奋药

中枢兴奋药是一类提高中枢神经系统功能活动的药物。根据其对中枢作用部位的不同分为两类，即主要兴奋大脑皮层的药物和主要兴奋延髓呼吸中枢的药物。

一、常用中枢兴奋药

（一）主要兴奋大脑皮层的药物

咖啡因

咖啡因（caffeine）为从可可豆和茶叶中提取的生物碱，现已人工合成。

【药理作用】

（1）对中枢神经系统的作用：小剂量（50～200 mg）能兴奋大脑皮层，振奋精神，减轻疲劳，思维敏捷，提高工作效率。较大剂量（250～500 mg）直接兴奋延髓呼吸中枢和血管运动中枢，使呼吸加深加快，血压升高。过量（大于800 mg）中毒则引起中枢神经系统广泛兴奋，甚至惊厥。

（2）对心血管系统的作用：可直接兴奋心脏，增强心肌收缩力，加快心率；直接扩张血管，降低外周阻力；但同时能兴奋迷走中枢，使心率减慢，兴奋血管运动中枢，使血管收缩，二者互相拮抗，故治疗剂量时，心率和血压无明显变化。还可收缩脑血管，减小波动幅度。

（3）其他：具有松弛支气管、胆道及胃肠平滑肌；刺激胃酸和胃蛋白酶分泌，诱发和加重溃疡；增加肾小球滤过率，产生利尿作用。

【临床应用】

临床上主要用于解救严重感染及中枢抑制药过量所致的呼吸抑制及循环衰竭。与麦角胺合用，治疗偏头痛；与解热镇痛抗炎药合用，治疗一般性疼痛。

【不良反应】

治疗量不良反应较少且较轻。较大剂量可见躁动不安、失眠、头痛、心悸；过量可致惊厥，婴幼儿高热易发生惊厥，应选用无咖啡因的复方制剂退热。胃溃疡患者禁用。

哌甲酯

哌甲酯（methylphenidate）又名利他林，中枢兴奋作用温和，能消除疲劳，振奋精神。较大剂量可兴奋呼吸中枢，过量可引起惊厥。临床主要用于小儿多动症、中枢抑制药过量引起的昏睡和呼吸抑制、小儿遗尿症，也可用于轻度抑郁症、发作性睡病等。

治疗量时不良反应较少，偶有失眠、心悸、口干、焦虑等；大剂量可引起血压升高、头痛、眩晕，甚至惊厥。久用可影响儿童生长发育。癫痫、高血压患者禁用。

（二）主要兴奋延髓呼吸中枢的药物

尼可刹米

尼可刹米（nikethamide）又名可拉明。

【药理作用】

可直接兴奋延髓呼吸中枢，同时也刺激颈动脉体和主动脉体化学感受器，反射性地兴奋呼吸中枢；并能提高呼吸中枢对CO_2的敏感性，使呼吸加深加快。作用温和，安全范围大，持续时间短，一次静脉注射仅维持5～10分钟，常需反复间歇给药。

【临床应用】

主要用于各种原因引起的中枢性呼吸抑制。对肺心病引起的呼吸衰竭和吗啡类药物中毒所致呼吸抑制效果最好，对吸入全麻药中毒次之，对巴比妥类药物中毒效果最差。

> **护考链接**
>
> 呼吸衰竭的患者，呼吸中枢兴奋性下降，应使用的药物是（　　）
> A．沙丁胺醇　　B．酚妥拉明　　C．头孢曲松　　D．可拉明　　E．卡托普利
> 【解析】可拉明可直接兴奋延髓呼吸中枢，同时也刺激颈动脉体和主动脉体化学感受器兴奋呼吸中枢；使呼吸加深加快。故正确答案为D。

【不良反应】

治疗量不良反应较少。大剂量时可使血压升高、心动过速、出汗、呕吐、震颤，甚至惊厥。

二甲弗林

二甲弗林（dimefline）又名回苏灵，可直接兴奋呼吸中枢，使呼吸加深加快，作用比尼可刹米强100倍，作用快、强、维持时间短。临床用于治疗各种原因引起的中枢性呼吸抑制，对肺性脑病有较好的促苏醒作用。对吗啡中毒者易诱发惊厥，故不宜使用。

本药安全范围小，过量易致惊厥，小儿尤易发生。孕妇禁用。

洛贝林

洛贝林（lobeline）又名山梗菜碱，从山梗菜提取的生物碱，现已人工合成。本药可刺激颈动脉体和主动脉体化学感受器，反射性地兴奋呼吸中枢。作用快、弱、短暂，作用仅持续数分钟。安全范围大，不易致惊厥。临床上常用于新生儿窒息、小儿传染病引起的呼吸衰竭、一氧化碳中毒等。

较大剂量可兴奋迷走神经中枢，导致心动过缓、传导阻滞。过量可兴奋交感神经节及肾上腺髓质而引起心动过速，甚至惊厥。

贝美格

贝美格（bemegride）又名美解眠，能直接兴奋延髓呼吸中枢，作用快而短，选择性差，安全范围小，过量易致惊厥。临床主要用于巴比妥类、水合氯醛等中枢抑制药物中毒的解救。

多沙普仑

多沙普仑（doxapram）小剂量可通过刺激颈动脉体化学感受器，反射性兴奋呼吸中枢；大剂量直接兴奋呼吸中枢。作用快、强、短，安全范围大。用于治疗麻醉药、中枢抑制药引起的呼吸抑制。不良反应可见心律失常、血压升高，过量可致惊厥。

二、任务实施

（一）用药前护理评估

（1）了解患者现病史、用药史，以及机体状况、肝肾功能等。识别患者是否有药物的禁忌证，如溃疡、癫痫、高血压，小儿高热者不能用含咖啡因的复方制剂等。

（2）口服给药者，嘱咐患者用药期间不能饮茶，并向患者及其家属讲明本类药物的作用特点及不良反应的观察和预防。

（二）用药期间的护理措施

1. 合理应用给药方法

（1）尼可刹米不可与碱性药物配伍，否则会发生沉淀。

（2）二甲弗林静脉给药需用葡萄糖稀释后缓慢注射。

（3）注射给药时，应严格掌握剂量和给药频率，防止过量引起中枢神经系统广泛而强烈的兴奋，甚至导致惊厥。因药物作用维持时间短，在临床急救中常需反复用药。为防止过量中毒，可交替使用几种中枢兴奋药。

2. 采取促进治疗的措施

（1）在合理应用呼吸兴奋药的同时，应注意综合治疗，如畅通气道、治疗原发病、氧疗等。

（2）中枢抑制药中毒引起的呼吸抑制，主要采用人工呼吸、给氧、促进毒物排泄等综合措施，中枢兴奋药仅用作辅助治疗，以免引起超限抑制。

（3）密切观察患者用药后的反应，如有烦躁不安、反射亢进、局部肌肉震颤、抽搐现象，往往是惊厥发生的先兆，应立即报告医生，酌情减量或停药。

（三）用药后护理评价

（1）评估疗效和安全性。定期检测患者的血压、心率、呼吸、精神状态及运动状态等。指导患者家属学会观察药物的不良反应。

（2）评价药物治疗后是否达到预期效果，制定进一步措施，不断修订护理计划。

项目小结

地西泮为苯二氮䓬类代表药，具有抗焦虑、镇静催眠、抗惊厥、抗癫痫、中枢性肌松作用，为焦虑症、癫痫持续状态首选药，急性中毒时可用氟马西尼拮抗。巴比妥类药物因安全范围较小，不良反应多，临床已少用于失眠症，目前主要用于抗惊厥、抗癫痫及麻醉和麻醉前给药，急性中毒时可用碳酸氢钠碱化体液和尿液，促进药物排出。硫酸镁静脉注射给药具有抗惊厥和降压作用，是子痫的首选药，急性中毒时可缓慢静脉注射钙剂解救。

苯妥英钠为治疗癫痫大发作的首选药，还可用于三叉神经痛和室性心律失常等，但对小发作无效，不良反应多，应用时需监测血药浓度；卡马西平为精神运动性发作首选药；丙戊酸钠为广谱抗癫痫药，对混合性癫痫最适用；乙琥胺仅对小发作有效，为小发作首选药。癫痫持续状态首选地西泮静脉注射。注意抗癫痫药物必须不间断地、有规律地分次服用，严格掌握服用方法和剂量，擅自突然停药会导致癫痫发作的加重。

左旋多巴为治疗帕金森病的常用药，但对吩噻嗪类抗精神病药引起的帕金森综合征无效，不良反应较多；卡比多巴无抗帕金森病作用，但可减少左旋多巴在外周的转变，故可与左旋多巴合用治疗帕金森病，提高疗效，减少不良反应；金刚烷胺能促进左旋多巴进入脑循环,缓解震颤、僵直效果好,起效快,与左旋多巴合用,能相互补充不足,发挥协同作用;苯海索具有中枢性抗胆碱作用,可对抗吩噻嗪类抗精神病药引起的帕金森综合征。

氯丙嗪具有抗精神病、镇吐、体温调节的作用,主要用于治疗精神分裂症,对急性患者疗效较好,也可治疗躁狂症及其他精神病伴有的兴奋、紧张及妄想等症状。氯丙嗪与异丙嗪、哌替啶组成"冬眠合剂",可用于冬眠疗法。不良反应有直立性低血压、过敏反应、锥体外系反应和肝损害等。其他抗精神病药有氯氮平、氟哌利多、利培酮等。躁狂症首选药为碳酸锂;丙米嗪为抑郁症首选药。

解热镇痛药的共同作用是解热、镇痛、抗炎、抗风湿(除对乙酰氨基酚外),作用机制是抑制PG的合成。主要用于感冒发热、各种慢性钝痛和关节炎,主要的不良反应是胃肠道反应。小剂量的阿司匹林还能预防血栓的形成。使用解热镇痛药要注意用药剂量和给药间隔时间,按病情合理选用药物,并做好用药护理,减轻不良反应。

吗啡激动阿片受体,产生镇痛作用的同时不影响意识和其他感觉。可抑制呼吸、兴奋平滑肌。主要用于急性锐痛和心源性哮喘的治疗。成瘾性大,常见眩晕、恶心、呕吐、便秘等不良反应,中毒主要表现为昏迷、针尖样瞳孔、呼吸深度抑制,可用纳洛酮对抗。哌替啶镇痛作用弱于吗啡,但成瘾性比吗啡轻,临床更常用。镇痛新成瘾性很小,不属于麻醉药品管理范畴,主要用于各种慢性剧痛。罗通定与阿片受体无关,无成瘾性,常用于一般性头痛、脑外伤后头痛及内脏钝痛等。

大脑皮质兴奋药在临床上主要用于治疗精神或意识障碍,也适用于儿童多动症和智力障碍。呼吸中枢兴奋药主要用于急性中枢性呼吸衰竭的治疗。本类药物安全范围窄,临床上必须严格掌握适应证,严加控制使用,注射给药后要密切观察患者,一旦出现躁动、震颤,应该马上停药,以免引起惊厥。

(江东波)

思考与练习

1. 关于地西泮的叙述，错误的是 （ ）
   A. 口服吸收迅速而安全
   B. 肌注吸收慢而不规则
   C. 青光眼及重症肌无力禁用
   D. 具有镇静催眠、抗焦虑的作用
   E. 为显效迅速，静注速度应快

2. 地西泮对下列病症无效的是 （ ）
   A. 失眠
   B. 破伤风惊厥
   C. 癫痫持续状态
   D. 中枢性肌强直
   E. 精神病

3. 某患者因与人发生争吵后，一气之下服了大量苯巴比妥，造成苯巴比妥急性中毒。为加速药物排泄应选用的药物是 （ ）
   A. 静脉滴注5%葡萄糖注射液
   B. 静脉滴注碳酸氢钠溶液
   C. 静脉滴注低分子右旋糖酐
   D. 静脉滴注甘露醇
   E. 静脉滴注生理盐水

4. 某患儿，因出生时颅脑产伤发生多次癫痫大发作，近2天因发作频繁，发作间隙持续昏迷而入院。诊断为癫痫持续状态。首选的治疗药物是 （ ）
   A. 地西泮
   B. 硫喷妥钠
   C. 苯巴比妥
   D. 苯妥英钠
   E. 水合氯醛

5. 巴比妥类药物中毒致死的主要原因是 （ ）
   A. 肝功能损害
   B. 呼吸中枢抑制
   C. 肾功能损害
   D. 循环衰竭
   E. 继发感染

6. 患者被汽车撞伤，右上腹剧痛，呼吸36次/分，脉搏100次/分，血压90/65 mmHg，诊断不明。禁用 （ ）
   A. 异丙嗪
   B. 安定
   C. 6-氨基己酸
   D. 吗啡
   E. 苯巴比妥

7. 胆绞痛最好选用 （ ）
   A. 哌替啶+阿托品
   B. 吗啡
   C. 哌替啶
   D. 曲马朵
   E. 阿司匹林

8. 吗啡中毒致死的主要原因 （ ）
   A. 昏迷
   B. 针尖样瞳孔

C．呼吸麻痹 D．血压降低

E．心律失常

9．下列药物中，可用于人工冬眠的是 （ ）

A．吗啡 B．美沙酮

C．哌替啶 D．芬太尼

E．苯巴比妥

10．可用于帕金森病，但不能用于氯丙嗪导致的帕金森综合征治疗的常用药是 （ ）

A．溴隐亭 B．苯海索

C．左旋多巴 D．卡比多巴

E．碳酸锂

11．增加左旋多巴疗效，减少不良反应的药物是 （ ）

A．卡比多巴 B．苯海索

C．维生素B_6 D．利血平

E．碳酸锂

12．抗精神病药引起的帕金森综合征可用何药缓解 （ ）

A．溴隐亭 B．苯海索

C．左旋多巴 D．卡比多巴

E．氯丙嗪

13．用于防治血栓栓塞性疾病的药物是 （ ）

A．对乙酰氨基酚 B．阿司匹林

C．布洛芬 D．吲哚美辛

E．吡罗昔康

14．为减轻阿司匹林对胃的刺激，可采取 （ ）

A．餐后服药或同服抗酸药 B．餐前服药

C．餐前服药过同服抗酸药 D．合用乳酶生

E．合用镇痛药

15．新生儿窒息及一氧化碳中毒宜选用 （ ）

A．洛贝林 B．二甲弗林

C．咖啡因 D．尼可刹米

E．阿托品

16．尼可刹米对下列哪种呼吸衰竭疗效较差 （ ）

A．巴比妥类中毒 B．肺心病

C．硫酸镁中毒 D．吸入麻醉药中毒

E．吗啡中毒

17．患者，女，29岁。口服安定100片，被家人发现时呼之不应，意识昏迷，急诊来院。错误的护

理措施是 ( )

A. 立即洗胃 B. 立即催吐
C. 硫酸镁导泻 D. 0.9%生理盐水洗胃
E. 监测生命体征

18. 患者,男,55岁。1小时前因右侧腰背部剧烈疼痛,难以忍受,出冷汗,服颠茄片不见好转,急来院门诊。尿常规检查可见红细胞。B型超声检查肾结石。首选的镇痛药是 ( )

A. 阿托品 B. 哌替啶
C. 阿托品+哌替啶 D. 吗啡
E. 可待因

19. 患者,男,73岁。冠心病史15年,活动后出现心前区压榨样疼痛2小时。首选的治疗措施是 ( )

A. 口服螺内酯 B. 嚼服硫糖铝片
C. 肌内注射哌替啶 D. 舌下含服硝酸甘油
E. 口服氯苯那敏

20. 某精神分裂症患者,误服大量氯丙嗪,出现严重的低血压症状,应选用下列何药升压 ( )

A. 肾上腺素 B. 去甲肾上腺素
C. 麻黄碱 D. 异丙肾上腺素
E. 阿托品

21. 患者,男性,52岁,有胃溃疡病史。近日发现手指关节肿胀、疼痛,早晨起床后感到指关节明显僵硬,活动后减轻,经化验后确诊为类风湿性关节炎,应选用哪种药治疗 ( )

A. 阿司匹林 B. 对乙酰氨基酚
C. 布洛芬 D. 吲哚美辛
E. 吡罗昔康

22. 患者男性,71岁,诊断为阿尔茨海默病,目前临床最常用的治疗药物是 ( )

A. 抗焦虑药物 B. 抗抑郁药物
C. 抗精神病药物 D. 胆碱酯酶抑制药
E. 促脑代谢药物

(23、24共用题干)

患者,女性,48岁,游走性关节疼痛10年,诊断风湿性关节炎。医嘱用阿司匹林治疗,用药后出现头痛、眩晕、恶心、呕吐、耳鸣、视力及听力减退等症状。

23. 判断该症状出现的原因 ( )

A. 过敏症状 B. 药物过量中毒
C. 用量过小,病情加重 D. 药物选择错误
E. 药物的副作用

24．如何处理 （ ）
   A．无须处理　　　　　　　　　　B．增加药量
   C．停药并加服滴注碳酸氢钠　　　　D．应用维生素K
   E．饭后服药

实践4-1　抗精神病药、镇痛药和解热镇痛抗炎药的用药护理

【实践目的】

学会氯丙嗪、哌替啶和阿司匹林的用药护理。

【实践准备】

（1）临床病例。与氯丙嗪、哌替啶和阿司匹林的应用有关的病例各一份。

（2）教学录像。精神病患者的临床表现及用氯丙嗪治疗后的不良反应的表现、哌替啶成瘾的临床表现、类风湿性关节炎的临床表现介绍及X线片和服用阿司匹林后的治疗效果。

【实践方法】

1．观看教学录像片

（1）精神病患者的临床表现及用氯丙嗪治疗后产生的不良反应的表现。

（2）哌替啶成瘾的临床表现。

（3）类风湿性关节炎的临床表现介绍及X线片和服用阿司匹林后的治疗效果。

2．案例讨论

案例1　患者，女，32岁，经常发呆、傻笑、自言自语、思维混乱，总觉得有人在跟她说话，医生诊断为精神分裂症，并给予氯丙嗪治疗，请思考：

（1）长时间使用氯丙嗪可能出现哪些不良反应？

（2）应用氯丙嗪应如何进行用药护理？

案例2　患者，男，48岁，自述下午田间干活时突然腰部疼痛，剧烈难忍，阵发性发作，同时有镜下血尿、恶心、呕吐，查体时患者肋脊角压痛明显。诊断为肾绞痛，并给予阿托品和哌替啶进行治疗，请问：

（1）为什么要把阿托品和哌替啶合用？

（2）应用哌替啶时应采取哪些护理措施？

案例3　患者，女，46岁，关节肿痛3年，加重1个月，手、足、踝关节肿胀、发红、发热、疼痛，早晨起床时关节活动不够灵活更为明显，数小时缓解。X线片显示：有轻度关节面下骨质侵袭或破坏，关节间隙轻度狭窄，医生诊断为类风湿性关节炎，并给予阿司匹林服用，剂量1 g/次，4次/日，请回答：此时应采取哪些护理措施？

【注意事项】

（1）分小组进行讨论，各组内部做好分工汇总，找出代表发言。

（2）病例分析以学生分析为主，教师进行精讲点拨。

【结果与评价】

实训项目	结果	学生评价（优、良、一般、差）	教师评价（优、良、一般、差）	总评（优、良、一般、差）
情景演练	演示效果及用药指导			
案例分析	用药合理性及分析			

（江东波）

实践4-2　硫酸镁中毒及钙剂解救实验

【实践目标】

观察硫酸镁急性中毒症状及钙盐的解救作用。

【实训准备】

药品：10%硫酸镁溶液、5%氯化钙溶液。

动物：家兔一只。

器材：婴儿秤，干棉球，酒精棉球，5 mL、10 mL注射器。

【实训方法】

（1）取家兔1只，称其体重，观察正常活动及肌张力。

（2）由家兔耳缘静脉缓慢注射10%硫酸镁溶液2 mL/kg，给药后记录时间，注意观察家兔情况变化。

（3）当家兔出现行动困难，肌肉松弛无力、低头、卧倒时，立即由耳静脉缓慢注射5%氯化钙溶液4~8 mL，直至四肢立起为止。抢救后可能再次出现麻痹，应再次给予钙剂。

【实训结果】

动物	体重/kg	用药前	用硫酸镁后症状及肌张力	用氯化钙后症状及肌张力
家兔				

【讨论】

硫酸镁注射过量为何会中毒?氯化钙为什么能解救硫酸镁中毒?

(江东波)

项目五 心血管系统药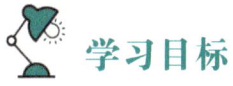

学习目标

知识目标

1. 掌握常用抗高血压药、硝酸酯类、强心苷的作用、应用、不良反应和用药护理注意事项。
2. 熟悉抗高血压药、抗心绞痛药、抗充血性心力衰竭药的分类及代表药物。
3. 了解抗心律失常药的分类、代表药物、应用、不良反应。
4. 了解临床上常用的降血脂药的作用特点及临床应用。

技能目标

1. 能对心血管系统疾病患者进行用药护理。
2. 关爱患者，仔细观察心血管疾病患者的病情及用药反应，做好用药指导。

任务一 抗高血压药

凡能降低血压而用于高血压治疗的药物称为抗高血压药。正常人血压应低于140/90 mmHg，高于该标准，即为高血压。绝大部分高血压病因不明，称为原发性高血压或高血压病；少数高血压有因可查，称为继发性高血压或症状性高血压。原发性高血压的发生率在成人为15% ~ 20%。原发性高血压的直接并发症有脑血管意外、肾衰竭、心力衰竭等。可见，高血压是威胁人群健康和寿命的常见病、多发病,合理应用抗高血压药,确保血压的正常与平稳,可防止或减少心、脑、肾等重要器官损伤,从而提高患者的生活质量,延长寿命。目前,新药的开发研究向高效、长效、高选择性、多器官保护和低副作用的方面发展。

一、抗高血压药的分类

形成动脉血压的基本因素是心排血量和外周血管阻力,抗高血压药均可直接或间接影响这两个基本因素而呈现降压作用(见图5-1抗高血压药的分类及其作用部位)。根据药物的主要作用部位和作用机制,抗高血压药分为以下五类:

1. 利尿药 如氢氯噻嗪、吲达帕胺等。
2. 交感神经抑制药
(1) 中枢性降压药:如可乐定等。
(2) 神经节阻断药:如樟磺咪芬等。
(3) 去甲肾上腺素神经末梢阻滞药:如利血平、胍乙啶等。
(4) 肾上腺素受体阻断药:如普萘洛尔、美托洛尔等。
3. 肾素-血管紧张素系统抑制药
(1) 血管紧张素Ⅰ转化酶抑制药:如卡托普利、依那普利等。
(2) 血管紧张素Ⅱ受体阻断药:如氯沙坦等。
4. 钙通道阻滞药 如硝苯地平、尼群地平等。
5. 血管扩张药 如硝普钠、肼屈嗪等。

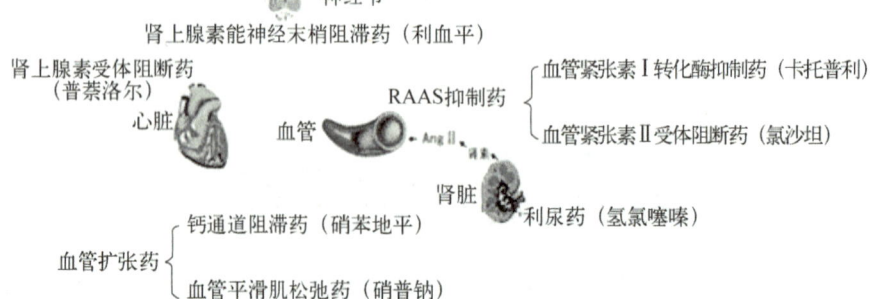

图5-1 抗高血压药的分类及其作用部位

二、常用抗高血压药

目前，临床上最常用的抗高血压药有利尿药、钙通道阻滞药、β受体阻断药、血管紧张素Ⅰ转化酶抑制药和血管紧张素Ⅱ受体阻断药，统称为一线抗高血压药。

（一）利尿药

利尿药是治疗高血压的常用药。本类药物降压作用温和，能增强其他降压药的降压作用，无耐受性，因此作为基础降压药广泛应用于临床，其中以氢氯噻嗪最为常用。

处方示例

患者，男，51岁，外企经理。发现高血压5年，最高血压180/120 mmHg，就诊时正在服用复方降压片2片，一天3次；血压忽高忽低，在（150~160）/（90~100）mmHg范围；心脏超声示左心室肥厚：室间隔厚度（IVS）及心脏后壁厚度（PW）均为13 mm，空腹血糖6.3 mmol/L，尿常规蛋白（+），吸烟20年，20支/日。诊断为：高血压3级。给予处方如下：

Rp.

阿司匹林肠溶片100 mg×30片

【用法】 100 mg 每天1次 口服

厄贝沙坦150 mg×30片

【用法】 150 mg 每天1次 口服

氢氯噻嗪12.5 mg×30片

【用法】 12.5 mg 每天1次 口服

氨氯地平5 mg×30片

【用法】 5 mg 每天1次 口服

治疗2周后血压平稳在（120~130）/（70~80）mmHg范围，并随访1年至今平稳。同时配合低盐、低糖和低脂饮食，减体重及运动等生活方式改善，血糖5.5 mmol/L，尿常规蛋白（-），感觉及精神状态较以前明显变好。

试分析：对此患者如何进行用药护理？

【药理作用】

氢氯噻嗪（hydrochlorothiazide）的降压作用缓慢、温和、持久，对血压正常者无降压作用。长期应用不易产生耐受性，不引起直立性低血压，无钠、水潴留。其降低血压的确切机制尚不十分明确，最可能的机制是持续降低体内的 Na^+ 浓度，使血管平滑肌细胞内的 Na^+ 浓度降低，导致 Na^+、Ca^{2+} 交换减少，血管平滑肌细胞内的 Ca^{2+} 浓度降低，从而使血管平滑肌对缩血管物质的反应性减弱，血压持续降低。

吲达帕胺（indapamide）为非噻嗪类氯磺酰胺衍生物，利尿作用弱，同时抑制血管平滑肌 Ca^{2+} 内流，扩张阻力血管，产生良好的降压效果和抗心肌肥厚作用。

【临床应用】

氢氯噻嗪单独应用是治疗轻度高血压的首选药，尤其适用于老年收缩期高血压和合并有心功能不全的高血压，剂量应尽量小；对中、重度高血压，常作为基础降压药与其他降压药合用，协同降压，并能对抗其他降压药所致的钠、水潴留作用。

通常每天用氢氯噻嗪 12.5 mg 即能获得最大降压效果和最小副作用，超过 25 mg 降压作用并不一定增强，反而可能使不良反应发生率增加。故建议单用氢氯噻嗪时，剂量应尽量小而且不宜超过 25 mg。

吲达帕胺单独用于轻、中度高血压，伴水肿、高脂血症者更为适宜。

【不良反应】

氢氯噻嗪小剂量应用无明显不良反应，但长期应用可出现电解质紊乱（低血钾、低血钠、低血镁）、影响机体代谢（高血糖、高血脂、高尿酸）和肾素活性升高等。

吲达帕胺不良反应少，不引起血脂改变，但长期应用可出现低血钾。

【护理注意事项】

（1）可引起上腹不适、恶心、食欲减退、头痛、嗜睡、腹泻、皮疹等，长期应用可使血钾降低、血糖升高、血脂升高、血尿酸增高，应予注意。

（2）肝肾功能减退者和痛风、糖尿病患者慎用。

（二）钙通道阻滞药

钙通道阻滞药又称钙拮抗药，临床上药物品种多，结构各异。从化学结构上可将其分为二氢吡啶类和非二氢吡啶类。前者对血管平滑肌具有选择性，较少影响心脏，作为抗高血压的常用药物有硝苯地平（nifedipine）、尼群地平（nitrendipine）、氨氯地平（amlodipine）等。非二氢吡啶类包括维拉帕米（verapamil）等，对心脏和血管均有作用。

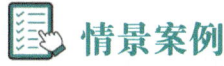 **情景案例**

患者，女，68岁。高血压2级，医嘱给予硝苯地平控释片30 mg×30片，每次1片，每日1次，在家服药3天，监测血压为100/68 mmHg，自感血压过低，自行将药物改为每次半片，后感眩晕，站立不稳，由家人送达医院就诊，测血压为88/50 mmHg。

试分析：

（1）该患者为何减少给药量反而血压降得更低？

（2）使用硝苯地平控释片有哪些注意事项？

【药理作用】

钙通道阻滞药通过阻滞钙通道，抑制Ca^{2+}内流，松弛血管平滑肌而降低血压。

硝苯地平作用于细胞膜L型钙通道，通过抑制钙离子从细胞外进入细胞内，而使细胞内钙离子浓度降低，导致小动脉扩张，总外周血管阻力下降而降低血压。由于外周血管扩张，可引起交感神经活性反射性增强而引起心率加快。

尼群地平作用与硝苯地平相似，但血管松弛作用较硝苯地平强，降压作用温和而持久。

氨氯地平作用与硝苯地平相似，但降压作用较硝苯地平平缓，持续时间显著延长。每日口服1次。

【临床应用】

本类药物对轻、中、重度高血压均有降压作用，亦适用于合并有心绞痛或肾脏疾病、糖尿病、哮喘、高脂血症的高血压及恶性高血压。

【不良反应】

常见的有头痛、颜面潮红、眩晕、心悸、踝部水肿等，一般停药后即可自行消失。

【护理注意事项】

（1）硝苯地平控释片应整片药片用少量液体吞服，不能咀嚼或掰断后服用。

（2）硝苯地平与地高辛同时使用时会导致地高辛清除率降低，从而增加了地高辛的血药浓度。因此应监测其血药浓度防止药物过量，必要时可根据地高辛血药浓度减少其用药剂量。

（3）由于酶诱导作用，与利福平合用时，硝苯地平达不到有效的血药浓度。因而不得与利福平合用。

(4) 葡萄柚汁（即西柚）可抑制细胞色素 P450 3A4 系统。如与硝苯地平合用由于首过效应降低或清除率降低可使硝苯地平的血药浓度升高并延长硝苯地平的作用时间，从而增强降压的作用。因此服用硝苯地平时应避免食用葡萄柚/葡萄柚汁。

（三）肾素-血管紧张素系统抑制药

1. 血管紧张素Ⅰ转化酶抑制药（ACEI）

血管紧张素Ⅰ转化酶抑制药是一类发展很快的降压药物，不仅具有良好的降压效果，对高血压患者的并发症及一些伴发疾病也具有良好影响。该类药物亦作为伴有糖尿病、左心室肥厚、左心功能障碍及急性心肌梗死的高血压患者的首选药。（见图5-2）

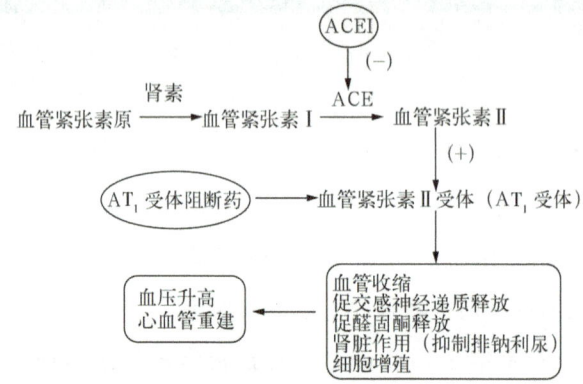

图 5-2 肾素-血管紧张素系统及其抑制药作用部位

> **情景案例**
>
> 患者，男，62岁。既往有高血压病史11年，糖尿病病史5年，因近期感乏力、腰酸到医院就诊，检查显示患者心腔扩大、肾功能下降。诊断：高心病，糖尿病性肾病。对该患者的高血压控制治疗中优选血管紧张素转化酶抑制剂。
>
> 试分析：血管紧张素转化酶抑制药对该患者的高血压治疗有何优势？治疗中最常见的不良反应是什么？

【药理作用】

血管紧张素Ⅰ转化酶抑制药（ACEI）可抑制血管紧张素Ⅰ转化酶（ACE），使血管紧张素Ⅱ（AngⅡ）生成减少以及缓激肽的降解减少，扩张血管，降低血压。（见图5-1）

卡托普利（captopril，巯甲丙脯酸）具有轻至中等强度的降压作用，可降低外周血管阻力，增加肾血流量，降压时不伴有反射性心率加快，对心排出量无明显影响；具有防止或逆转高血压所致的血管壁增厚和心肌肥厚，有保护靶器官的功能。

依那普利（enalapril）为不含-SH的长效、高效血管紧张素Ⅰ转化酶抑制药。口服后在体内水解为依那普利拉，从而持久地结合ACE发挥抑制作用。机制与卡托普利相似，但抑制ACE作用比卡托普利强10倍，降低AngⅡ含量和减少醛固酮分泌，增加肾血流量，兼有增加心血流量和减慢心率的作用。降压作用起效较慢、作用强、持续时间长。

【临床应用】

（1）高血压。单用可治疗各型高血压，对原发性、肾性及高肾素型高血压均有较好疗效，尤其适合合并有糖尿病、左心室肥厚、心力衰竭、急性心肌梗死的高血压患者。卡托普利与β受体阻断药或利尿药合用于重型或顽固性高血压疗效较好。

（2）心力衰竭。本类药物可扩张血管，降低心脏的前、后负荷，改善心功能，可单独应用或与强心药、利尿药合用。

【不良反应】

长期小剂量应用，不良反应少而轻，有较好的耐受性。

（1）干咳。可能与缓激肽及前列腺素等物质增多有关，停药后可消失。服药后患者发生顽固性咳嗽往往是停药的原因之一。

（2）低血压。多出现于开始剂量过大，应从小剂量开始应用。

（3）其他。偶见皮疹、药热、血管神经性水肿、粒细胞减少等过敏反应，久用可导致血锌降低而引起脱发、味觉和嗅觉缺失。

【护理注意事项】

（1）卡托普利宜在餐前1小时服药，因胃中食物可使本品吸收减少30%~40%。

（2）本类药物有轻度潴留K^+的作用，故有高血钾倾向患者尤应注意；与潴钾药物如螺内酯、氨苯蝶啶、阿米洛利同用可能引起血钾过高，应注意监测。

（3）过敏体质者及孕妇禁用。

其他ACEI还有赖诺普利（lisinopril）、贝那普利（benazepril）、福辛普利（fosinopril）、喹那普利（quinapril）、雷米普利（ramipril）、培哚普利（perindopril）和西拉普利（cilazapril）等。它们的共同特点是长效，每天只需服药1次。除赖诺普利外，其余均为前体药。作用及应用同依那普利。

知识拓展

有关血管紧张素Ⅱ受体拮抗药的研究始于1976年。当时第一个被发现的肽类药物是沙拉新，但口服无效，作用时间短，具有部分受体激动作用而不能实际应用。在20世纪90年代研制成功了可供口服有无激动活性的系列AT_1受体拮抗药（氯沙坦等），作为一类新型的抗高血压药上市并应用于临床。

2. 血管紧张素Ⅱ受体阻断药

血管紧张素Ⅱ受体分两型，及AT_1受体和AT_2受体。AT_1受体广泛分布于血管、心、脑、肾和肾上腺皮质等，AT_2受体主要分布于肾上腺髓质，目前认为AT_2受体与心血管稳定性的调节无关。故临床研发的血管紧张素Ⅱ受体阻断药主要为AT_1受体阻断药。AT_1受体阻断药可拮抗血管紧张素Ⅱ的心血管效应，并能逆转肥大的心肌细胞，具有良好的降压作用，没有ACEI的血管神经性水肿、咳嗽等不良反应。

情景案例

患者，男，45岁。既往糖尿病史5年，1周前发现高血压，给予依那普利10 mg/次，每日1次，血压控制可。但患者诉近5天来常发生阵发性咳嗽，严重影响睡眠，无发热，无咳痰。

试分析：

该患者为何会发生刺激性干咳？如何选择替换药物？

【药理作用】

氯沙坦（losartan）为第一个用于临床的非肽类AT_1受体阻断药。氯沙坦及其活性代谢产物能够阻断血管紧张素Ⅱ与AT_1受体结合，产生缓慢、强大而持久的舒张血管作用和逆转心血管重构作用，其降压效能与ACEI类药物依那普利相似。本药还能增加肾血流量和肾小球滤过率，增加尿液、尿钠和尿酸的排出，具有肾保护作用。

厄贝沙坦（irbesartan）是选择性血管紧张素Ⅱ受体（AT_1亚型）拮抗药，能阻断所有由AT_1受体介导的血管紧张素Ⅱ的作用。

【临床应用】

（1）高血压。用于轻、中度高血压的治疗，主要用于不能耐受 ACEI 所致干咳的患者，若用药 3~6 周后血压下降仍不明显，可加用利尿药。

（2）慢性心功能不全。适用于血浆肾素活性高、血管紧张素Ⅱ增多所致血管壁和心肌肥厚以及纤维化的慢性心功能不全。

【不良反应】

副作用少，常见头痛、眩晕。剂量过大可致低血压和心动过速。孕妇、哺乳期妇女禁用。

（四）β受体阻断药

β受体阻断药均有较好的抗高血压作用，在临床用药指导中被推荐为治疗高血压的一线药物。其通过阻断β受体，减少心排血量、抑制肾素分泌、抑制外周交感活性、抑制去甲肾上腺素的释放等发挥降压作用。临床常用药有普萘洛尔、美托洛尔、阿替洛尔。

普萘洛尔

【药理作用】

普萘洛尔（propranolol）为非选择性β受体阻断药，降压作用温和、缓慢、持久，不易产生耐受性，伴有心率减慢。口服小剂量（6.25~12.5 mg）可产生中等强度的降压作用，1~2 周后起效，3~4 周作用明显，每日给药 1~2 次，即可维持良好的降压作用。降压时，不引起直立性低血压和心率加快，长期用药无水钠潴留。

【临床应用】

适用于各型高血压。单用治疗轻、中度高血压，也可与其他抗高血压药合用治疗重度高血压。尤其适用于高肾素高血压、高心排出量型高血压和伴有心绞痛、心动过速、脑血管病变的高血压。

【不良反应】

用药早期可见乏力、嗜睡、头晕、失眠、低血压、心动过缓等副作用，继续用药可逐渐消失。长期用药可使血浆三酰甘油升高，高密度脂蛋白降低。

【护理注意事项】

（1）本药用量个体差异大，应从小剂量开始，逐渐加大剂量。且药物长期应用后，突然停药可产生反跳现象，应逐渐减量停药。

(2) 老年人对本类药物反应强烈，可出现低血压、心动过缓、昏厥、诱发或加重心衰及哮喘等，应予注意。

(3) 支气管哮喘、窦性心动过缓、心源性休克、Ⅱ～Ⅲ度房室传导阻滞、重度或急性心功能不全禁用。

美托洛尔和阿替洛尔

美托洛尔（metoprolol）和阿替洛尔（atenolol）均为选择性 β_1 受体阻断药，对 β_2 受体影响小，降压作用优于普萘洛尔，对伴有阻塞性呼吸系统疾病患者相对安全，不良反应少。

拉贝洛尔

拉贝洛尔（labetalol）对 α、β 受体均有阻断作用，其中对 β 受体阻断作用强，对 α 受体阻断作用弱。本品降压作用温和，不引起心率加快，适用于各型高血压，静脉注射可治疗高血压危象。

三、其他抗高血压药

（一）中枢性抗高血压药

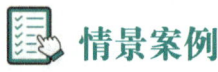 情景案例

> 患者，男，54岁。高血压病史11年，近日出现上腹部疼痛，经钡餐检查诊断为胃溃疡。
>
> 试分析：
>
> (1) 除应用抗消化性溃疡药外，其控制血压药物最好选用哪类降压药？
>
> (2) 本类降压药有何降压特点？

可乐定

【药理作用】

可乐定（clonidine）口服吸收快而完全，30分钟起效，2～4小时作用达高峰，持续6～8小时，能通过血-脑屏障。

(1) 降压作用。具有中等偏强的降压作用。其降压机制主要是激动中枢的咪唑啉受体（$β_1$受体）和$α_2$受体，降低外周交感神经活性而降压。降压时伴有心率减慢及心排出量减少，对肾血流量和肾小球滤过率无明显影响。

(2) 镇痛和镇静作用。可乐定可激动中枢$α_2$受体，增强抑制性神经元的功能而产生镇静作用；激动中枢阿片受体，产生镇痛作用。

(3) 抑制胃肠蠕动和分泌。

【临床应用】

口服用于治疗中度高血压，肌内注射或静脉注射用于治疗重度高血压。尤其适用于伴有消化性溃疡的高血压患者，还可用于阿片类镇痛药成瘾者的戒毒治疗，滴眼液用于治疗开角型青光眼。

【不良反应】

主要有口干、便秘、嗜睡等，用药几周后可消失。久用可致水钠潴留，需同时应用利尿药。偶见阳痿、眩晕。少数患者突然停药后可出现反跳现象，表现为心悸、出汗、血压突然升高等，可恢复应用可乐定或用α受体阻断药酚妥拉明治疗。

【护理注意事项】

(1) 本药不宜用于高空作业或机动车辆的驾驶人员，以免因精力不集中引发事故。

(3) 可乐定能加强其他中枢抑制药的作用，合用时应慎重。

莫索尼定

莫索尼定（moxonidine）为第二代中枢性抗高血压药，对咪唑啉Ⅱ受体的选择性更高，几乎不激动$α_2$受体。降压效能略低于可乐定，长期用药也有良好的降压效果，并能逆转高血压患者的心肌肥厚。不良反应少，无显著的镇静作用和停药反跳现象。主要用于治疗轻、中度高血压。

（二）神经节阻断药

本类药物有美卡拉明（mecamylamine，美加明）、樟磺咪芬（trimethaphan camsylate）等。通过阻断交感神经节引起血管尤其是小动脉扩张，产生强大而迅速的降压作用。但因同时阻断副交感神经节，副作用多，现仅限用于一些特殊情况：高血压危象、主动脉夹层动脉瘤和外科手术中的控制性降压等。

（三）去甲肾上腺素能神经末梢抑制药

利血平

利血平（reserpine）主要通过抑制去甲肾上腺素能神经末梢内去甲肾上腺素的合成、贮存、释放及再摄取，使递质耗竭产生降压作用。因副交感神经兴奋和中枢抑制，长期使用易发生消化性溃疡、精神抑郁等不良反应。降压作用弱，不良反应多，目前已不单独使用。仅用于一些传统的复方制剂中治疗轻、中度高血压。

同类药物还有降压灵（verticil）、胍乙啶（guanethidine）。降压灵作用较弱，不良反应较少，用于早期高血压的治疗。胍乙啶降压作用强而持久，但不良反应较多，仅与其他抗高血压药合用治疗重度高血压。

（四）α_1 受体阻断药

哌唑嗪

【药理作用】

哌唑嗪（prazosin）口服易吸收，1~3小时达峰浓度，作用持续6~10小时，久用可产生耐受性。

（1）降压作用。本药选择性阻断血管平滑肌上的 α_1 受体，使小动脉、小静脉均扩张而发挥中等偏强的降压作用，舒张压下降更显著，且不易引起反射性心率增快与血浆肾素活性增高。

（2）促进血糖、脂质代谢。本药能够降低血糖、总胆固醇、三酰甘油和低密度脂蛋白，增加高密度脂蛋白的浓度。

【临床应用】

（1）各型高血压及肾性高血压与利尿药、β受体阻断药合用可提高疗效，降低哌唑嗪的耐受性。

（2）治疗难治性心功能不全。

【不良反应】

（1）常见头痛、眩晕、心悸、口干、乏力等，在用药过程中可自行消失。

（2）最严重的不良反应为"首剂现象"，即首次用药后出现严重的直立性低血压、晕厥和心悸等。

【护理注意事项】

将哌唑嗪首次用量减为 0.5 mg，并于临睡前服用，可避免首剂现象的发生。

本类药物还有特拉唑嗪（terazosin）和多沙唑嗪（doxazosin），半衰期长，每日仅需用药 1 次，可有效控制 24 小时血压，久用无耐受性，两药除治疗高血压外，还可用于治疗前列腺肥大。

（五）扩张血管药

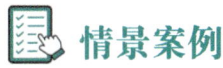 情景案例

> 患者，男，67 岁。有高血压病史 5 年，因近期未按时服药，近日出现明显头痛，烦躁，心悸多汗，面色苍白，视物模糊，测血压为 230/130 mmHg。诊断：高血压危象。
>
> 试分析：
> （1）此种情况应选择何种降压药最有效？
> （2）试说明使用降压药应选择的给药方式和给药剂量。

硝普钠

【药理作用】

硝普钠（sodium nitroprusside）对全身小动脉和小静脉都有直接松弛作用，具有强效、速效、短效的降压特点。其扩张血管作用还能降低心脏前后负荷，有利于改善心功能。口服不吸收，静脉滴注 30 秒内起效，2 分钟内可获最大降压效应，停药 5 分钟后血压回升。

【临床应用】

适用于高血压急症的治疗，如高血压危象、高血压脑病、恶性高血压、嗜铬细胞瘤手术前后阵发性高血压的紧急降压等。也可用于麻醉期间控制性降压和治疗急性心功能不全。

【不良反应】

因过度降压所致的恶心、呕吐、心悸、头痛等，停药后可消失。长期或大量应用可致血中氰化物蓄积，可用硫代硫酸钠（sodium thiosulfate）防治。

【护理注意事项】

（1）常见呕吐、出汗、头痛、心悸等不良反应，均为血压过度降低所致。故静滴时应严格控制滴速，一般按每分钟 3 μg/kg 滴注，通过调整滴注速度，维持血压于所需水平。

（2）长期或大量应用可致血中氰化物蓄积中毒，应予注意，必要时用硫代硫酸钠防治。

（3）该药遇光易被破坏，故药液应新鲜配制并避光使用，滴注时间一般不应超过4小时。正常稀释液为淡棕色，如变色不可使用。

（4）肝功能不全、甲状腺功能减退、肾功能不全、严重贫血患者禁用。

护考链接

患者，女，71岁。高血压病史15年。1天前受凉后出现剧烈头痛、头晕、呕吐。查体：血压200/130 mmHg。遵医嘱静滴硝普钠降压。用药护理正确的是（　　）

A. 提前配制　　　　　　　B. 肌内注射

C. 静脉推注　　　　　　　D. 快速滴注

E. 避光滴注

【解析】硝普钠水溶液不稳定，应现用现配；静滴时随时监测血压，根据血压调整滴速；该药遇光易分解，应避光滴注。故答案应为E。

肼屈嗪

肼屈嗪（hydralazine）能够直接扩张小动脉而降压，对小静脉无扩张作用。对降低舒张压比收缩压明显。口服有效，极少单独使用，常与其他降压药合用治疗中度高血压。长期大剂量应用（400 mg/d），少数患者出现全身性红斑狼疮综合征，因此每日用量不宜超过200 mg。

护考链接

患者患高血压病3年，入院后给予降压药等治疗，在用药护理中指导患者改变体位时动作宜缓慢，其目的为（　　）

A. 避免发生高血压脑病　　　　B. 避免发生高血压危象
C. 避免发生急进型高血压　　　D. 避免发生直立性低血压
E. 避免血压增高

【解析】高血压患者降血压时血管扩张，易发生直立性低血压，故本题应选 D。

四、抗高血压药的用药指导

高血压病是由多基因遗传与环境及多种危险因素相互作用的一种全身性疾病。虽然近年来对高血压发病机制和降压药物的研究均获迅速发展，但高血压伴发的心、脑、肾等靶器官损害的患病率、致残及病死率却未得到很好的控制，均呈增多趋势。近期的流行病学调查显示，我国高血压发病率逐年增加。虽然很多高血压患者已经确诊并服用了降压药物，但能够规律服药并有效控制血压的高血压患者不足10%。因此提高人们对高血压疾病特性与药物治疗的认识，提高血压达标率，减少心、脑、肾等疾病的发生尤为重要。

高血压一般需要采取综合治疗措施，包括低盐饮食、限酒、戒烟、加强体育锻炼等非药物治疗和药物治疗，以有效降低血压，减轻器官损害，改善患者的生活质量，延长生命。对高血压的药物治疗，采用个体化治疗方案，根据患者年龄、性别、病理特点，制订出适合患者的具体治疗方案，为了达到"最好疗效，最少不良反应"的目的，一般应遵循以下原则：

（1）根据病情特点阶梯用药。对于轻、中度高血压患者，可采用单药治疗，临床上常选用一线降压药物。若高血压患者选用单药治疗后，血压不能控制在 140/90 mmHg 以下者，需要二联用药，如果还不能达到预期效果，则考虑三联用药。

（2）合理选药。高血压伴有合并症时的选药（表5-1），在用药时注意降压速度不得过快，以免造成重要脏器供血不足。

表5-1　高血压伴有合并症时的选药

高血压伴有合并病症	宜选用	不宜选用
心绞痛	β受体阻断药、钙拮抗药、ACEI	肼屈嗪
慢性心功能不全	利尿药、ACEI、哌唑嗪、肼屈嗪	β受体阻断药、钙拮抗药
肾功能不全	可乐定、钙拮抗药、ACEI	利尿药
消化性溃疡	可乐定、钙拮抗药、ACEI	利血平
痛风	氯沙坦、钙拮抗药、ACEI	利尿药、β受体阻断药

续表

高血压伴有合并病症	宜选用	不宜选用
糖尿病	ACEI、哌唑嗪	利尿药、β受体阻断药
高血脂	哌唑嗪、可乐定、ACEI	利尿药、β受体阻断药
抑郁症	哌唑嗪、肼屈嗪	利血平、甲基多巴
哮喘	钙拮抗药、ACEI、利尿药	β受体阻断药
高血压脑病及高血压危象	硝普钠、拉贝洛尔	

(3) 剂量与疗程。要求剂量个体化，从小剂量开始，逐渐加量，摸索出适合患者的最佳剂量。高血压是慢性病，需要长时间规律用药，以确保平稳降压，并注意不得突然中断用药，以免给患者带来不适和危险。

五、任务实施

（一）用药前护理评估

(1) 询问患者既往史及家族史，如是否有心脏病、高血压、高血糖、高血脂病史。

(2) 详细询问患者用药史，包括用药的种类、剂量、时间、用法及疗效等情况，了解有无不良反应发生、有无药物禁忌证等。

(3) 询问患者生活习惯，是否有引起高血压的危险因素，如高钠高脂饮食、吸烟、嗜酒、生活紧张、工作压力过大等。

(4) 用药宣传教育：①向患者宣传和介绍高血压病防治常识，纠正"尽量不用药"的错误认识，使其明确认识到非药物治疗只是药物治疗的辅助措施。使患者坚持长期规律用药、平稳降压，嘱咐患者不可随意停药；②向患者讲明用药的目的和注意事项，并介绍所服用的抗高血压药可能出现的不良反应及预防措施；③教给患者正确的服药方法和用药原则；④教会患者在用药过程中进行自我监护，坚持每日测量心率、血压和体重（服用降压药2小时后测量），并且详细记录检测结果，以便对药物治疗效果进行全面的评价。

（二）用药期间的护理措施

(1) 用量：抗高血压药应从小剂量开始给药，逐步调整剂量。如哌唑嗪最好首剂减半（第一次用量不超过0.5 mg），肼屈嗪每日剂量不超过200 mg。为了平稳降压和延长作用时间，可选用抗高血压药的缓释剂和控释剂。

(2) 用法：高血压危象患者静脉滴注硝普钠时应注意避光（加遮光罩避光），并严格控制滴速。

(3) 用药期间应注意监测心率和血压变化,以防发生低血压。发现患者出现血压急剧升高、剧烈头痛、眩晕、视物模糊、心悸、胸闷、气短、心动过速、心前区疼痛等,可能是高血压危象的表现;出现剧烈头痛、恶心、呕吐以至失语偏瘫等,可能是高血压脑病的表现,需要立即通知医生以便及时处理。

(4) 使用卡托普利或依那普利的患者,若出现刺激性干咳,一般停药4~5天内可自行消失,若刺激性干咳较重者,可用药物对症治疗,并注意不宜与保钾利尿药合用;普萘洛尔停药时宜逐渐减量,缓慢停药,否则会导致血压升高,加重病情,甚至诱发心绞痛。

(三) 用药护理评价

观察用药后患者血压是否控制稳定和出现的不良反应。

(宋和梅)

任务二　抗心绞痛药

心绞痛是因为冠状动脉供氧减少或心肌耗氧量增加,引起心肌急剧、暂时性缺血与缺氧的综合征。发作时,表现为阵发性的胸骨后压榨性疼痛,常放射至左上肢,疼痛一般持续数分钟,休息或服用抗心绞痛药后可缓解。

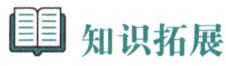

知识拓展

心绞痛的分型

参照世界卫生组织的缺血性心脏病的命名及诊断标准的意见,可作如下归类:

(1) 劳累性心绞痛。其特点是疼痛由体力劳累、情绪激动或其他足以增加心肌需氧量的情况所诱发,休息或舌下含化硝酸甘油后迅速缓解。根据病程、发作频率及转归,此类心绞痛又可分为稳定型劳累性心绞痛、初发型劳累性心绞痛及恶化型劳累性心绞痛。

(2) 自发性心绞痛。其特点为疼痛发生与心肌耗氧量的增加无明显关系,多发生于安静状态,疼痛程度较重,持续时间长,不易为含用硝酸甘油所缓解,包括:卧位型(休息或熟睡时发生)、变异型(为冠脉痉挛所诱发)、中间综合征和梗死后心绞痛。

（3）混合型心绞痛。其特点是患者在心肌需氧量增加或无明显增加时可能发生心绞痛。

临床常将初发型、恶化型及自发性心绞痛通称为不稳定型心绞痛。

抗心绞痛药能扩张全身动、静脉血管和冠状血管，降低心肌耗氧量，增加心肌供氧，调整心肌对氧的供需平衡，从而减轻症状，缓解患者痛苦，防止发展为心肌梗死。常用药物有：硝酸酯类、β受体阻断药、钙通道阻滞药。

一、硝酸酯类

处方示例

患者，男，58岁。4天前夜间睡觉时无明显诱因出现胸骨中下段疼痛，呈压榨感，伴颈部紧缩感，疼痛放射至肩背部，含服"速效救心丸"后疼痛稍缓解，伴胸闷、气促、恶心、心悸、头昏、头痛，未行特殊处理。1天前患者胸痛再发加重，就诊当地卫生所输液治疗（具体不详），胸痛缓解不明显，后到我院急诊科进行治疗，急诊科心电图示：Ⅱ、Ⅲ、AVF、$V_{1\sim6}$ ST段抬高＞0.1 mV，即予阿司匹林300 mg、氯吡格雷300 mg口服后立即转入心内科。经检查，诊断为：稳定型心绞痛，中度高血压。给予处方如下：

Rp.

阿司匹林肠溶片100 mg×15片

【用法】100 mg　每天1次　口服

氯吡格雷片75 mg×15片

【用法】75 mg　每天1次　口服

贝那普利片5 mg×30片

【用法】5 mg　每天2次　口服

单硝酸异山梨酯片20 mg×30片

【用法】20 mg　每天2次　口服

【分析】对该患者如何进行用药护理和指导？

常用药物有硝酸甘油（nitroglycerin）、硝酸异山梨酯（isosorbide dinitrate）、单硝酸异山梨酯（isosorbide mononitrate）等，硝酸甘油最常用。

【药理作用】

硝酸甘油的基本作用是松弛平滑肌，特别是松弛血管平滑肌，扩张静脉、动脉和冠状血管，降低心肌耗氧并增加心肌供氧。

（1）降低心肌耗氧量。硝酸甘油明显扩张静脉血管，减少回心血量，降低心脏前负荷并使心室容积缩小，进而使心室壁肌张力下降，降低心肌耗氧量；扩张动脉血管，减轻心脏后负荷，使心脏的射血阻力降低，从而降低心肌耗氧量。

（2）增加心内膜下区的血流量。扩张冠状血管，心外膜血管穿过肥厚的心肌，供应心内膜下层，心内膜下层为最常见的缺血区域。硝酸甘油减少回心血量，减低心室容积及心室内压，有利于血液从心外膜流入心内膜下层。

（3）增加心肌缺血区的血流量。硝酸甘油选择性扩张冠脉心外膜较大的输送血管及侧支循环血管，血液经扩张的心外膜血管及侧支循环，从阻力较大的非缺血区经扩张的侧支血管流向阻力较小的缺血区，增加缺血区的血液灌注。（见图5-3）

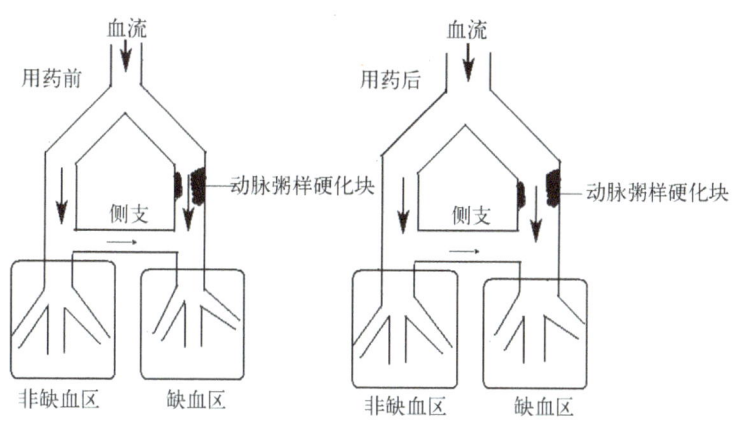

图5-3 硝酸甘油对冠脉血流分布的影响

【临床应用】

（1）心绞痛。舌下含服硝酸甘油能迅速缓解各型心绞痛发作，是预防和治疗各型心绞痛的首选药物，特别是对劳累性心绞痛疗效最为显著。对于不稳定型心绞痛，宜采用静脉给药的方式，并辅以阿司匹林等其他治疗药物。

（2）急性心肌梗死。早期应用可减少心肌的耗氧量，缩小梗死面积，降低梗死的病死率。

（3）心功能不全。硝酸甘油扩张静、动脉血管，减轻心脏的前、后负荷，用于重度及难治性心功能不全的治疗。

【不良反应】

(1) 血管扩张反应。可出现搏动性头痛，面部、颈部、胸部皮肤潮红、心慌、心悸等，严重时可引起直立性低血压和昏厥。眼内血管扩张可升高眼内压，一般连服数日即可消失。也可因血压下降，反射性心率加快，使心肌耗氧量增加而诱发心绞痛。

(2) 高铁血红蛋白症。剂量过大可引起高铁血红蛋白症，表现为呼吸困难、发绀、呕吐，重者可危及生命，可静脉注射亚甲蓝对抗。

(3) 耐受性。一般连续使用2~3周即可出现，与同类药物有交叉耐受性，但停药1~2周后可恢复其敏感性。

【护理注意事项】

(1) 了解患者是否用过抗心绞痛药物，以及所用药物的名称、剂量、用药时间及疗效情况。

(2) 应用硝酸甘油时，要求患者采取坐位或半卧位，舌下含服。

(3) 硝酸甘油性质不稳定，有挥发性，需要密封、阴凉处避光保存。

(4) 大剂量时血压过度降低，可反射性引起交感神经兴奋，心率加快，心肌耗氧量增加而对心绞痛患者不利，与β受体阻断药合用可以防止。

(5) 本药不宜长期连续应用，宜采用小剂量、间歇给药法，且无论采用何种途径给药，每天的停药时间必须在8小时以上，以避免耐受性产生。

(6) 长期接触硝酸酯类药物可产生"依赖性"，如果突然停药，可能产生严重的心肌缺血、心肌梗死甚至猝死，故病情缓解后应逐渐减量直至停用。

(7) 低血压、青光眼及颅内压增高的患者禁用。

硝酸异山梨酯

硝酸异山梨酯（isosorbide dinitrate）的作用机制与硝酸甘油相似，但作用较弱，起效较慢，维持时间较长。舌下含服10~30分钟起效，作用维持时间2~6小时。口服给药生物利用度低，个体差异大，40~60分钟起效，作用持续时间3~6小时。对心绞痛发作疗效不如硝酸甘油确切可靠，主要口服用于心绞痛的预防和心肌梗死后心衰的长期治疗。

单硝酸异山梨酯

单硝酸异山梨酯（isosorbide mononitrate）口服生物利用度高，作用持续时间长达8小时，主要用于预防心绞痛，效果较硝酸异山梨酯好。

二、β受体阻断药

β受体阻断药可使心绞痛发作次数减少，心肌耗氧量降低，患者运动耐量增加，硝酸甘油用量减少，现已作为抗心绞痛的一类重要药物，代表药物是普萘洛尔（propranolol）。

情景案例

> 患者，男，52岁。因劳累与情绪过于激动而突发心前区剧烈闷痛，查体：血压130/90 mmHg，心率110次/分。诊断：稳定型心绞痛伴窦性心动过速。治疗：硝酸甘油片含化，普萘洛尔片口服。
>
> 试分析：
>
> 该患者用药是否合理？

普萘洛尔

【药理作用】

（1）降低心肌耗氧量。通过阻断心脏$β_1$受体，使心率减慢，心肌收缩力降低，心肌耗氧量下降，缓解心绞痛。

（2）改善心肌缺血区的供血供氧。由于阻断$β_1$受体，可使心率减慢，舒张期延长，冠脉灌注时间延长，这样有利于血液从心外膜流向心内膜缺血区；同时也有利于血液通过侧支流向低阻力的缺血区，增加缺血区的供血供氧。

此外，普萘洛尔还能促进氧合血红蛋白的解离，增加全身组织包括心肌的供氧，改善心肌代谢。

【临床应用】

用于稳定型和不稳定型心绞痛，尤其适用于伴有高血压或心律失常的心绞痛患者。

目前有主张普萘洛尔与硝酸酯类合用，可相互取长补短。即两药通过不同的作用机制降低心肌耗氧量，增加心肌缺血区供血供氧；同时普萘洛尔能对抗硝酸酯类所引起的反射性心率加快，硝酸酯类可改善普萘洛尔引起的心室容积增大和心室射血时间延长。故两药合用可使疗效增强，副作用相抵消。但需注意两药合用时应酌情减少各药的用量，以防血压显著下降，冠状动脉血流量减少，反而对心绞痛不利。

【不良反应】

常见有消化道反应，如恶心、呕吐等。

【护理注意事项】

（1）本药有效剂量个体差异大，宜从小剂量开始逐渐增量。久用停药应逐渐减量，以防反跳现象加剧心绞痛发作。

（2）因普萘洛尔阻断 β_2 受体后，可使 α 受体作用相对占优势，易致冠状动脉收缩，减少心肌供血，故对变异型心绞痛患者不宜使用。

（3）房室传导阻滞、支气管哮喘、心动过缓、慢性阻塞性肺疾病与周围血管病患者禁用。

此外，本类药物中的噻吗洛尔（timolol）、阿替洛尔（atenolol）、美托洛尔（metoprolol）等，药理作用与普萘洛尔相似，也可用于防治心绞痛。

三、钙通道阻滞药

本类药物中常用的抗心绞痛药物有硝苯地平（nifedipine）、维拉帕米（verapamil）、地尔硫䓬（diltiazem）等。

情景案例

患者，男，52岁，有高血压病史。近1周每日清晨醒来时自觉心前区不适，胸骨后阵发性闷痛来医院就诊，查心电图无明显异常。现拟考虑用抗心绞痛药治疗。

试分析：

（1）该患者为何种类型心绞痛？

（2）请问三类抗心绞痛药中哪类药物不宜选用？

（3）对该病例优选何药抗心绞痛？为什么？

【药理作用】

（1）降低心肌耗氧量。通过阻滞心肌和血管平滑肌细胞膜上的钙通道，抑制 Ca^{2+} 内流，减慢心率，减弱心肌收缩力，使心脏做功减少；同时舒张外周血管，降低心脏负荷，从而降低心肌耗氧量。

（2）增加心肌缺血区供血供氧。能扩张冠状动脉，解除血管痉挛，同时还可增加侧支循环，从而增加缺血区血流量，改善缺血区心肌的供血供氧。

（3）保护心肌作用。心肌缺血时，可增加心肌细胞膜对Ca^{2+}的通透性或干扰其外流，使细胞内Ca^{2+}积聚，导致细胞内钙超负荷，使线粒体肿胀而失去氧化磷酸化的功能，导致心肌细胞死亡。本类药物阻止Ca^{2+}内流，避免缺血心肌发生"钙超载"，从而保护心肌。

【临床应用】

可用于各种类型心绞痛。硝苯地平扩张冠状动脉作用强，抑制血管痉挛效果显著，对变异型心绞痛最有效，对伴高血压者尤为适用。维拉帕米对稳定型心绞痛有效，对变异型心绞痛，因扩张冠状动脉作用较弱，不宜单独应用。地尔硫䓬作用强度介于上述两药之间，对各种心绞痛患者都可应用，是一较安全有效的药物。

【不良反应】

（1）副作用，常见有颜面潮红、头痛、眩晕、恶心、便秘、心动过缓、踝部水肿。

（2）诱发血压下降，可导致冠心病和脑卒中发作，应用硝苯地平时多见，舌下含服或夜间应用更为危险。

（3）剂量过大，心脏抑制作用明显，可有心动过缓、房室传导阻滞等。伴有房室传导阻滞、心力衰竭的患者禁用。

【护理注意事项】

（1）严格掌握和控制药物剂量与给药速度，提倡使用缓释剂型。

（2）在用药期间，要检测心率与血压，避免血压降低过快。

（3）患者采取坐位舌下含化或口服，变换体位时要缓慢，注意防止因直立性低血压而出现的晕厥。

四、任务实施

（一）用药前护理评估

1. **病史和用药史** 了解患者的心血管状况，有无心力衰竭、高血压、高血脂，是否过度激动和剧烈运动，是否有吸烟、饮酒、饮茶等生活习惯。心绞痛发作的次数、疼痛的部位及每次发作持续的时间。是否应用过抗心绞痛药，所用药品的种类、剂量、次数和效果。

2. **机体状况** 了解患者心率、血压情况，心绞痛发作的频率和程度。

3. 用药指导

（1）告知患者心绞痛发作的原因，指导患者注意控制自己的情绪，不要过度激动，避免剧烈运动和寒冷刺激，养成良好的生活习惯，戒烟酒，注意适当锻炼。

（2）告知患者药物应用和保存的方法，硝酸甘油性质不稳定，应贮存在密封容器内，避免潮热、光照，6个月未用的药物应丢弃。药物需随身携带，放在随手可及的地方，以备急用。

（二）用药期间的护理措施

1. 强调给药方法　硝酸甘油舌下含服治疗心绞痛急性发作时，用药后5分钟若疼痛无缓解，每隔5分钟可再用药1次，如15分钟内用药3次仍无明显缓解，应急诊就医。

2. 重点监测项目　首次用药先让患者卧床休息10分钟后测血压。用药1小时后测量患者血压和心率。

3. 药物护理

（1）头痛：与药物扩张血管作用有关，可采取头部冷敷，保持环境安静或适量给予解热镇痛药缓解。

（2）直立性低血压：重在预防，要求患者用药后卧床休息，注意缓慢改变体位，防止摔倒。

（3）变异型心绞痛的患者：临睡前服药，防止夜间发作。

（三）用药护理评价

观察用药后患者疼痛症状是否明显缓解、血压与心率是否稳定和用药后出现的不良反应。

（宋和梅）

任务三　调血脂药与抗动脉粥样硬化药

动脉粥样硬化是一种慢性炎症过程，主要发生在大动脉及中动脉，特别是冠状动脉、脑动脉和主动脉，是心、脑血管病的主要病理学基础。一般认为本病的发生与脂质代谢紊乱和高脂血症关系甚为密切。早期或轻症动脉粥样硬化者，通过合理膳食，控制体重，适当的体力劳动锻炼，病情可得到缓解，无效或较重者应采用药物治疗。

用于防治动脉粥样硬化药物称为调血脂药和抗动脉粥样硬化药。

知识链接

原发性高脂蛋白血症

类型	升高的脂蛋白	血脂变化		动脉粥样硬化的危险
Ⅰ	CM	TC↑	TG↑↑↑	—
Ⅱa	LDL	TC↑↑	—	高度
Ⅱb	LDL+VLDL	TC↑↑	TG↑↑	高度
Ⅲ	βVLDL	TC↑↑	TG↑↑	中度
Ⅳ	VLDL	TC↑	TG↑↑	中度
Ⅴ	CM+VLDL	TC↑	TG↑↑	—

血浆中低密度脂蛋白（LDL）、极低密度脂蛋白（VLDL）、总胆固醇（TC）、三酰甘油（TG）增高可促进动脉粥样硬化的形成和发展，而高密度脂蛋白（HDL）有抗动脉粥样硬化的作用，与动脉粥样硬化呈负相关。降低 LDL、VLDL、TC、TG 或升高 HDL 的药物称为调血脂药。

一、调血脂药

（一）羟甲基戊二酸单酰辅酶A还原酶抑制药

羟甲基戊二酸单酰辅酶 A（HMG-CoA）还原酶抑制药，又称他汀类调血脂药。最早是从真菌培养液中提取而得，现有半合成品，是目前治疗高胆固醇血症的主要药物。

常用药物有：洛伐他汀（lovastatin）、普伐他汀（pravastatin）、氟伐他汀（fluvastatin）、辛伐他汀（simvastatin）等。

【药理作用】

（1）调节血脂。HMG-CoA 还原酶是体内胆固醇合成的限速酶。本类药物在肝脏竞争性抑制 HMG-CoA 还原酶活性，抑制酶作用呈剂量依赖性，使胆固醇合成显著减少；肝脏 LDL 受体表达增多，血浆 LDL 清除增加，降低血浆胆固醇；VLDL 合成减少，HDL 轻度升高。洛伐他汀降低胆固醇作用最强，普伐他汀最弱。本类药物降三酰甘油作用较弱。

（2）非调血脂作用。抑制血小板聚集和提高纤溶活性、降低血浆 C 蛋白、减轻动脉粥样硬化的炎症反应、改善血管内皮功能、抑制血管平滑肌增殖和迁移等作用。

（3）肾保护作用。他汀类不仅有依赖降低胆固醇的肾保护作用（即纠正因脂代谢异常而引发的慢性肾损害），同时具有抗细胞增殖、抗炎症、免疫抑制、抗骨质疏松等作用，减轻肾损害的程度，从而保护肾功能。

【临床应用】

（1）调节血脂。适用于高胆固醇血症为主的高脂血症，是伴有胆固醇升高的Ⅱ、Ⅲ型高脂血症的首选药。

（2）肾病综合征。对肾功能有一定的保护和改善作用，除与调血脂的作用有关外，可能还与他汀类抑制肾小球膜细胞的增殖、延缓肾动脉硬化有关。

（3）其他。预防心脑血管急性事件、抑制血管形成术后再狭窄、缓解器官移植后的排异反应和治疗骨质疏松症等。

【不良反应】

不良反应轻。大剂量应用，约10%患者有胃肠症状、头痛、皮疹，少数患者有血清转氨酶、碱性磷酸酶升高。不良反应轻者不必停药，老年人应减量。

【护理注意事项】

（1）洛伐他汀、普伐他汀口服吸收不完全，受食物影响。氟伐他汀口服吸收迅速而完全，不受食物影响。

（2）长期应用需定期查肝功能。

（3）孕妇、育龄妇女禁用本类药物。

（二）苯氧酸类药

苯氧酸衍生物又称贝特类（fibrates），最早应用的是氯贝丁酯（clofibrate，安妥明），降脂作用明显，但不良反应多而严重。新的苯氧酸类药效强、毒性低，有吉非罗齐（gemfibrozil）、苯扎贝特（bezafibrate）、非诺贝特（fenofibrate）等。

【药理作用】

（1）降低血浆TG、VLDL、TC、LDL含量。主要是激活脂蛋白脂酶，从而增加VLDL、TG水解，加速VLDL降解，并转化为LDL；其次是抑制肝内合成和分泌VLDL；从而使富含三酰甘油的VLDL清除加速。

（2）轻度升高HDL。正常时VLDL中的TG与HDL中的胆固醇酯可互换，VLDL减少，胆固醇酯则留于HDL中，导致HDL升高。

（3）其他作用。抗血小板聚集、抗凝血和降低血浆黏度、增加纤溶酶的活性等作用。

【临床应用】

用于原发性高三酰甘油（TG）血症，对Ⅲ型高脂血症和混合型高脂血症有较好的疗效，亦可用于伴2型糖尿病的高脂血症。

【不良反应】

较轻，可有胃肠反应，如轻度腹痛、腹泻、恶心等；偶有皮疹、脱发、视物模糊、血象及肝功能异常等。

【护理注意事项】

肝胆疾病患者、孕妇、儿童及肾功能不全者禁用。

（三）胆汁酸结合树脂

此类药物口服不吸收，在肠腔内与胆汁酸结合形成络合物随粪排出，故能阻断胆汁酸的肝肠循环和反复利用从而大量消耗胆固醇，使血浆中的TC和LDL水平降低。临床常用药物有考来烯胺（colestyramine）、考来替泊（colestipol），它们均为碱性阴离子交换树脂，不溶于水，不易被消化酶破坏。

【药理作用】

（1）本类药物显著降低血浆TC、LDL-C，轻度升高HDL-C。药物与胆汁酸络合，阻断胆汁酸的肝肠循环，胆汁酸重吸收减少。胆汁酸是肠道胆固醇重吸收所必需，故可降低肝内胆固醇。肝内胆固醇降低可使肝细胞表面LDL受体数量增多，血浆LDL向肝内转移，血浆TC、LDL-C浓度降低。

（2）本类药物亦可提高HMG-CoA还原酶活性，使肝脏胆固醇合成增多，故与HMG-CoA还原酶抑制药合用，可增强其降脂作用。

【临床应用】

适用于Ⅱa型高脂血症（原发性高胆固醇血症）、以总胆固醇和LDL-C升高为主的家族性高胆固醇血症的治疗。4~7天起效，2周内达最大效应。

【不良反应】

本品有特殊的气味，常致恶心、食欲减退、腹胀、便秘等胃肠症状。长期应用因为维生素缺乏可引起脂肪痢。

【护理注意事项】

（1）本品可妨碍香豆素类、强心苷类药物等吸收，应避免同时服用。

（2）纯合家族性高脂血症因患者肝表面缺乏LDL受体功能，本类药物无效。

（3）考来烯胺为氯化物形式，故可引起高氯性酸血症。

（四）烟酸类

烟酸是B族维生素之一，烟酸能降低血清TG、VLDL，降低LDL作用慢而弱，用药5~7天生效，可升高血浆HDL。

阿昔莫司

【药理作用】

烟酸的衍生物阿昔莫司（acipimox）为广谱调血脂药，作用强而持久。

本药通过抑制脂肪酸的分解，减少游离脂肪酸的释出，从而抑制三酰甘油在肝中合成；也能抑制VLDL、LDL的合成，并加速LDL的分解；还可改善糖尿病患者的空腹血糖和糖耐量，不引起尿酸的升高。

【临床应用】

适用于Ⅱ、Ⅲ、Ⅳ、Ⅴ型高脂血症。尤其适用于伴有2型糖尿病或伴有痛风的高脂血症患者。

【不良反应】

可有胃肠反应；偶有面部潮红、热感、瘙痒及皮疹等血管扩张反应。溃疡病患者禁用，肾功能不全者应减量。

二、抗氧化剂

氧自由基在动脉粥样硬化的发生和发展中发挥重要作用。已经证明，氧化型LDL（ox-LDL）影响动脉粥样硬化病变发生和发展的多个过程。因此，防止氧自由基对脂蛋白的氧化修饰，已成为阻止动脉粥样硬化发生和发展的重要措施。

普罗布考

【药理作用】

普罗布考（probucol）为强效氧化剂，饭后立即口服药物能增加药物的吸收，主要分布在脂肪组织，能降低血清总胆固醇，并同时降低LDL-C和HDL-C，但对VLDL、TG影响较小。HDL的改变，有利于胆固醇自外周向肝的逆转运，促进黄色瘤消退。此外，本药还具有高脂溶性，可结合到脂蛋白中，抑制细胞对LDL的氧化修饰，抑制巨噬细胞对脂质的吞噬，从而阻止动脉粥样硬化病变形成并使之消退，也可明显缩小皮肤及肌腱的黄色瘤。

【临床应用】

常与其他降血脂药合用治疗高胆固醇血症及预防动脉粥样硬化的形成。

【不良反应】

常见腹泻、腹胀、腹痛、恶心等胃肠反应。偶见嗜酸性粒细胞增多、感觉异常、血管神经性水肿;不宜用于有心肌损害的患者。用药期间注意监测心电图。孕妇和小儿禁用。

三、多烯脂肪酸类

多烯脂肪酸类(polyenoic fatty acids)又称为多不饱和脂肪酸类(polyun saturated fatty acids,PUFAs),多烯脂肪酸指有2个或2个以上不饱和键结构的脂肪酸。根据第一个不饱和键的位置不同分为两类:①n-6型PUFAs:主要含于植物油中,降脂作用弱,临床应用疗效可疑。②n-3型PUFAs主要含于海洋生物藻、鱼及贝壳类中,已有含n-3型PUFAs的浓缩鱼油制剂。

n-3型PUFAs的主要作用有降低三酰甘油,轻度升高HDL,大多出现在用药几天或几周内,对总胆固醇和LDL胆固醇影响小。长期服用,能预防动脉粥样硬化斑块形成并使斑块消退。

此外,还能抑制血小板聚集,使全血黏度下降。可减轻斑块的炎症反应,稳定斑块,使之不易发生自发性破裂,减少心血管事件的发生。

鱼肝油禁用于Ⅱa型高脂蛋白血症,因其可能增加LDL-C水平。

(宋和梅)

任务四 抗心律失常药

一、概述

心律失常(arrhythmia)是指心脏搏动的频率或节律的异常。心律失常时心脏泵血功能发生障碍,影响全身器官的供血。某些类型的心律失常如心室颤动,可危及生命,必须及时纠正。心律失常的治疗方法有药物治疗和非药物治疗(起搏器、电复律、导管消融术和手术等)两种。

药物治疗在抗心律失常方面发挥了重要作用,但抗心律失常药又存在致心律失常的毒副作用。要做到正确合理应用抗心律失常药,必须掌握心脏电生理特征、心律失常发生机制和药物作用机制。

(一)心律失常发生的机制

冲动形成异常和(或)冲动传导异常均可导致心律失常发生。心肌组织内形成折返、心肌细胞自律性增高和出现后除极是心律失常的主要机制。

1. 折返(reentry)　是指一次冲动下传后,又沿另一环形通路折回,再次兴奋已兴奋过的心肌,是引发快速型心律失常的重要机制之一。

2. 自律性升高　交感神经活性增高、低血钾、心肌细胞受到机械牵张均可使动作电位4相斜率增加,导致自律细胞自律性升高。而缺血缺氧则可使非自律心肌细胞如心室肌细胞出现异常自律性,这种异常兴奋向周围组织扩布可引起心律失常。

3. 后除极　某些情况下,心肌细胞在一个动作电位后产生一个提前的去极化,称为后除极,后除极的扩布可诱发心律失常。

(二)抗心律失常药的作用和分类

1. 抗心律失常药的作用　抗心律失常药多是通过以直接或间接的方式影响Na^+、K^+、Ca^{2+}的转运,纠正心律失常时的电生理紊乱而发挥其治疗作用。

(1)降低自律性:自律性的高低取决于4期自动除极的速率和最大舒张电位。药物通过:①抑制快反应细胞4期Na^+、Ca^{2+}内流;②促进K^+外流;③阻断心脏的$β_1$受体等多个环节降低自律性使心率减慢。

(2)减慢传导速度:阻滞0期Na^+内流,使0期上升速度减慢,从而减慢心房肌、心室肌和浦肯野纤维的传导使心率减慢。

(3)改善传导消除折返:通过增强膜反应性来改善传导,消除单向传导阻滞;通过降低膜反应性来减慢传导,延长有效不应期,使单向传导阻滞变为双向传导阻滞消除折返。

2. 抗心律失常药物分类　根据药物对离子通道和电生理特性的影响,抗心律失常药物分为四类(见表5-2抗心律失常药的作用特点及分类)。

表5-2　抗心律失常药的作用特点及分类

分类		特点	常用药
Ⅰ类	Ⅰa	适度阻滞钠通道	奎尼丁、普鲁卡因胺
	Ⅰb	轻度阻滞钠通道	利多卡因、苯妥英钠等
	Ⅰc	重度阻滞钠通道	普罗帕酮、氟卡尼

续表

分类	特点	常用药
Ⅱ类	β受体阻断药	普萘洛尔
Ⅲ类	延长动作电位时程药	胺碘酮
Ⅳ类	钙通道阻滞药	维拉帕米

二、常用的抗心律失常药

处方示例

患者，女，33岁。因心悸2年入院就诊。2年间未到医院进行治疗，否认高血压、冠心病、糖尿病等慢性病史，否认肝炎、结核、伤寒等传染病史。检查：血压：113/72 mmHg，心率：111次/分；甲状腺功能及甲状腺B超：无异常；心电图：窦性心动过速；血生化全套：无异常。诊断：窦性心动过速。

Rp.

美托洛尔片25 mg×10片

【用法】25 mg　每天2次　口服

【解析】窦性心动过速症状明显时，选择一种β受体阻滞药。窦性心动过速以去除病因为主，一般不需要特殊治疗，症状明显时可给予β受体阻滞药，必要时加镇静剂。持续性窦性心动过速出现心力衰竭，并且药物治疗无效时，可考虑消融治疗。

（一）Ⅰ类——钠通道阻滞药

1. Ⅰa类

本类药物作用广泛，适度阻滞钠通道，降低自律性，延长动作电位及有效不应期。代表药物有奎尼丁（quinidine）、普鲁卡因胺（procainamide）。

奎尼丁

奎宁是金鸡纳树皮所含的生物碱，奎尼丁是奎宁的右旋体。奎尼丁曾被广泛应用于心律失常的治疗，目前因其临床疗效有限及不良反应较多，应用较少。

【药理作用】

奎尼丁适度阻滞钠通道，亦可抑制钾外流及钙内流。此外尚有较明显的抗胆碱作用和阻断外周α受体作用。

（1）降低自律性：抑制4相钠、钙内流，降低心房肌、心室肌及浦氏纤维的自律性。对窦房结自律性影响不大，但在窦房结功能低下时，抑制窦房结作用则较明显。

（2）减慢传导速度：抑制心房肌、心室肌、浦氏纤维动作电位0相速率，减慢传导速度。

（3）延长有效不应期：阻滞钠通道，抑制3相钾外流，动作电位时程和有效不应期均延长，但有效不应期延长更显著。

（4）其他作用：抗胆碱作用，能对抗迷走神经对心脏的抑制作用，可提高窦房结自律性及加快房室传导速度。阻断α受体，扩张外周血管。此外，阻滞钙通道，具有一定的负性肌力作用。

【临床应用】

奎尼丁为广谱抗心律失常药，可用于治疗心房颤动、心房扑动、室上性及室性心动过速等多种快速型心律失常，是重要的转复心律药物之一。虽然目前心房颤动、心房扑动等多采用电转律，但奎尼丁的转复心律作用，仍具一定的临床价值，可用于预防转律后的复发。

【不良反应】

奎尼丁的不良反应较多。

（1）金鸡纳反应：有恶心、呕吐、腹痛、腹泻、食欲减退等胃肠道反应，以及头痛、头晕、耳鸣、视物模糊等中枢神经系统反应。

（2）心血管系统反应：奎尼丁的心脏毒性较为严重，可致多种类型的心律失常，如房室及室内传导阻滞、QT间期延长、尖端扭转型心动过速等，亦可引起低血压、心力衰竭等。严重者，可以发生奎尼丁晕厥，危及生命。

（3）过敏反应：部分患者应用后，可出现发热、荨麻疹、呼吸困难、血小板减少性紫癜、白细胞减少、溶血性贫血等过敏反应。

【护理注意事项】

病态窦房结综合征、QT间期延长、重度传导阻滞、血小板减少症、严重肝病、强心苷中毒等禁用本药。

普鲁卡因胺

普鲁卡因胺是普鲁卡因的衍生物，不易被酯酶破坏。可口服、肌内注射和静脉注射，血药浓度较高，肝脏代谢物仍具有抗心律失常作用。

普鲁卡因胺对心脏作用与奎尼丁相似，无明显的抗胆碱及阻断α受体作用。可降低自律性、延长有效不应期。临床应用、禁忌证与奎尼丁相似。静脉注射给药可用于抢救危急患者，对于急性心肌梗死引起的室性心律失常不作首选。

口服可有胃肠道反应，静脉给药可引起低血压，中枢神经系统不良反应有精神失常、幻觉等。大剂量应用，心脏抑制作用明显。皮疹、发热、白细胞减少、肌肉痛等过敏反应常见。长期应用，少数患者可出现红斑狼疮综合征。

2. Ⅰb类

本类药物轻度阻滞钠通道，亦可促进钾外流，主要作用于心室肌和浦氏纤维系统。常用药物有利多卡因（lidocaine）、苯妥英钠（phenytoin sodium）等。

利多卡因

利多卡因是常用局部麻醉药物，除有局部麻醉作用外，尚有抗心律失常作用。本药只能静脉给药，是目前治疗室性心动过速最常用的药物之一。

【药理作用】

利多卡因对心房几乎无作用，选择性地作用于浦氏纤维系统和心室肌。

（1）降低自律性：治疗浓度的利多卡因可减慢4相去极化速度，降低浦氏纤维自律性。对窦房结自律性无明显影响，当窦房结功能异常时，亦可降低其自律性。

（2）改变传导速度：治疗剂量的利多卡因对传导速度影响小，当心肌缺血、血液偏酸性时，抑制0相钠内流，减慢传导速度；当低血钾或心肌组织因牵拉，部分浦氏纤维去极化时，利多卡因促进3相钾外流，引起超极化，加快传导速度。

（3）相对延长有效不应期：促进3相钾外流，动作电位时程和有效不应期均缩短，但动作电位时程缩短较有效不应期缩短更明显，有效不应期在动作电位时程中所占比例增大，故相对延长有效不应期，有利于折返消除，从而发挥抗心律失常作用。

【临床应用】

对多种室性心律失常均有效，急性心肌梗死诱发的室性心动过速、心室颤动，可作首选。对心脏手术、心脏介入以及强心苷类等药物引起的室性心动过速有效。

【不良反应】

治疗剂量下利多卡因不良反应较少。剂量过大或静脉注射过快时，不良反应增多，可致心律失常，如窦性心动过缓、窦性停搏、房室传导阻滞、低血压、呼吸抑制。超大剂量可致惊厥、心脏停搏。中枢神经不良反应包括嗜睡、定向障碍、语言障碍、视物模糊、肌肉震颤等。

【护理注意事项】

（1）眼球震颤是利多卡因中毒的早期表现，一旦发现立即停药。

（2）Ⅱ度及以上房室传导阻滞患者禁用；心功能不全、肝功能不全、老年患者、儿童适当减量应用。

苯妥英钠

苯妥英钠对心肌电生理特性的影响与利多卡因相似，亦作用于浦氏纤维系统。可降低浦氏纤维自律性，相对延长有效不应期。能与强心苷类药物竞争Na^+-K^+-ATP酶，抑制强心苷类药物诱发的迟后除极和触发活动，改善强心苷中毒时房室传导功能。是强心苷类药物中毒引起的室性心律失常的首选药，对伴有房室传导阻滞的室性心动过速疗效尤佳。也可用于心脏手术、心脏介入、心肌梗死等引起的室性心律失常。静脉给药速度过快，易引起低血压；血药浓度过高，可致心动过缓、窦性停搏等。低血压患者慎用，Ⅱ度及以上房室传导阻滞患者禁用。

3. Ⅰc类

本类药物重度阻滞钠通道，抑制4相钠内流，降低自律性，显著降低0相去极速度和幅度，对传导影响明显，但对复极过程影响较小。本类药物安全范围小，致心律失常作用明显，临床应用需高度注意。

普罗帕酮

普罗帕酮（propafenone）口服吸收完全，首过消除明显，生物利用度低。30分钟起效，2~3小时作用达高峰，主要经肝脏和肾脏消除。

【作用与应用】

重度阻滞钠通道，也可阻滞钾、钙通道。降低浦氏纤维及心室肌的自律性，明显减慢传导速度。阻滞钙通道及阻断β受体，具有负性肌力作用。适用于室上性、室性期前收缩，室上性、室性心动过速，伴有心房颤动及心动过速的预激综合征。

【不良反应与注意事项】

常见不良反应有恶心、呕吐、味觉改变、眩晕、头痛等。心血管系统不良反应有房室传导阻滞、心衰加重、直立性低血压。

本药致心律失常作用较明显。QRS及QT间期明显延长者，需减量应用或停药。

氟卡尼

氟卡尼（flecainide）口服吸收良好，生物利用达90%以上，主要经肝脏代谢，肾功能不全者半衰期超过20小时。氟卡尼阻滞钠通道，明显减慢0相去极化速率，降低去极化幅度，减慢传导。抑制4相钠内流，降低自律性。抑制钾外流，延长动作电位时程。本药属广谱抗快速型心律失常药，可用于室上性、室性心律失常。氟卡尼致心律失常作用明显，包括房室传导阻滞、室性心动过速、室颤、折返性心律失常、长QT间期综合征等。其他不良反应有恶心、头晕、乏力等。

（二）Ⅱ类——β肾上腺素受体阻断药

β肾上腺素受体阻断药主要通过阻断β受体起效，部分药物尚有膜稳定作用，可延长动作电位时程。本类药物对异位起搏点的抑制作用较钠通道阻滞药弱。临床常用药物有普萘洛尔、美托洛尔、索他洛尔、艾司洛尔等。

普萘洛尔

【药理作用】

儿茶酚胺释放增多或交感神经过度兴奋时，心肌自律性增高，心率加快，易发生快速型心律失常。普萘洛尔（propranolol）阻断β受体是其抗心律失常的主要机制。

（1）降低自律性。降低窦房结、心房、浦氏纤维自律性，也可抑制儿茶酚胺诱发的后除极。

（2）减慢传导。较大剂量的普萘洛尔，具有膜稳定作用，可降低0相去极化速度，房室结和浦氏纤维的传导明显减慢。

（3）延长有效不应期。普萘洛尔可明显延长房室结有效不应期。治疗剂量下，动作电位和有效不应期均可缩短，但较大剂量时则明显延长。

【临床应用】

本药主要用于室上性心律失常。窦性心动过速、交感神经过度兴奋引起的窦性心动过速效果尤佳。对甲状腺功能亢进、嗜铬细胞瘤、运动和情绪激动引起的心律失常、部分折返性室上性心动过速患者有效；对于心房颤动、心房扑动，减慢心室率效果较好；但不易转复心律，与奎尼丁等药物合用疗效较好。

【不良反应】

可引起窦性心动过缓、房室传导阻滞，诱发心力衰竭和支气管哮喘等。糖尿病、高脂血症患者慎用。突然停药可出现反跳现象，故不可突然停药。

(三) Ⅲ类——延长动作电位时程药

本类药物突出的特点是显著延长动作电位时程和有效不应期，消除折返，抑制异常冲动，但部分药物可能致QT间期延长，引起尖端扭转型室性心律失常。本类药物尚兼有其他类型抗心律失常药的特性。药物有胺碘酮、索他洛尔、溴苄胺等。

胺碘酮

胺碘酮（amiodarone）口服吸收慢且不完全，生物利用度30%～40%，给药1周后作用较明显。静脉给药10分钟起效。由肝脏代谢，半衰期长达数周。停药后药效可维持4～6周。

【药理作用】

可阻滞钾、钠、钙通道。有阻断甲状腺素的作用。可阻断α、β受体，降低外周血管阻力、扩张冠状动脉、保护缺血心肌等。

（1）降低自律性。阻滞钠、钙通道，阻断β受体，可降低窦房结、浦氏纤维的自律性。

（2）减慢传导。可减慢房室结和浦氏纤维的传导速度，与阻滞钠、钙通道作用有关。

（3）可显著延长心房肌、房室结、心室肌和浦氏纤维的动作电位时程和有效不应期，此作用主要与阻滞钾通道有关。

【临床应用】

本品为广谱抗心律失常药，对心房扑动、心房颤动、室上性心动过速及室性心动过速有效。

【不良反应】

本药心脏毒性较小，常见不良反应有窦性心动过缓、房室传导阻滞、QT间期延长等。偶有尖端扭转型室性心动过速，静脉给药速度过快可发生低血压。长期给药可引起角膜微粒沉着，一般对视力影响不大，停药可恢复。少数患者可发生甲状腺功能紊乱及肝坏死。个别患者可发生肺纤维化，长期应用需定期检测肺功能，监测血清T_3、T_4。

(四) Ⅳ类——钙通道阻滞药

本类药物主要阻滞钙通道，作用于慢反应细胞，可降低自律性、减慢传导速度、延长有效不应期。目前钙通道阻滞药中，用于抗心律失常的有维拉帕米和地尔硫䓬。

维拉帕米

维拉帕米（verapamil）口服吸收快而完全，首过消除明显，生物利用度10%～20%，口服2小时后起效，3小时血药浓度达峰值，维持6小时。静脉注射1分钟内起效。半衰期6～8小时。主要在肝脏代谢，75%经肾脏排泄。

【药理作用】

维拉帕米阻滞钙通道，抑制钙内流。对钾通道亦有一定的阻滞作用。

（1）降低自律性。可降低窦房结自律性，降低缺血时心房、心室以及浦氏纤维的自律性。

（2）减慢传导。可减慢房室传导速度，消除折返，防止心房颤动、心房扑动引起的心室率加快。

（3）延长不应期。治疗剂量时，窦房结、房室结的有效不应期延长。较大剂量，浦氏纤维的有效不应期亦延长。

（4）减少后除极。阻滞钙通道，可降低心肌细胞内钙超载，抑制后除极和触发活动。

【临床应用】

治疗阵发性室上性心动过速，可作首选。对室上性和房室结折返引起的心律失常疗效好，对急性心肌梗死、心肌缺血、强心苷中毒引起的室性早搏有效，和奎尼丁合用可减慢心房颤动患者心室率。

【不良反应】

口服安全性较高，不良反应主要有腹胀、腹泻、便秘、头痛、瘙痒等。静脉给药，可发生低血压、心动过缓、房室传导阻滞、心力衰竭等不良反应。Ⅱ度及以上房室传导阻滞、心源性休克、心力衰竭患者禁用。老年及肾功能低下者慎用。

（五）其他类药物

腺苷

腺苷（adenosine）是内源性嘌呤核苷酸，半衰期极短，起效快而短暂，使用时需快速静脉注射。腺苷作用于腺苷受体，激活心房、房室结、心室的乙酰胆碱敏感的钾通道，钾外流加快，细胞膜超极化，降低自律性。此外，腺苷还可抑制钙内流，延长房室结有效不应期，减慢传导速度，抑制后除极。静脉注射可迅速终止阵发性室上性心动过速，对部分迟后除极引起的室性心动过速亦有效。给药速度过快，可致暂时心脏停搏。治疗剂量下，可有呼吸困难、眩晕、胸部不适等。

三、抗心律失常药的用药指导

心律失常的临床治疗,以去除心律失常发病诱因、针对性病因治疗为主,如改善心肌缺血、纠正电解质紊乱等。抗心律失常药物治疗属对症治疗,应用前应充分评估风险,权衡利弊,合理用药。

1. 去除诱因　缺血,缺氧,电解质紊乱,某些药物(如强心苷、茶碱类药物、抗寄生虫药物、抗精神病药物等)的使用是常见诱发心律失常的因素。去除诱因是抗心律失常治疗的基本措施。

2. 重视病因治疗　多数心律失常继发于某种疾病,或是某种疾病的临床表现之一,如甲状腺功能亢进。积极治疗原发疾病,有利于心律失常的治疗。部分症状性心律失常,当原发疾病改善后,心律失常可自愈。因此,分析、鉴别、治疗原发疾病,是抗心律失常治疗的前提。

3. 明确用药目标　抗心律失常药不主张预防性用药,除特殊需要(如急性心肌梗死患者,可能出现的室性心律失常等)外,多数抗心律失常药的安全范围较窄,易发生不良反应,严重者可致死。因此,只有当心律失常较为明显或患者症状较明显时,方可应用抗心律心失常药物。治疗目的不同,是决定抗心律失常药物选择的重要方面,如心房颤动,以减慢心室率为治疗目标,则宜选择维拉帕米、地高辛等药物;若以转复心律为目标,则宜选择奎尼丁、胺碘酮。

4. 合理选择药物　根据药物的作用特点、患者的生理和病理状态、患者对药物的反应等方面选择合适的药物,做到用药个体化。用药过程注意监测血药浓度及患者的心律变化。

四、任务实施

(一)用药前护理评估

(1)了解患者病史和机体状况。

(2)告知患者及其家属所用药物的名称、剂量、用法、作用及不良反应,嘱患者坚持服药,不得随意增减药物的剂量或种类。

(3)教会患者及其家属测量脉搏的方法、心律失常发作时的应对措施及心肺复苏术,以便于自我监测病情和自救。对安置心脏起搏器患者,讲解自我监测与家庭护理方法。

(4)向患者讲解心律失常的原因及常见诱发因素,如情绪紧张、过度劳累、急性感染、寒冷刺激、不良生活习惯(吸烟、饮浓茶和咖啡)等。指导患者劳逸结合,有规律生活。无器质性心脏病者应积极参加体育锻炼。保持情绪稳定，避免精神紧张、激动。改变不良饮食习惯，戒烟、酒，禁饮浓茶、咖啡、可乐等刺激性饮品。保持大便通畅，避免排便用力而加重心律失常。

（二）用药期间的护理措施

（1）休息。患者心律失常发作引起心悸、胸闷、头晕等症状时应保证患者充足的休息和睡眠，休息时避免左侧卧位，以防左侧卧位时感觉到心脏搏动而加重不适。

（2）饮食。给予富含纤维素的食物，以防便秘；避免饱餐及摄入刺激性食物如咖啡、浓茶等。

（3）病情观察。连接心电监护仪，连续监测心率、心律变化，及早发现危险征兆。及时测量生命体征，测脉搏时间为1分钟，同时测心率。患者出现频发多源性室性期前收缩、室性心动过速、二度Ⅱ型及三度房室传导阻滞时，及时通知医生并配合处理。监测电解质变化，尤其是血钾。

（三）用药护理评价

定期复查心电图和随访，发现异常及时就诊。

（宋和梅）

任务五 抗慢性心功能不全药

慢性心功能不全又称为充血性心力衰竭（congestive heart failure，CHF），是由多种病因引起的超负荷的心脏病，表现为心排血量减少，动脉供血不足，静脉淤血，不能满足机体组织需要的一种病理状态。药物治疗仍是目前治疗CHF的主要手段，可缓解症状、防止并逆转心室肥厚，提高患者的生存质量，延长生存期，降低病死率，改善预后。

抗慢性心功能不全药是一类能增强心肌收缩力或减轻心脏前、后负荷，增加心排血量的药物。根据其主要药理作用的不同，目前临床上应用的治疗CHF的药物可分：

（1）正性肌力药：强心苷类，非苷类正性肌力药（β受体激动药、磷酸二酯酶抑制药）。

（2）减轻心脏负荷药：利尿药、血管扩张药（钙通道阻滞药、硝酸酯类、直接扩血管药、α_1受体阻滞药）。

（3）肾素-血管紧张素-醛固酮系统（reninangiotensin-aldosterone system，RAAS）抑制

药：血管紧张素转化酶抑制药、血管紧张素Ⅱ受体阻滞药、醛固酮拮抗药。

(4) β受体阻断药。

一、正性肌力药

(一) 强心苷类

强心苷是一类选择性地作用于心脏，增强心肌收缩力的药物（表5-3四种强心苷类药物的药动学参数）。主要从洋地黄类植物中提取，故又称洋地黄类药物。常用药物有洋地黄毒苷（digitoxin）、地高辛（digoxin）、毛花苷C（lanatosideC，西地兰，cedilanid）、毒毛花苷K（strophanthin K）等，最多使用地高辛。根据其作用快慢、长短、强弱不同，将其分为慢效（洋地黄毒苷）、中效（地高辛）、速效（毛花苷C、毒毛花苷K）三类。

表5-3　四种强心苷类药物的药动学参数

项目	洋地黄毒苷	地高辛	毛花苷C	毒毛花苷K
口服吸收/%	90～100	60～85	20～30	2～5
蛋白结合/%	97	25	25	5
肝肠循环/%	27	7	少	少
肝代谢/%	70	20	少	0
原形肾排泄/%	10	60～90	90～100	100
$T_{1/2}$	5～7天	36小时	23小时	12～19小时
给药途径	口服	口服	静脉注射	静脉注射
起效时间	2小时	1～2小时	10～30分钟	5～10分钟
作用完全消失的时间	2～3周	5～7天	4～5天	1～3天

情景案例

患者，女，76岁。既往有高血压病史4年，最高达：180/110 mmHg，规律服用尼群地平，2片，qd。于2个月前无明显诱因出现活动后呼吸困难，伴有恶心、呕吐、食欲缺乏、乏力等不适就诊于当地医院，给予输液治疗（具体不详）后症状好转。4天前再次出现上述症状入院诊治，行心脏彩超示：①扩张型心脏病改变；②二尖瓣反流，主动脉瓣反流；③左心室收缩、舒张功能减低。病程中有食欲缺乏、乏力，伴双下肢轻度浮肿，无夜间阵发性呼吸困难，无明显端坐呼吸等症。诊断：心力衰竭。给予医嘱如下：

> 0.9%生理盐水10 mL+去乙酰毛花苷C针0.2 mg，静推，立即
> 0.9%生理盐水10 mL+呋塞米针20 mg，静推，立即
> 5%葡萄糖47 mL+硝酸甘油15 mg，微量泵泵入，立即
> 地高辛片0.13 mg，口服，qd
> 螺内酯片20 mg，口服，qd
> 依那普利片5 mg，口服，bid
> 【分析】 对该患者如何进行用药护理？

【药理作用】

（1）正性肌力作用（增强心肌收缩力）。强心苷对心脏具有高度选择性，能明显增强衰竭心脏的心肌收缩力。该作用是强心苷治疗CHF的主要药理学基础，具有3个特点。

①增加心肌供氧量：强心苷加快心肌收缩速度，使收缩期缩短，舒张期相对延长，从而有利于静脉血的回流、冠状动脉的血液灌流，改善心脏功能。

②降低衰竭心脏心肌耗氧量：强心苷增强心肌收缩力虽可使心肌耗氧量增加，但因心排出量增加，心室舒张末期容积减小，室壁张力降低，使心肌耗氧量明显减少。

③增加衰竭心脏的心排出量：心衰患者心室内残余血量较多，强心苷增强心肌收缩力使心排出量增加；同时通过降压反射，降低交感神经张力，使心衰时处于收缩状态的外周血管扩张，增加心排出量。

（2）负性频率和负性传导作用。治疗量强心苷对正常心率影响小。心功能不全时，反射性交感神经活动增强而使心率加快。应用强心苷后，心搏出量增加，反射性兴奋迷走神经，使心率减慢、房室传导速度减慢。

（3）其他作用。强心苷对CHF患者具有利尿和扩血管作用。其利尿作用能减少血容量，减轻心脏负担。

【作用机制】

强心苷增强心肌收缩力的基本机制是升高心肌细胞内游离Ca^{2+}浓度。目前认为强心苷选择性地与心肌细胞膜上Na^+-K^+-ATP酶结合并抑制其活性，使Na^+-K^+交换受阻，细胞内Na^+量增多，通过Na^+、Ca^{2+}交换，使Na^+外流增加，Ca^{2+}内流增加，导致细胞内游离Ca^{2+}浓度升高，且促使肌浆网Ca^{2+}释放，使心肌收缩力增强（图5-4）。

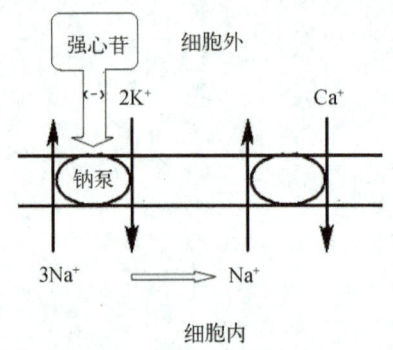

图5-4 强心苷作用机制示意

【临床应用】

（1）治疗心力衰竭。对CHF伴有心房颤动和心室率快的患者疗效最好；对心瓣膜病、先天性心脏病、高血压所致的低排血量的CHF疗效良好；但对继发于甲状腺功能亢进、严重贫血及维生素B_1缺乏等高排血量CHF疗效较差；对肺源性心脏病、心肌炎等因心肌缺血缺氧的CHF疗效差且易致中毒；对伴心肌外机械因素所引起的CHF（如心包积液、缩窄性心包炎、严重二尖瓣狭窄等）无效。

（2）治疗某些心律失常。

①心房纤颤和心房扑动：强心苷能缩短心房有效不应期，且缩短程度不均匀，易使心房扑动转变为心房颤动，然后通过减慢房室传导以及兴奋迷走神经、增加隐匿性传导，使过多的心房冲动不能完全传入心室，减慢心室率，改善心功能。

②阵发性室上性心动过速：强心苷兴奋迷走神经，抑制房室传导，延长房室结有效不应期，治疗阵发性室上性心动过速。

知识链接

心房扑动是快速而规则的心房异位节律，每分钟达250～300次，穿透力强，容易传入心室，使心室率过快而影响心脏泵血功能。

心房颤动是快慢不等、强弱不均的心房纤维颤动，每分钟可达400～600次。主要危害在于心房过多冲动传至心室，引起心室率过快，导致严重的循环衰竭。

【不良反应】

强心苷安全范围小，一般治疗量已达60%中毒量，并且不同患者对强心苷的敏感性个体差异大，故易发生毒性反应。

（1）胃肠反应。最常见的早期中毒症状，主要表现为食欲减退、恶心、呕吐等。

（2）神经系统反应。表现为表情淡漠、眩晕、疲倦、头痛、失眠、谵妄等。极少数出现黄视症、绿视症及视物模糊等视觉障碍。

（3）心脏反应。强心苷的严重不良反应，可出现各种心律失常，严重时可引起死亡。常见室性期前收缩。也可出现阵发性心动过速、房室传导阻滞、窦性心动过缓或窦性停搏。

【给药方法】

原则上应采用个体化给药方案。

（1）传统给药方法（先达全效量，后给维持量）。先在短时间内给予足量强心苷以充分发挥疗效，此称为全效量或洋地黄化量；然后逐日给予小剂量补充每日消除量，以维持疗效，称为维持量。全效量给药方法分为两种：①缓给法，适用于慢性轻症患者，于3~4天内给予全效量，可选用地高辛、洋地黄毒苷；②速给法，适用于重症且两周内未用过强心苷的患者，于24小时内给足全效量，可选用毒毛花苷K。

（2）每日维持量疗法。对病情不急的CHF，每日给予维持量，经4~5个$T_{1/2}$（6~7天），能使血药浓度达到稳态而发挥疗效。按此疗法给药能明显降低强心苷中毒的发生率，用于病情较轻的患者。

【护理注意事项】

（1）避免诱发中毒的各种因素。低血钾、高血钙、低血镁，以及肺心病、严重心肌损害的心肌缺氧和老年人肾功能低下是强心苷中毒的诱发因素。与高效利尿药合用时，应注意同时补钾。

（2）地高辛口服的生物利用度个体差异大，主要与制剂的制备过程有关。因此，用药时应注意选择同一来源的制剂。

（3）地高辛主要以原形从尿中排出，故老年人及肾功能不全患者易发生蓄积中毒，其用量应根据肌酐清除率计算。但肝功能降低的患者可安全使用。

（4）警惕中毒先兆，及时停药如频发室性期前收缩、心率每分钟低于50~60次、色视障碍，即为停药指征。

（5）药物治疗。轻度中毒者，停药后中毒症状自行消失，中毒严重者，根据心脏反应的不同，采取相应的治疗措施。

①对于快速型心律失常，可采用补钾的办法纠正，轻者口服氯化钾，重者静脉滴注或选择苯妥英钠、利多卡因等抗心律失常药。

②对于心动过缓或Ⅱ、Ⅲ度房室传导阻滞可用阿托品。

③对危及生命的强心苷中毒，可用地高辛抗体Fab片段做静脉注射，解除地高辛对心肌Na^+-K^+-ATP酶的抑制作用。

（二）非苷类正性肌力药

非苷类正性肌力药包括β受体激动药和磷酸二酯酶抑制药等。由于这类药物可能增加心衰患者的病死率，故不宜作为常规治疗药物。

1. β受体激动药

在CHF的病理生理过程中，因心排出量的减少代偿性使交感神经系统长期处于激活状态，内源性儿茶酚胺类的增多使$β_1$受体发生向下调节和敏感性下降，因此拟交感神经药通过激动$β_1$受体而加强心肌收缩力的作用较弱，却能加快心率而增加心肌耗氧量。故一般不宜使用拟交感神经药，仅用于其他药物治疗无效且无禁忌证的CHF患者。

多巴酚丁胺

【作用与应用】

多巴酚丁胺（dobutamine）主要激动心脏$β_1$受体，对$β_2$受体和α受体作用较弱，能明显增强心肌收缩力，增加衰竭心脏的心排出量。临床主要用于对强心苷反应不佳的心力衰竭的紧急处理。

【不良反应与注意事项】

若剂量过大可引起心率加快，心肌耗氧量增加而诱发心绞痛或心律失常。严格控制用药剂量和给药速度，在用药期间要监测患者血压、心率、心律的变化。

2. 磷酸二酯酶抑制药

【作用与应用】

本类药物能抑制磷酸二酯酶Ⅲ的活性，减少cAMP的降解，增加心肌细胞内cAMP的水平从而产生正性肌力作用，血管平滑肌细胞内cAMP增加可松弛血管平滑肌，扩张血管，又称正性肌力扩血管药。本类药物常用的有氨力农（amrinone）、米力农（milrinone）及维司力农（vesnarinone）等。

氨力农是最早应用的磷酸二酯酶抑制药，具有增强心肌收缩力，扩张血管的作用。因不良反应较多，仅用于急性CHF或经其他药物治疗无效时的CHF，限于静脉滴注短期用药。

米力农属于双吡啶类衍生物，抑制磷酸二酯酶的作用是氨力农的20倍以上，现已取代氨力农用于严重CHF的治疗，但也仅限于静脉滴注短期用药。

维司力农口服有效，临床报道能降低CHF患者的病死率。

二、减轻心脏负荷药

（一）利尿药

在CHF时，体内的水钠潴留可加重CHF，两者形成恶性循环。利尿药通过利尿排钠，消除水钠潴留，减少血容量和回心血量，以及舒张血管，减轻心脏的前、后负荷而缓解心衰。

轻度CHF可选用中效利尿药噻嗪类。对严重CHF，急性左心衰竭合并肺水肿，可选用强效利尿药如呋塞米静脉注射。保钾型利尿药多与强效、中效利尿药合用治疗CHF，既可使利尿效果增强，也可防止因排钾诱发强心苷中毒引起心律失常，如严重CHF伴有高醛固酮血症，应选用螺内酯。

（二）血管扩张药

血管舒张药因迅速扩张血管对重度以及难治性CHF能取得较好疗效，是治疗CHF的一种辅助疗法。

治疗CHF的血管舒张药的选择应根据病因、病情而定。以舒张小动脉为主的肼屈嗪用于心排出量明显减少、外周阻力高的CHF；以舒张小静脉为主的硝酸酯类用于肺静脉压明显升高、肺淤血症状明显者；均衡性舒张小动脉、小静脉的硝普钠、哌唑嗪用于心排出量低及有肺淤血的患者。

血管舒张药治疗CHF的主要不良反应是低血压，为了不影响冠状动脉的灌注，应使收缩压不低于100 mmHg、舒张压不低于60 mmHg。所以静脉给药必须在严密监护下进行，注意调整剂量，从小剂量开始逐渐增至满意疗效剂量。血管舒张药会导致体液潴留而产生耐受性，应合并使用利尿药。

三、肾素-血管紧张素-醛固酮系统抑制药

肾素-血管紧张素-醛固酮系统（RAAS）抑制药用于CHF的治疗是抗心衰治疗的最重要进展之一，不仅能缓解心衰的症状、提高生活质量，而且显著降低心衰患者的病死率、改善预后。

(一) 血管紧张素转化酶抑制药

临床用于治疗 CHF 的 ACEI 有卡托普利 (captopril)、依那普利 (enalapril)、培哚普利 (perindopril)、雷米普利 (ramipril) 等。

【作用与应用】

血管紧张素转化酶抑制药 (ACEI) 除具有扩血管作用外,还可缓解 CHF 症状,降低 CHF 的病死率,并且可逆转心肌肥厚、心室重构及抑制心肌纤维化,从而改善预后。

ACEI 主要用于治疗重度和难治性 CHF,可明显降低病死率。常与利尿药、地高辛合用作为治疗 CHF 的基础药物。对于高血压并发 CHF,本类药是首选药。

(二) 血管紧张素 II (Ang II) 受体阻断药

本类药阻断 Ang II 受体,抗 CHF 作用与 ACEI 相似,但血管紧张素 II 受体阻断药的选择性更强,对 Ang II 效应的拮抗更完全。并且对缓激肽途径无影响,故使用后不引起咳嗽、血管神经性水肿等不良反应。长期应用对心率无明显影响,无耐受性。常用药物有氯沙坦 (losartan)、厄贝沙坦 (irbesartan) 等。

(三) 醛固酮拮抗药

CHF 时血中醛固酮的浓度可明显增高达 20 倍以上,因此,在对 CHF 的常规治疗基础上,加用醛固酮拮抗药螺内酯 (spironolactone)、依普利酮 (eplerenone),阻断醛固酮受体,对抗醛固酮造成的心脏功能障碍和心衰的恶化,可明显降低 CHF 病死率,防止左室肥厚时心肌间质纤维化,改善血流动力学和临床症状。

四、β 受体阻断药

β 受体阻断药可改善 CHF 的症状,提高射血分数,如在心肌状况严重恶化之前早期应用,可降低死亡率,提高生活质量。临床常用的 β 受体阻断药有卡维地洛、美托洛尔、比索洛尔、拉贝洛尔等。卡维地洛还有阻断 α 受体、抗氧自由基作用,可使 CHF 患者病死率下降 65%,是同类药中最优者。

β 受体阻断药可用于轻、中度的 CHF 患者。基础病因为扩张型心肌病者尤为适宜,但不作为治疗 CHF 的一线药物和标准治疗,只有在常规治疗无效或 CHF 合并有高血压、心律失常、冠心病以及心肌梗死的二级预防时使用,且在利尿药、ACEI 和地高辛作为基础治疗药之上时谨慎使用。应从小剂量开始,在严密观察下逐渐增加至患者能够耐受的剂量。起效缓慢,一般心功能明显改善平均需要 3 个月的时间。严重左室功能衰退,重度房室传导阻滞，低血压，支气管哮喘及肝肾功能不全者慎用或禁用。

五、任务实施

（一）用药前护理评估

1. 病史和用药史　了解患者心力衰竭的症状，有无肝大、腹水、颈静脉怒张、呼吸浅快、发绀、心动过速、全身水肿等症状；是否用过强心苷类药物，服药时间、剂量和效果如何；是否正在使用其他药物。

2. 机体状况　了解患者的心率、脉搏、血压及尿量是否正常，是否处于妊娠、哺乳期；是否有其他疾病。

3. 用药指导

（1）告知患者用药期间若出现心率改变、消化道症状或黄视、绿视现象立即告知医护人员。注意保持睡眠和平稳的情绪。

（2）教给患者自测脉搏的方法。告知患者若用药期间忘记按时服药，切忌补服或将两次药物合服。建议患者少饮酒，少食含钾高的食物和饮料。

（二）用药期间的护理措施

1. 强心苷类药物的给药方法　口服多在早餐后服用；肌内注射选择较大肌肉做深部注射，注意经常更换注射部位；不能采用皮下注射。静脉注射要严格控制速度。

2. 重点监测项目　用药期间注意监测患者的血压、心率和心律、脉搏、心电图情况。

3. 药物护理

（1）消化道反应：注意鉴别是强心苷过量或心衰未控制所致。

（2）注意观察患者是否有心力衰竭症状：水肿、呼吸困难、肺部啰音、液体出入不平衡等。

（3）用药期间，不要随意更换药物批号，以防生物利用度的改变影响疗效。

（4）观察药效，正常的药物反应是脉搏有力，呼吸困难缓解，排尿增加。

（5）使用强心苷类药物期间，禁用钙剂，以预防心律失常发生。

（三）用药护理评价

观察用药后患者症状是否明显缓解、血压、脉搏、心率和尿量是否稳定、正常和用药后出现的不良反应。

项目小结

　　高血压病无法根治，需要终身治疗。通过个体化用药一般将血压控制在140/90 mmHg以下，可以大幅度降低高血压并发症的发生率。在非药物治疗的辅助手段下，轻度高血压可选择单一用药，中、重度高血压提倡联合用药。通常在五类常用降压药中选择。

　　硝酸酯类扩张动、静脉，减低心肌耗氧量，扩张冠状动脉和侧支血管，改善局部缺血，舌下含服治疗各型心绞痛急性发作；β受体阻断药抑制心脏，使心肌耗氧量减低，心脏舒张期延长，改善缺血区心肌供血，尤其适用于伴有高血压或心律失常的劳累性心绞痛（稳定型和不稳定型），但对变异型心绞痛无效；钙拮抗剂抑制心脏、扩张阻力血管，减低心肌耗氧量，同时扩张冠状动脉，增加冠脉血流量，对变异型心绞痛疗效好。

　　高血脂患者首先强调非药物治疗，包括控制饮食、适当运动、减轻体重、减少饮酒等。临床根据患者血脂异常类型、病情危险程度选择调血脂药。TG、HDL正常的高血脂，首选他汀类；伴冠心病或其他心血管病或糖尿病患者，宜用贝特类；胆汁酸螯合剂主要用于Ⅱa型，常与氯丁酯合用；烟酸类广谱，除Ⅰ型外均有效；少数严重混合型高脂血症或家族性高胆固醇血症，单药治疗效差，考虑联用。

　　常用的抗心律失常药分为四类：钠通道阻滞药、β受体阻断药、延长动作电位时程药、钙通道阻滞药。临床用药应在了解病因、心律失常的具体类型及患者的身体状况等基础上，合理选用抗心律失常药。抗心律失常药应用不当也可导致心律失常发生，用药期间应定时监测心电图，严密观察心率、心律和血压的变化。严重心功能不全、房室传导阻滞、低血压等慎用抗心律失常药。

　　强心苷类药物有正性肌力、负性频率、负性传导作用，临床上主要用于心力衰竭，还可治疗心房扑动、心房纤颤和阵发性室上性心动过速。因安全范围小，用药期间需密切关注患者消化道反应、视觉和心率的变化。

（宋和梅）

思考与练习

1. 高血压兼有溃疡病者宜选用 （　　）
   A. 卡托普利　　　　　　　B. 可乐定
   C. 利血平　　　　　　　　D. 氢氯噻嗪
   E. 拉贝洛尔

2. 具有中枢降压作用的药物是 （　　）
   A. 卡托普利　　　　　　　B. 肼屈嗪
   C. 氢氯噻嗪　　　　　　　D. 可乐定
   E. 拉贝洛尔

3. 遇光易破坏，应用前需新选配制并避光的降压药是 （　　）
   A. 氢氯噻嗪　　　　　　　B. 硝普钠
   C. 肼屈嗪　　　　　　　　D. 尼群地平
   E. 普萘洛尔

4. 一线抗高血压药物不包括 （　　）
   A. 钙拮抗药　　　　　　　B. ACEI 及 Ang Ⅱ 受体阻断药
   C. 利尿药　　　　　　　　D. 肾上腺素受体阻断药
   E. 血管扩张药

5. 主要适用于高血压危象的是 （　　）
   A. 利血平　　　　　　　　B. 卡托普利
   C. 可乐定　　　　　　　　D. 硝普钠
   E. 普萘洛尔

6. 适用于心率快、高肾素高血压患者的药物是 （　　）
   A. 硝苯地平　　　　　　　B. 普萘洛尔
   C. 可乐定　　　　　　　　D. 肼屈嗪
   E. 氢氯噻嗪

7. 突然停药可出现反跳现象的是 （　　）
   A. 利血平　　　　　　　　B. 肼屈嗪
   C. 硝苯地平　　　　　　　D. 卡托普利
   E. 普萘洛尔

8. 最易引起直立性低血压的是 （　　）
   A. 普萘洛尔　　　　　　　B. 利血平
   C. 哌唑嗪　　　　　　　　D. 硝苯地平
   E. 氢氯噻嗪

9. 使用下列降压药时，要特别注意观察患者的脉搏的是 （　）
   A. 利尿药　　　　　　　　　　B. β受体阻断药
   C. ACEI　　　　　　　　　　　D. AngⅡ受体拮抗药
   E. α_1受体阻断药

10. 合并缺血性心脏病或急性肺水肿的高血压患者应慎用 （　）
    A. 硝苯地平　　　　　　　　　B. 普萘洛尔
    C. 硝普钠　　　　　　　　　　D. 肼屈嗪
    E. 氢氯噻嗪

11. ACEI最常见的不良反应为： （　）
    A. 干咳　　　　　　　　　　　B. 消化道反应
    C. 肝功能损害　　　　　　　　D. 白细胞减少
    E. 直立性低血压

12. 张某，男，45岁，头痛1个月，查体发现血压170/95 mmHg，下肢浮肿并伴有窦性心动过速，可选用下列 （　）
    A. 氢氯噻嗪+普萘洛尔　　　　B. 氢氯噻嗪+可乐定
    C. 硝苯地平+哌唑嗪　　　　　D. 硝苯地平+卡托普利
    E. 氢氯噻嗪+硝普钠

13. 患者患高血压病3年，入院后给予降压药等治疗，在用药护理中指导患者改变体位时动作宜缓慢，其目的为 （　）
    A. 避免发生高血压脑病　　　　B. 避免发生高血压危象
    C. 避免发生急进型高血压　　　D. 避免发生直立性低血压
    E. 避免血压增高

14. 男性，45岁。发现高血压病2年，近日血压170/110 mmHg，心率100次/分，血浆肾素增高，首选哪种药物治疗 （　）
    A. 氢氯噻嗪　　　　　　　　　B. 硝苯地平
    C. 美托洛尔　　　　　　　　　D. 硝酸甘油
    E. 安定

15. 某高血压患者，测其血压为220/120 mmHg，急起呼吸困难，不能平卧，双肺满布湿性啰音，宜选用哪种血管扩张剂治疗？ （　）
    A. 哌唑嗪　　　　　　　　　　B. 卡托普利
    C. 硝普钠　　　　　　　　　　D. 硝酸甘油
    E. 硝苯地平

16. 患者，男，68岁，因高血压来诊，医嘱予降压药口服治疗，护士应指导患者，为评估降压效果，患者应自行测量，记录血压。测量血压的最佳时段是
    A. 服用降压药前　　　　　　　B. 服用降压药后

C. 两次服用降压药之间　　　　D. 服用降压药半小时后

E. 服用降压药两小时后

17. 患者，女，68岁。原发性高血压，于降压治疗后，患者出现面部潮红、头痛，产生此不良反应的药物可能是　　　　　　　　　　　　　　　　　　　　　　　　　　　　（　　）

A. 呋塞米　　　　　　　　　　B. 硝苯地平

C. 卡托普利　　　　　　　　　D. 阿托品

E. 阿司匹林

18. 患者，女，53岁，患有高血压。一日与家人怄气突然头痛、眩晕、视物模糊，选用硝普钠治疗，静脉滴注时，错误的操作是　　　　　　　　　　　　　　　　　　　　　　（　　）

A. 遵医嘱准确控制滴速　　　　B. 始终守候严密监测血压等

C. 药液应现配现用　　　　　　D. 避光纸包裹静滴容器

E. 静滴受阻时挤压输液管，增加滴速

19. 患者，男，48岁，高血压病史10年，糖尿病史5年，口服降压药、降糖药。护士对患者及其家属进行用药指导，哪项不正确　　　　　　　　　　　　　　　　　　　　　　（　　）

A. 用温水送服　　　　　　　　B. 服药时避免取卧位

C. 家属应协助监督其服药　　　D. 药物需有明确的标志

E. 多种药可以集中顿服

20. 心绞痛急性发作时硝酸甘油常用的给药方法　　　　　　　　　　　　　（　　）

A. 口服　　　　　　　　　　　B. 吸入

C. 皮下注射　　　　　　　　　D. 软膏涂皮肤

E. 舌下含服

21. 具有抗心绞痛和抗心律失常作用的药物是　　　　　　　　　　　　　　（　　）

A. 普萘洛尔　　　　　　　　　B. 硝酸甘油

C. 硝酸异山梨酯　　　　　　　D. 单硝酸异山梨酯

E. 硝苯地平

22. 关于硝酸甘油的叙述，哪项是错误的　　　　　　　　　　　　　　　　（　　）

A. 扩张静脉血管，降低心脏前负荷

B. 扩张动脉血管，降低心脏后负荷

C. 减慢心率，减弱心肌收缩力而减少心脏做功

D. 加快心率，增强心肌收缩力

E. 减少心室容积，降低心室壁张力

23. 伴高血压和哮喘的心绞痛患者，宜选用　　　　　　　　　　　　　　　（　　）

A. 硝酸异山梨酯　　　　　　　B. 麻黄碱

C. 普萘洛尔　　　　　　　　　D. 硝苯地平

E. 阿替洛尔

24．普萘洛尔无下列哪项作用　　　　　　　　　　　　　　　　　　　　　　　　（　　）

　　A．改善缺血区的供血　　　　　　　B．减弱心肌收缩力

　　C．减慢心率　　　　　　　　　　　D．降低心室壁张力

　　E．降低心肌耗氧

25．不具有扩张冠状动脉的药物是　　　　　　　　　　　　　　　　　　　　　　（　　）

　　A．硝苯地平　　　　　　　　　　　B．硝酸甘油

　　C．硝酸异山梨酯　　　　　　　　　D．普萘洛尔

　　E．维拉帕米

26．硝酸酯类、β受体阻断药和钙拮抗药治疗心绞痛的共同作用机制是　　　　　　（　　）

　　A．扩张血管　　　　　　　　　　　B．减慢心率

　　C．抑制心肌收缩力　　　　　　　　D．缩小心室容积

　　E．降低心肌耗氧量

27．下列哪项关于普萘洛尔的叙述是错误的　　　　　　　　　　　　　　　　　　（　　）

　　A．久用停药应逐渐减量　　　　　　B．适用于变异型心绞痛

　　C．个体差异大　　　　　　　　　　D．适用于治疗劳累性心绞痛

　　E．伴有哮喘的心绞痛患者不宜使用

28．下面对于心绞痛患者的用药指导，不妥的是　　　　　　　　　　　　　　　　（　　）

　　A．坚持服用预防心绞痛发作的药物　　B．运动和情绪激动前含服硝酸甘油，预防心绞痛发作

　　C．随身携带硝酸甘油片　　　　　　D．硝酸甘油应避光保存，放置在固定地点

　　E．每年更换一次药物

29．患者，男，66岁，诊断心绞痛入院，舌下含服硝酸甘油0.5 mg后发黑、恶心，护士首先应

　　　　　　　　　　　　　　　　　　　　　　　　　　　　　　　　　　　　　（　　）

　　A．搀扶坐下　　　　　　　　　　　B．活动四肢

　　C．立即平卧　　　　　　　　　　　D．吸氧

　　E．加服硝酸甘油0.5 mg

30．患者，男，48岁。劳累后短暂胸骨后闷痛1个月，近日与人生气，心情郁闷，饮酒后突感心前区闷痛，有窒息感，出冷汗，脸色苍白，应选用下列何药治疗　　　　　　　　（　　）

　　A．氨茶碱　　　　　　　　　　　　B．硝酸甘油

　　C．地高辛　　　　　　　　　　　　D．胺碘酮

　　E．维拉帕米

31．关于HMG-CoA还原酶抑制药叙述不正确的是　　　　　　　　　　　　　　　（　　）

　　A．降低LDL-C的作用最强　　　　　B．具有良好的调血脂作用

　　C．主要用于高脂蛋白血症　　　　　D．促进血小板聚集和减低纤溶活性

　　E．对肾功能有一定的保护和改善作用

32. 他汀类药物不用于 （　）
   A．2型糖尿病引起的高胆固醇血症　　B．肾病综合征引起的高胆固醇血症
   C．杂合子家族性高脂蛋白血症　　　　D．高三酰甘油血症
   E．预防心脑血管急性事件

33. 考来烯胺的降脂作用机制是 （　）
   A．阻滞胆汁酸在肠道吸收　　B．抑制脂肪分解
   C．增加脂蛋白酶活性　　　　D．抑制细胞对LDL的修饰
   E．抑制肝脏胆固醇转化

34. 不能用于治疗Ⅱa型高脂血症的药物是 （　）
   A．辛伐他汀　　B．洛伐他汀
   C．普伐他汀　　D．烟酸
   E．吉非贝特

35. 治疗高胆固醇首选 （　）
   A．氯贝丁酯　　B．洛伐他汀
   C．考来烯胺　　D．烟酸
   E．苯扎贝特

36. 抑制HMG-CoA还原酶的药物是 （　）
   A．普罗布考　　B．考来烯胺
   C．洛伐他汀　　D．烟酸
   E．氯贝丁酯

37. 氯贝丁酯的不良反应中哪一项是错误的 （　）
   A．皮肤潮红　　B．皮疹、脱发
   C．视物模糊　　D．血象异常
   E．腹胀、腹泻、恶心、乏力

38. 能明显提高HDL的药物是 （　）
   A．氯贝丁酯　　B．烟酸
   C．考来烯胺　　D．不饱和脂肪酸
   E．硫酸软骨素A

39. 考来烯胺的特点中不包括 （　）
   A．能降低TC和LDL-C
   B．能降低HDL
   C．进入肠道后与胆汁酸牢固结合阻滞胆汁酸的肝肠循环和反复利用
   D．有特殊臭味和一定的刺激性
   E．适用于Ⅱ和Ⅲ及家族性杂合子高脂蛋白血症

40. 对预防冠状动脉粥样硬化性心脏病无效的药物是 （   ）
    A．普罗布考   B．考来烯胺
    C．氯贝丁酯   D．烟酸
    E．洛伐他汀

41. 对高胆固醇血症造成心肌梗死患者的首选药物是 （   ）
    A．考来烯胺   B．洛伐他汀
    C．氯贝丁酯   D．烟酸
    E．普罗布考

42. 具有抗血栓作用的降血脂药是 （   ）
    A．普罗布考   B．考来烯胺
    C．烟酸   D．苯扎贝特
    E．洛伐他汀

43. 久用可引起脂溶性维生素缺乏的药物 （   ）
    A．普罗布考   B．考来烯胺
    C．烟酸   D．苯扎贝特
    E．洛伐他汀

44. 维拉帕米的适应证是 （   ）
    A．病态窦房结综合征   B．严重心功能不全
    C．低血压   D．房室传导阻滞
    E．阵发性室上性心动过速

45. 苯妥英钠对下述哪种原因引起的室性心律失常效果最好 （   ）
    A．心肌梗死   B．心脏手术
    C．麻醉   D．导管术
    E．强心苷中毒

46. 治疗阵发性室性心动过速的首选药物是 （   ）
    A．普萘洛尔   B．利多卡因
    C．奎尼丁   D．维拉帕米
    E．苯妥英钠

47. 治疗窦性心动过缓的首选药是 （   ）
    A．肾上腺素   B．异丙肾上腺素
    C．去甲肾上腺素   D．多巴胺
    E．阿托品

48. 患者苏某，34岁，患有甲状腺功能亢进7年，服用抗甲状腺药物治疗。近日因工作问题与领导发生矛盾，情绪激动，今日早上起心慌、胸闷，不安。体检心率162次/分，心电图显示窦性心律不齐。宜选用何药治疗 （   ）

A. 普萘洛尔 B. 奎尼丁
C. 利多卡因 D. 胺碘酮
E. 普鲁卡因胺

49. 王某,女,69岁,因胸闷,心悸就诊,心电图提示频发室早。应选下列何药治疗 （ ）
A. 维拉帕米 B. 普萘洛尔
C. 硝苯地平 D. 地高辛
E. 利多卡因

50. 强心苷对下列何种疾病导致的心衰疗效较差甚至无效 （ ）
A. 高血压心脏病 B. 心瓣膜病
C. 先天性心脏病 D. 心衰伴有房颤
E. 缩窄性心包炎

51. 护士在发给心衰患者地高辛前,应先数心率.若心率少于多少次则能不给药 （ ）
A. 110次/分 B. 100次/分
C. 80次/分 D. 70次/分
E. 60次/分

52. 强心苷中毒时不宜补钾盐治疗的心律失常 （ ）
A. 房室传导阻滞 B. 房颤
C. 室性期前收缩 D. 室上性阵发性心动过速
E. 房性期前收缩

53. 洋地黄药物治疗心衰,最危险的中毒表现是 （ ）
A. 食欲减退、恶心、呕吐 B. 头痛、头晕伴黄疸
C. 室颤 D. 室性早搏呈二联律
E. 二度房室传导阻滞

54. 心衰患者应用下列哪种药物时.最需要密切观察血压变化 （ ）
A. 利多卡因 B. 奎尼丁
C. 地高辛 D. 多巴酚丁胺
E. 哌唑嗪

55. 给患者服用洋地黄类药物前,护士尤其应注意测量 （ ）
A. 体温 B. 脉搏
C. 呼吸 D. 体重
E. 血压

56. 服用洋地黄类药物后,患者将白大衣看成绿色的可能是 （ ）
A. 血钠过高 B. 血钾过高
C. 心衰症状好转 D. 血镁过高
E. 洋地黄中毒

57. 强心苷中毒时，下列哪种症状在给钾盐后并不缓解 （　）
   A. 室性早搏　　　　　　　　B. 室性心动过速
   C. 房性心动过速　　　　　　D. 房室传导阻滞
   E. 三联律

58. 不是洋地黄中毒主要表现的是 （　）
   A. 恶心、呕吐　　　　　　　B. 室性早搏
   C. 水肿、蛋白尿　　　　　　D. 黄视或绿视
   E. 视物模糊

59. 洋地黄类药物中毒所致心律失常中，最常见的是 （　）
   A. 室上性心动过速　　　　　B. 室颤
   C. 室性早搏　　　　　　　　D. 窦性心动过速
   E. 窦性心动过缓

60. 强心苷中毒出现室性早搏及室性心动过速宜选用 （　）
   A. 苯妥英钠　　　　　　　　B. 奎尼丁
   C. 维拉帕米　　　　　　　　D. 异丙肾上腺素
   E. 普萘洛尔

61. 治疗慢性心功能不全和逆转心肌肥厚并能降低病死率的药物是 （　）
   A. 强心苷　　　　　　　　　B. 哌唑嗪
   C. 硝酸甘油　　　　　　　　D. 酚妥拉明
   E. 卡托普利

62. 一位患高血压心脏病心衰患者，出现室性心动过速，用下述药物治出现厌食、恶心、黄视，为迅速改善病情，应立即停用 （　）
   A. 利多卡因　　　　　　　　B. 螺内酯
   C. 可乐定　　　　　　　　　D. 地高辛
   E. 卡托普利

63. 某患者诊断为慢性心衰，用地高辛长期治疗，病情好转，当再次出现乏力、腹胀、心慌等症状，心率130次/分，心电图明显U波，正确的处理措施是 （　）
   A. 加大洋地黄用量　　　　　B. 立即肌注硫酸镁
   C. 补充氯化钾　　　　　　　D. 立即静脉注射呋塞米
   E. 静脉注射碳酸氢钠

（64～66题共用题干）

患者，男，52岁，有冠心病史5余年，1个月来间断胸骨后或心前区疼痛，持续3～5分钟。诊断为冠心病心绞痛入院治疗。上午因与家人生气突感心前区闷痛，医生嘱用硝酸甘油

64. 责任护士指导患者用药，请找出下列哪项不妥 （　）
   A. 嘱患者舌下含服

B. 含服后应坐位，不可突然改变体位

C. 舌下含化后，如有灼热、舌麻等刺激感说明药物已失效

D. 用药后出现头痛、面颈皮肤潮红、头晕，系药物的副作用，不必紧张

E. 用药期间应注意血压及心率变化

65. 硝酸甘油与下列何药联合用可取长补短，提高疗效　　　　　　　　　　（　）

A. 硝苯地平　　　　　　　　　B. 普萘洛尔

C. 硝酸异山梨酯　　　　　　　D. 地高辛

E. 肾上腺素

66. 如患者同时伴有支气管哮喘，不宜用何药治疗　　　　　　　　　　　　（　）

A. 普萘洛尔　　　　　　　　　B. 硝苯地平

C. 硝酸甘油　　　　　　　　　D. 硝酸异山梨酯

E. 维拉帕米

（67、68题共用题干）

女性，54岁，有冠心病史6年。近因劳累及生气，出现胸骨后疼痛、心悸、出汗，血压90/65 mmHg。

67. 应即刻给予　　　　　　　　　　　　　　　　　　　　　　　　　　　（　）

A. 异山梨酯舌下含服　　　　　B. 双嘧达莫口服

C. 吸氧+输液　　　　　　　　D. 普萘洛尔口服

E. 吸氧+异山梨酯含服

68. 患者经有效处理之后症状减轻，但心电图又出现室性心律失常，应选择　（　）

A. 奎尼丁口服　　　　　　　　B. 利多卡因静脉注射

C. 普萘洛尔口服　　　　　　　D. 胺碘酮口服

E. 维拉帕米静脉注射

（69～71题共用题干）

风湿性心脏病患者，现出现心慌气短、下肢浮肿、不能平卧，诊断为心功能不全。

69. 应给予下列哪种药物治疗　　　　　　　　　　　　　　　　　　　　　（　）

A. 强心苷　　　　　　　　　　B. 硝普钠

C. 利尿剂　　　　　　　　　　D. 肾上腺素

E. 卡托普利

70. 服用强心苷后，症状一度好转，近日来出现室性早搏，应　　　　　　　（　）

A. 停用强心苷，改用利尿剂　　B. 继续服强心苷

C. 减少强心苷剂量　　　　　　D. 减少强心苷剂量、加服奎尼丁

E. 停用强心苷，改用利多卡因

71. 如患者心率50次/分，应　　　　　　　　　　　　　　　　　　　　　（　）

A. 停药，补钾　　　　　　　　B. 停药，静脉注射利多卡因

C. 停药，给予阿托品　　D. 继续使用强心苷

E. 继续使用利尿药

实践 5-1　心血管系统疾病用药护理实训

【实践目标】

（1）通过观看教学片和进行案例分析，掌握心血管系统疾病的药物应用及用药指导。

（2）通过用药案例分析和情景演练，掌握抗高血压药及抗心功能不全药的应用特点。

（3）学会合理应用抗高血压药和抗心功能不全药。

（4）能对患者做好用药指导。

【实训准备】

（一）准备

（1）临床病例若干份。

（2）多媒体教学片：

①抗高血压药物的教学片。

②抗慢性心功能不全药物的教学片。

（二）实践过程

【实训方法】

（1）组织收看电视录像或多媒体影视资料。

（2）情景演练：患者，女，52岁。突然胸闷，气短，咳嗽，不能平卧。查体：血压 180/100 mmHg，心尖区舒张期奔马律，心率 120 次/分，两肺底湿啰音。医嘱用毛花苷C、呋塞米、硝普钠联合治疗。

①角色扮演：学生分为若干组，由一位学生扮演患者，一位学生扮演医师模拟用药并进行用药指导。

②讨论与点评：学生分小组讨论推选一学生进行评价，最后教师总结点评。

（3）病例分析：患者，男，55岁，有高血压病史15年，因近期未按时服药，近日出现明显头痛、烦躁、心悸、多汗、面色苍白、视物模糊，测血压为 230/130 mmHg。

问题:

①哪种降压药是此种情况最有效的治疗药物?

②治疗过程中如何控制用药剂量?

③用药过程中应该监测患者的哪些指标?

【实施考核】

(1) 学生以小组为单位,根据用药案例,讨论分析。

(2) 每小组推选1名学生代表发言,其他同学提问。

(3) 教师点评、总结。

【结果与评价】

实训项目	结果	学生评价 (优、良、一般、差)	教师评价 (优、良、一般、差)	总评 (优、良、一般、差)
情景演练	演示效果及用药指导			
案例分析	用药合理性及分析			

(宋和梅)

项目六 利尿药与脱水药

学习目标

知识目标

1. 掌握呋塞米、氢氯噻嗪、螺内酯、氨苯蝶啶等利尿药的药理作用、临床应用、不良反应及用药护理。
2. 熟悉甘露醇的药理作用、临床应用、不良反应及用药护理。
3. 了解其他利尿药、脱水药的作用特点及临床运用。

技能目标

初步学会利尿药的用药护理。能初步分析利尿药类医嘱的合理性。

任务一 利尿药

利尿药是一类选择性作用于肾脏，增加电解质和水的排出，使尿量增多的药物。临床主要用于治疗各种原因引起的水肿，也可用于一些非水肿性疾病的治疗，如高血压、高钙血症等。

常用的利尿药按它们的作用部位和效应强弱分为三类：

（1）高效能利尿药。此类药物主要作用于肾小管髓袢升支粗段皮质部和髓质部，代表药包括呋塞米、依他尼酸及布美他尼等。

（2）中效能利尿药。此类药物主要作用于髓袢升支粗段皮质部和远曲小管起始部，代表药包括噻嗪类利尿药及氯噻酮等。

（3）低效能利尿药。此类药物主要作用于远曲小管末端和集合管，代表药包括保钾利尿药，如螺内酯、氨苯蝶啶、阿米洛利。

尿液的生成是通过肾小球滤过、肾小管再吸收及分泌而实现的，利尿药则是通过影响尿液生成的生理过程产生利尿作用的。

一、利尿药的作用机制

目前临床应用的利尿药多数是通过抑制肾小管和集合管对水和电解质的重吸收而发挥利尿作用（图6-1）。

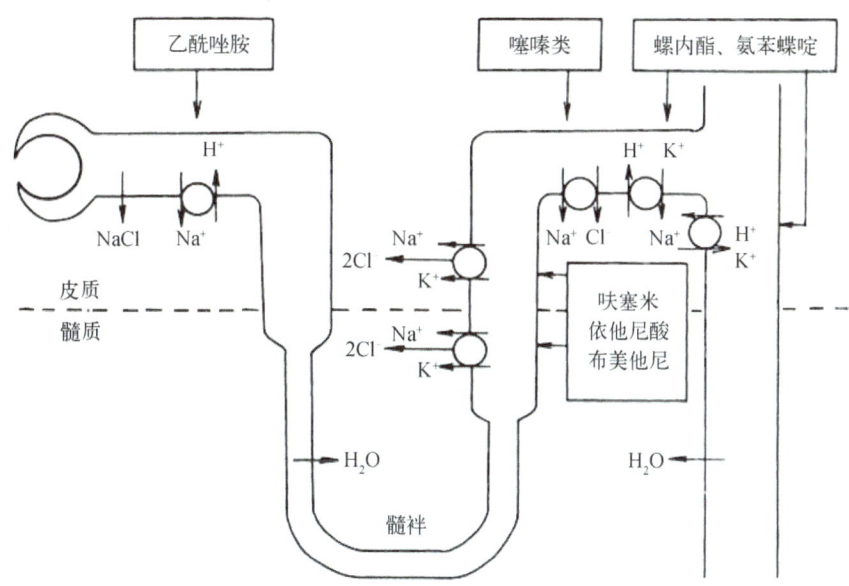

图6-1　肾小管各段功能和利尿药作用部位

1. 抑制髓袢升支粗段Na^+-K^+-$2Cl^-$共同转运系统

肾小管髓袢升支粗段对NaCl的重吸收依赖于管腔膜上的Na^+-K^+-$2Cl^-$同向转运系统。原尿中25%的Na^+在此段被重吸收。

由于髓袢升支对水的通透性极低，当原尿流经髓袢升支粗段时，随着NaCl不断地重吸收进入髓质间隙，髓质间隙保持高渗状态，而导致管腔尿液呈低渗状态，这就是肾脏对尿液的稀释功能。当这种低渗尿液流经远曲小管到达位于高渗区的集合管时，在抗利尿激素（ADH）调节下，管内大量水分被动地向髓质间液扩散，管腔液不断浓缩，这就是肾脏对尿液的浓缩功能。

高效能利尿药呋塞米等能选择性地抑制髓袢升支粗段髓质部和皮质部管腔膜侧的Na^+-K^+-$2Cl^-$同向转运系统，减少Na^+-K^+-$2Cl^-$的重吸收，降低肾对尿液的稀释和浓缩功能而发挥强大的利尿作用。因为主要作用部位在髓袢升支粗段，也称为袢利尿药。

2. 抑制远曲小管初始段的Na^+Cl^-同向转运系统

远曲小管初始段能重吸收10%左右Na^+，是尿液继续稀释的重要条件。其NaCl的重吸收由管腔膜上Na^+、Cl^-同向转运系统完成。中效能利尿药噻嗪类选择性抑制远曲小管初始段的Na^+、Cl^-同向转运系统，减少Na^+、Cl^-的重吸收而利尿。

3. 抑制远曲小管后段和集合管Na^+-K^+交换

远曲小管后段和集合管能重吸收原尿中2%~5%的Na^+，对尿液排出量有一定影响。Na^+的主动重吸收方式是Na^+-K^+与Na^+-H^+交换。Na^+-K^+交换受醛固酮的调节，而Na^+-H^+交换则受碳酸酐酶活性的影响。

螺内酯在此段与醛固酮竞争同一受体，拮抗醛固酮的作用，抑制Na^+-K^+交换过程，产生留K^+排Na^+的利尿作用。氨苯蝶啶和阿米洛利通过直接抑制Na^+-K^+交换过程而发挥利尿作用。因为利尿作用相对较弱，称为低效能利尿药。因抑制Na^+-K^+交换的药物有保钾作用，故又称保钾利尿药。

医嘱示例

患者，男，45岁。肝硬化门静脉高压，食管胃底静脉破裂大出血，立即给予手术治疗，术后尿量减少。为防止肾衰竭，医嘱为：

呋塞米注射剂　20 mg　静脉注射立即！

10%氯化钾注射液　10 mL　一日3次　饭后口服

请对该患者进行用药护理

二、常用利尿药

（一）高效能利尿药

呋塞米

呋塞米（furosemide，呋喃苯胺酸、速尿）口服吸收良好，起效快，20~30分钟显效，维持6~8小时。静脉注射给药2~10分钟显效，维持2~3小时。大部分药物以原形经近曲小管分泌排泄。肾功能不全者和老年人血浆半衰期延长。

【药理作用】

（1）利尿作用。利尿作用强大、迅速、持续时间较短。输送到远曲小管和集合管的Na^+增加，促使Na^+-K^+交换增加，导致K^+排出增加。由于Cl^-排出量大于K^+，可引起低氯性碱血症。还可增加Mg^{2+}和Ca^{2+}的排出。

（2）扩张血管。呋塞米能扩张肾血管，降低肾血管阻力，增加肾血流量；扩张小静脉，减轻心脏负荷，降低左室充盈压，减轻肺水肿。

【临床应用】

（1）各种严重水肿。对心、肝、肾病变所引起的各类水肿均有效。因其利尿作用强大，易引起水与电解质紊乱、酸碱平衡失调、低血压等，一般不宜作首选。主要用于其他利尿药无效的严重或顽固性水肿。

（2）急性肺水肿和脑水肿。对于肺水肿患者，呋塞米除利尿降低血容量外，可直接扩张小动脉，降低外周阻力，扩张小静脉，降低回心血量，减轻心脏负荷，迅速缓解症状，是治疗急性肺水肿的首选药。由于其利尿作用强大，机体排泄了大量的水分，而使血液浓缩，血浆渗透压升高，有助于消除脑水肿，降低颅内压，但单用效果差，临床上常与脱水药合用以获协同作用；对脑水肿合并左心衰竭者尤为适用。

（3）急、慢性肾衰竭。早期使用呋塞米，对急性肾衰竭有预防作用。呋塞米可利尿、扩张肾血管，增加肾血流量和肾小球滤过率，对肾脏有一定保护作用。大剂量呋塞米还可用于治疗慢性肾衰竭，增加尿量，减轻水肿，在其他药无效时，仍能产生作用。

（4）加速某些毒物排泄。应用本类药物，结合输液，强迫利尿，可加速毒物排出。这一作用仅对以原形从肾排出的药物或毒物中毒有效。

（5）高钙血症。可抑制Ca^{2+}重吸收，降低血钙。

【不良反应及注意事项】

（1）水与电解质紊乱。为最常见不良反应，表现为低血容量、低血钾、低血钠、低氯性碱血症。其中最值得重视的是低钾血症。低血钾易增加强心苷心脏毒性；低血钾对肝硬化患者可诱发肝性脑病。故应注意及时补充钾盐或与保钾利尿药合用。

（2）耳毒性。大剂量快速注射呋塞米可引起眩晕、耳鸣、听力下降或暂时性耳聋，肾功能不全者尤易发生，呈剂量依赖性，可能与内耳淋巴液电解质成分的改变和耳蜗毛细胞损伤有关，应避免与具有耳毒性药物如氨基糖苷类抗生素合用，以免加重耳毒性。

（3）胃肠道反应。表现为恶心、呕吐、腹痛、腹泻、食欲减退，偶有胃肠出血，久服可诱发溃疡，宜餐后服用。

(4) 高尿酸血症。呋塞米经近曲小管分泌排泄时，可竞争性抑制尿酸的排泄导致高尿酸血症，诱发痛风。故痛风患者慎用。

严重肝、肾功能不全者，冠心病、糖尿病和高脂血症者及孕妇慎用。

> **重点提示**
>
> 呋塞米与强心苷类药物同用时，应严密监测患者血钾水平和心律。

布美他尼

布美他尼（bumetanide）是目前作用最强的利尿药，作用强度是呋塞米的40～60倍。具有用药剂量小、起效快、作用强、持续时间短和低毒的特点。口服30～60分钟显效，持续4～6小时；静脉注射数分钟即可产生利尿作用。

不良反应与呋塞米相似而较轻，大剂量时可出现肌疼痛和痉挛，耳毒性发生率为呋塞米的1/6。主要作为呋塞米的代用品，用于各种顽固性水肿和急性肺水肿，对听力有缺陷及急性肾衰竭患者尤为适宜。

（二）中效能利尿药

噻嗪类（thiazides）是临床广泛应用的一类口服利尿药和降压药。本类药物基本结构相同，作用相似，其主要区别是作用快慢及持续长短不同。常用药物有氢氯噻嗪（hydrochlorothiazide，双氢克尿噻）、环戊噻嗪（cyclopenthiazide）、苄氟噻嗪（bendroflumethiazide）。其中以氢氯噻嗪最为常用。其他如氯噻酮（chlortalidone，氯酞酮）、吲达帕胺（indapamide）等为非噻嗪类药物，其作用、作用机制、利尿效能等与噻嗪类相似。

【作用与应用】

(1) 利尿作用。噻嗪类利尿药主要作用于髓袢升支粗段皮质部和远曲小管初始段，抑制Na^+和Cl^-的重吸收，产生中等强度的利尿作用。临床用于各种原因引起的水肿，尤其对心源性水肿较好；对肾性水肿的治疗效果与肾功能损害程度有关，损害轻者效果较好，反之则差；对肝硬化腹水者应慎用，防止低血钾诱发肝性脑病，需与醛固酮拮抗药合用。

(2) 抗利尿作用。噻嗪类利尿药能明显减少尿崩症患者的尿量，减轻其口渴症状。主要因排Na^+使血浆渗透压降低而减轻口渴感，从而减少饮水使尿量减少。常用于肾性尿崩症及加压素无效的垂体性尿崩症。

(3) 降压作用。为临床常用的一线降压药（见"抗高血压药"）。

【不良反应及用药护理】

(1) 电解质紊乱。如低血钾、低血钠、低血镁、低氯性碱血症。其中以低钾血症多见，表现为恶心、呕吐、腹胀、肌无力、心律失常等。为避免低钾血症，可与保钾利尿药合用或补充钾盐。

（2）高尿酸血症。因药物增加近曲小管对尿酸的重吸收所致，痛风者慎用。

（3）代谢障碍。与剂量有关，可导致高血糖、高脂血症。长期服用本药可使血中三酰甘油、胆固醇及低密度脂蛋白升高。长期服用应监测血尿酸和血糖。糖尿病、高脂血症患者慎用。肾功能不全者慎用。

（4）超敏反应。可见皮疹、光敏性皮炎、血小板减少等。

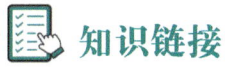 知识链接

尿崩症

尿崩症是指血管升压素又称抗利尿激素（ADH）分泌不足（又称中枢性或垂体性尿崩症），或肾脏对血管升压素反应缺陷（又称肾性尿崩症）而引起的一组症群，其特点是多尿、烦渴、低比重尿和低渗尿。用抗利尿激素（ADH，又称加压素）代替治疗。

（三）低效能利尿药

螺内酯

螺内酯（spironolactone）又称安体舒通（antisterone），是人工合成的甾体化合物。口服易吸收，但起效慢，服药1天后起效，2～3天出现最大利尿效应，停药2～3天后仍有利尿作用。

【作用与应用】

螺内酯化学结构与醛固酮相似，可竞争性地与胞浆中的醛固酮受体结合，拮抗醛固酮的保钠排钾作用，促进钠和水的排出，减少钾的排出。本药仅作用于远曲小管和集合管，对肾小管其他各段无作用。具有利尿作用弱、缓慢而持久及保钾排钠的特点。其利尿作用与体内醛固酮水平有关，对切除肾上腺的动物则无利尿作用。

常用于治疗伴有醛固酮水平增高的顽固性水肿，如肝硬化腹水、肾病综合征及充血性心力衰竭等。单用效果较差，常与噻嗪类排钾利尿药合用，以提高疗效并减少或避免血钾紊乱。

【不良反应及注意事项】

（1）高钾血症。久用可引起高血钾，肾功能不全者易发生。严重肝、肾功能不全及血

钾高者禁用。

（2）性激素样作用。久用可致男性乳房发育、女性多毛、月经紊乱等，停药后消失。

（3）中枢神经系统反应。可见头痛、倦怠、步态不稳及神经错乱。故用药期间不宜驾驶、高空作业或操作有危险的机器。

氨苯蝶啶、阿米洛利

氨苯蝶啶（triamterene）和阿米洛利（amiloride）化学结构虽不相同，但均为远曲小管和集合管上皮细胞Na^+通道阻滞药。

【药理作用与应用】

两药能直接抑制远曲小管和集合管的Na^+-K^+交换，发挥保钾、排钠利尿作用。利尿作用较螺内酯快、短、强。常与排钾利尿药合用治疗顽固性水肿，如心力衰竭、肝硬化和肾炎等引起的水肿。

【不良反应及用药护理】

不良反应较少，长期服用可引起高钾血症，肾功能不全、糖尿病患者及老年人较易发生。氨苯蝶啶抑制二氢叶酸还原酶，引起四氢叶酸缺乏；肝硬化患者甚至可引起巨幼红细胞性贫血，可用甲酰四氢叶酸对抗。

严重肝、肾功能不全，高钾血症禁用。糖尿病、痛风、低钠血症、酸中毒、孕妇及哺乳期妇女慎用。

情景案例

李某，男，60岁。3个月前曾患急性心肌梗死。今日劳累后，突发剧咳，呼气急促，不能平卧，咳粉红色泡沫样痰，烦躁不安，大汗淋漓。心率118次/分、呼吸38次/分、血压160/98 mmHg，两肺野可闻及密集小水泡音。

试分析：

（1）该患者可能患了哪种疾病？

（2）可选用哪些药物治疗？

提示：

该患者可能患了急性肺水肿；应选呋塞米注射给药；应注意监测患者血压、心率、血钾、尿量等指标，防止水电解质紊乱；不宜与氨基糖苷类抗生素合用，注意观察患者听力变化，防止耳毒性；注意患者有无胃肠功能不良等。

（刘雪赟）

任务二　脱水药

脱水药（dehydrant agents）又称渗透性利尿药，是指能促使组织脱水的一类药物。该类药一般具有以下特点：①静脉注射后不易透过血管壁进入组织；②多数在体内不易被代谢；③易经肾小球滤过，但不易被肾小管重吸收；④药理效应主要来自高渗透压的作用。临床常用药物有甘露醇、山梨醇、高渗葡萄糖等。

一、常用脱水药

甘露醇

甘露醇（mannitol）为一种白色结晶粉末，可溶于水，口服不吸收，一般配成20%高渗水溶液静脉注射或静脉滴注。静脉注射甘露醇10~20分钟后出现利尿作用，持续6~8小时。

【药理作用与应用】

（1）脱水作用。静脉注射后，能迅速提高血浆渗透压，导致组织间液脑脊液、房水的水分向血浆转移而产生脱水作用，同时增加血容量和肾血流量。是治疗脑水肿、降低颅内压的首选药物。也用于青光眼患者手术前降低眼内压。

（2）利尿作用。甘露醇由肾小球滤过，不被肾小管重吸收，使肾小管液中的溶质浓度增大，提高渗透压，从而减少肾小管和集合管对水的重吸收。同时，渗透性利尿效应使肾小管充盈，稀释肾小管内有害物质，减少肾小管阻塞，保护肾小管免于萎缩坏死。临床用于预防休克或少尿引起的急性肾衰竭，如急性肾衰竭已经形成，则应停止使用。也用于急性毒物中毒时促进毒物随尿排泄。

（3）清除自由基。脑细胞在缺氧时，可产生大量自由基。自由基与不饱和脂肪酸反应，生成过氧脂质物而损伤细胞膜。甘露醇可清除自由基，对细胞性脑水肿有防治作用。

【不良反应及用药护理】

（1）静脉注射过快时可引起头痛、眩晕、恶心、视物模糊等；但静注过慢则不能形成预期的高渗透压，也就不会出现相应的药理作用。因此，控制好静脉给药速度是保证用药效果的关键。快速静脉滴注，滴速每分钟10 mL，必要时4~6小时重复一次。静脉注射切勿漏出血管外，否则可引起局部组织肿胀，严重时可导致组织坏死。一旦发生，应更换输液部位，并及时热敷，严重者用0.5%普鲁卡因液做局部封闭。

（2）密切观察出入液量及尿量，并做好记录。注意血压、呼吸及脉搏情况，防止因脱水所致循环血量过多而发生急性肺水肿。

（3）注意观察静脉注射部位，避免药物外渗引起局部水肿或血栓性静脉炎。注意不能和其他药物混合静滴。严禁做肌内或皮下注射。

（4）本品低温时可析出结晶，可用热水加温，待结晶溶解后仍可使用。不能与其他药物混合静脉滴注。

（5）因可增加循环血量而加重心脏负荷，禁用于慢性心功能不全、活动性颅内出血者。

山梨醇

山梨醇（sorbitol）是甘露醇的同分异构体，常用25%高渗溶液。作用、临床应用及不良反应同甘露醇。因本品进入人体内后部分在肝内转化为果糖而失去脱水作用，故脱水作用较弱。易溶于水，价格低廉，不良反应少。

葡萄糖

临床用50%葡萄糖注射液可作为脱水药使用。静脉注射后也产生渗透性利尿和脱水作用，但葡萄糖可从血管弥散到组织中，且易被代谢，故脱水作用较弱，持续时间较短。单独用于脑水肿时，由于葡萄糖可进入脑组织内，同时带入水分，可引起颅内压回升，甚至超过用药前水平，产生"回跃"现象。故治疗脑水肿时，常与甘露醇交替使用，以巩固疗效。

二、任务实施

（一）用药前护理评估

（1）病史及用药史。了解患者水肿的原因、部位、程度；是否用过利尿药或脱水药；是否正在使用其他药物；有无利尿药过敏或禁忌证。

(2)机体状况。了解患者的血压、体重、体液平衡及血液化验指标。

(3)指导患者。给予患者用药期间日常生活的健康指导,包括饮食、戒酒、戒烟等,注意休息。

(二)用药期间的护理措施

(1)指导患者口服利尿药应在餐中或餐后服用,减少药物的胃肠道刺激。

(2)指导患者观察药物疗效,自称体重和水肿是否消除的判断方法,如观察有无眼窝浮肿、踝部凹陷、呼吸困难等。

(3)用药中避免饮酒,以免因利尿药引起脱水而致血压降低;采用低钠饮食,卧床休息。

(4)使用甘露醇时注射速度慢会影响疗效,宜采用大号针头,250 mL液体在20~30分钟内注射完毕。由于甘露醇溶解度低,在低温时易析出结晶,在用药前将药液仔细对光检查,如见到结晶,应将药瓶放在热水浸泡,待结晶消失后再使用。

(5)观察有无低血钾症状,如恶心、呕吐、腹胀、心律不齐等。

(6)观察有无关节疼痛症状,监测患者的血清尿酸水平,防止痛风出现。

(7)警觉利尿药的耳毒性,早期症状如耳鸣、眩晕、听音遥远等。

(三)用药后护理评价

患者症状是否改善,相关的体检显示病情是否好转,有无严重的药物不良反应发生。

项目小结

利尿药主要通过影响肾小管和集合管对水、电解质的重吸收而发挥利尿作用。常用利尿药分为高效能利尿药、中效能利尿药和低效能利尿药三类,主要用于治疗水肿性疾病。剂量过大容易引起水、电解质紊乱,用药期间应注意监测患者电解质及血压,尤其是血钾变化,并防止出现直立性低血压。

脱水药是静脉注射后能迅速提高血浆渗透压,促使组织水分向血浆转移而使组织脱水的药物,其中20%甘露醇是治疗脑水肿、降低颅内压的首选药。

(刘雪赟)

思考与练习

1. 呋塞米的利尿作用机制是 （ ）
   A．抑制 $K^+-Na^+-2Cl^-$ 共同转运系统   B．抑制 Na^+-Cl^- 转运系统
   C．抑制碳酸酐酶的活性   D．抑制远曲小管对 Na^+ 的吸收
   E．拮抗醛固酮受体

2. 可加速毒物排泄的药物是 （ ）
   A．氢氯噻嗪   B．呋塞米
   C．氨苯蝶啶   D．螺内酯
   E．乙酰唑胺

3. 哪种利尿药不宜与链霉素合用 （ ）
   A．螺内酯   B．氨苯蝶啶
   C．呋塞米   D．氢氯噻嗪
   E．阿米洛利

4. 呋塞米的不良反应不包括 （ ）
   A．低氯性碱血症   B．低血钾
   C．低血钠   D．低血容量
   E．低尿酸血症

5. 氢氯噻嗪的适应证不包括 （ ）
   A．轻度高血压   B．心源性水肿
   C．轻型尿崩症   D．轻度肾性水肿
   E．痛风

6. 关于螺内酯的叙述不正确的是 （ ）
   A．化学结构与醛固酮相似，竞争性地与醛固酮受体结合
   B．有保钾排钠的作用，久用可致高血钾
   C．有排钾的作用，长期使用可致低血钾
   D．利尿作用弱而缓慢
   E．主要用于醛固酮升高的顽固性水肿

7. 呋塞米利尿作用部位在 （ ）
   A．肾小球   B．集合管
   C．远曲小管近端   D．髓袢升支粗段
   E．远曲小管远端和集合管

8. 患者水肿合并糖尿病应慎用 （ ）
   A．呋塞米   B．氢氯噻嗪
   C．螺内酯   D．氨苯蝶啶

E. 甘露醇

9. 关于螺内酯叙述下列不正确的是 （　　）
    A. 利尿作用弱而持久
    B. 起效慢
    C. 久用可引起高血钾
    D. 对切除肾上腺者有效
    E. 可以治疗肝性水肿

10. 治疗脑水肿、降低颅内压的首选药是 （　　）
    A. 山梨醇
    B. 甘露醇
    C. 氨苯蝶啶
    D. 螺内酯
    E. 呋塞米

11. 应用高效能利尿药消除水肿时，应及时补充 （　　）
    A. 钾盐
    B. 钙盐
    C. 镁盐
    D. 钠盐
    E. 葡萄糖

12. 治疗脑水肿时最常用的脱水剂是 （　　）
    A. 10%葡萄糖
    B. 50%葡萄糖
    C. 20%甘露醇
    D. 25%山梨醇
    E. 呋塞米

13. 降低颅内压的首选药物是 （　　）
    A. 呋塞米
    B. 20%甘露醇
    C. 50%甘露醇
    D. 50%葡萄糖
    E. 氢氯噻嗪

14. 以下属于保钾利尿药的是 （　　）
    A. 呋塞米
    B. 布美他尼
    C. 氢氯噻嗪
    D. 环戊噻嗪
    E. 螺内酯

项目七 呼吸系统药

学习目标

知识目标

1. 掌握平喘药物分类，以及各类代表药的作用、临床应用、不良反应及注意事项。
2. 熟悉镇咳药、祛痰药的作用、用途、不良反应及注意事项。
3. 了解咳嗽、咳痰的生理、病理意义。

技能目标

1. 能正确指导患者正确使用气雾吸入剂。
2. 能对呼吸系统药物进行用药护理。

呼吸道与外界相通，易受病原微生物、生存环境、不良生活习惯等因素影响，引起相关疾病（如炎症、变态反应、肿瘤），出现咳嗽、咳痰、喘息等症状。临床常采用镇咳、祛痰、平喘等对症治疗措施缓解症状，并配合抗微生物等对因治疗，同时开展对哮喘患者等的科普教育，将有利于现有呼吸系统疾病相关防治措施的执行与推广。

任务一 镇咳药

咳嗽是呼吸系统疾病常见症状之一,实质是上呼吸道的一种保护性反射,以清出呼吸道内痰液和异物,保持呼吸道通畅。咳嗽分为无痰性干咳和有痰的湿性咳嗽。轻微而不频繁的咳嗽可以自然缓解,无须应用镇咳药。但频繁而剧烈的咳嗽严重影响患者生活与休息,甚至引起并发症。因此,痰多、痰液黏稠者一般不用镇咳药,而无咳出物的刺激性咳嗽,一般需要应用镇咳药。

镇咳药分为:抑制咳嗽中枢的中枢性镇咳药;抑制咳嗽反射感受器、传入或传出神经的外周性镇咳药。

处方示例

> 患者,男,40岁,右胸针刺样疼痛,咳嗽时加剧,严重影响睡眠。诊断:结核性胸膜炎。医嘱给予抗结核治疗外,对症止咳治疗,处方如下:
>
> Rp.
>
> 磷酸可待因片　15 mg×21片
>
> 【用法】15 mg　一日3次　口服
>
> 【分析】用药护理方面应注意些什么?

一、中枢性镇咳药

可待因

可待因(codeine)选择性抑制延脑咳嗽中枢而镇咳,镇咳作用强而迅速。还有中等程度镇痛作用。适用于各种原因引起的剧烈干咳,尤其适用于胸膜炎干咳伴有胸痛者。不宜用于痰液黏稠、痰量多者,以免影响痰液排出。可待因是麻醉药品,长期应用易成瘾,按麻醉药品管理。

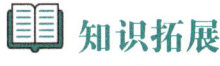

特殊管理药品,广义的特殊管理药品包括:麻醉药品、精神药品、医疗用毒

性药品、放射性药品、药品类易制毒化学品、蛋白同化制剂、肽类激素、终止妊娠药品、部分含特殊药品复方制剂（如含可待因复方口服液、含麻黄碱类复方制剂、复方甘草片等）以及治疗性功能障碍药等。

喷托维林（pentoxyverine）

本品对咳嗽中枢有直接抑制作用，兼有轻度阿托品样作用和局部麻醉作用，吸收后抑制支气管内感受器及传入神经末梢，松弛支气管平滑肌，降低气道阻力。适用于上呼吸道炎症引起的干咳、阵咳，禁用于多痰病例。长期应用无成瘾性。

二、外周性镇咳药

苯佐那酯（benzonatate）

本品具有较强局部麻醉作用，选择性抑制肺牵张感受器及感觉神经末梢，阻断迷走神经反射，抑制咳嗽冲动的传导，产生镇咳作用。主要用于支气管炎、胸膜炎引起的干咳，也可用于支气管镜等检查前预防咳嗽。

（刘雪赟）

任务二　祛痰药

祛痰药是能使痰液中水分增加，或使痰液黏度降低，或使支气管黏膜柱状上皮纤毛运动增强而使痰液易于咳出的药物。

一、痰液稀释药

氯化铵

氯化铵（ammonium chloride）口服后，刺激胃黏膜，通过迷走神经反射，促使支气管腺体分泌；另外，少量药物分泌至呼吸道管腔内，提高管腔内渗透压，减少水的重吸收。综合结果，痰液稀释，易于咳出。临床很少单独使用，常于其他药物制成祛痰合剂，用于急、慢性呼吸道炎症而痰多不易咳出者。溃疡病、肝肾功能不全者慎用。

二、黏痰溶解药

乙酰半胱氨酸

乙酰半胱氨酸（acetylcysteine）因化学结构中的巯基，可裂解痰液中黏蛋白中的二硫键，从而降低痰液黏稠度，使痰液容易咳出。临床采用雾化吸入或气管内滴入治疗黏性痰液阻塞引起的呼吸困难，尤其对气管插管引起痰栓塞效果较好。因用药后痰液会急剧增加诱发或加重呼吸困难，故用药前应配备吸痰装置。

溴己新

溴己新（bromhexine）可直接作用于支气管腺体，促黏液分泌细胞释放溶酶体；裂解黏液中黏多糖，降低黏性痰的黏稠度，易于咳出；还能促进呼吸道黏膜的纤毛运动。临床可口服、肌内注射或雾化吸入给药，用于慢性支气管炎、肺气肿、尘肺、支气管扩张等有白色黏痰不易咳出者。

糜蛋白酶

糜蛋白酶（chymotrypsin）是一种蛋白水解酶，能迅速分解变性蛋白，使黏痰稀化，便于咳出。临床以喷雾吸入给药，用于上呼吸道浓痰稀化。严重肝病、凝血功能障碍及正在使用抗生素者禁用。

（刘雪赟）

任务三　平喘药

支气管哮喘是气道的一种慢性过敏反应炎症性疾病。主要表现为反复发作性喘息、胸闷和咳嗽症状。凡是能缓解喘息症状的药物统称为平喘药，主要适应证是喘息性支气管炎、支气管哮喘。哮喘的治疗目的是尽快缓解症状，解除气流受限和改善低氧血症，防治支气管慢性炎症，最终消除哮喘症状。临床药物治疗策略主要有：①应用抗炎药防治支气管慢性炎症；②应用舒张支气管平滑肌药缓解支气管平滑肌痉挛，控制喘息症状。

处方示例

患者,女性,28岁。喘息、呼吸困难发作1天。有类似发作史。体检:气促,发绀,双肺满布哮鸣音,心率120次/分,律齐,无杂音。

Rp.

硫酸特布他林气雾剂　0.25 mg/揿

【用法】0.25 mg,1日3次,吸入。

注射用氢化可的松琥珀酸钠100 mg

5%葡萄糖注射液250 mL

【用法】静脉滴注

【分析】医师为什么予以患者联合应用特布他林与氢化可的松治疗?如何指导该患者正确用药?

一、抗炎平喘药

(一)糖皮质激素类药

倍氯米松

【药理作用】

倍氯米松(beclomethasone)吸入给药后,主要通过以下途径平喘:①抑制多种参与哮喘发病的炎症细胞及免疫细胞;②抑制细胞因子及炎症介质的产生和释放;③降低气管高反应性;④增强支气管平滑肌与血管平滑肌对儿茶酚胺的敏感性,控制哮喘时炎症反应。其能良好地控制病情,而全身作用轻微,对下丘脑-垂体-肾上腺皮质轴负反馈抑制作用不明显。

【临床应用】

用于支气管平滑肌舒张药不能满意控制病情的慢性哮喘患者。

【不良反应及注意事项】

每日吸入0.4 mg,少数患者可发生口腔真菌感染与声音嘶哑。每次吸入给药后漱口,减少口腔、咽喉部药物残留,可以明显降低发生率。每日吸入量大于0.8 mg对下丘脑-垂体-肾上腺皮质轴负反馈抑制作用增强。

（二）抗过敏药

色甘酸钠

【作用与应用】

色甘酸钠（sodium cromoglicate）能稳定肥大细胞的胞膜，抑制肥大细胞脱颗粒，阻止组胺、白三烯等过敏介质的释放，预防哮喘发作。由于作用发生缓慢，临床上主要用于预防外源性支气管哮喘，对内源性哮喘疗效差，对已发作的哮喘无效。此外，也可用于预防过敏性鼻炎、溃疡性结肠炎及其他胃肠道过敏性疾病。

【不良反应及注意事项】

（1）本药虽毒性很低，但少数患者因粉末的刺激可引起呛咳、气急，甚至诱发哮喘，与少量异丙肾上腺素合用可以预防。

（2）一般应于接触过敏原前1周给药，但运动性哮喘可在运动前15分钟给药，并指导患者正确吸入本品，而不是吞服胶囊。

（3）收到显著疗效后，可减少给药次数，但不能突然停药，应逐步减量停药，以防哮喘复发。

（4）孕妇慎用。

酮替芬

酮替芬（ketotifen）与色甘酸钠相同，不仅能稳定肥大细胞的胞膜，抑制过敏介质的释放，还能拮抗组胺 H_1 受体。对各型哮喘有一定的预防效果，对儿童疗效好，一般需用药12周左右疗效最好，久用未见耐受性。此外，可用于过敏性鼻炎、皮肤瘙痒症等。但对已经发作的急性哮喘无效。

不良反应少，偶有嗜睡、困倦、口干、头晕、皮疹等，故从事驾驶工作及精细工作者慎用。

二、舒张支气管平滑肌药

（一）β肾上腺素受体激动药

本类药平喘作用在于：①激动支气管平滑肌上的 $β_2$ 受体，激活腺苷酸环化酶，促使支气管平滑肌细胞内cAMP合成增加，进而激活cAMP依赖的蛋白激酶，引起支气管平滑肌松弛，使支气管口径增大，缓解气流受限症状；②抑制肥大细胞释放炎症介质，降低毛细血管通透性，促进黏液-纤毛清除功能。可分为非选择性β受体激动药和选择性$β_2$受体激动药两类。

非选择性β受体激动药如肾上腺素、异丙肾上腺素、麻黄碱等，对β肾上腺素受体无选择性，舒张支气管平滑肌的同时易引起严重心血管不良反应。

选择性$β_2$受体激动药如沙丁胺醇、克仑特罗、特布他林、沙美特罗、福莫特罗等。选择性$β_2$受体激动药，对呼吸道作用选择性高，疗效好且不良反应少，其吸入剂吸收快、显效迅速，是控制哮喘症状的首选药之一。

沙丁胺醇

【作用与应用】

沙丁胺醇（salbutamol）选择性激动支气管平滑肌细胞上的$β_2$受体，对心脏$β_1$受体作用甚微，对α受体几乎无作用。舒张支气管平滑肌作用强而持久。临床用于哮喘症状控制和预防发作。

【不良反应】

（1）骨骼肌震颤常见。好发于面颈部和四肢，可随用药时间推移而逐渐减弱或消失。

（2）心脏反应治疗量时少见。如超过治疗量数倍（如作为"瘦肉精"非临床用药引起中毒），可见窦性心动过速。

（3）低钾血症。

（4）长期用药易产生耐受性。

【注意事项】

（1）肝、肾功能不全者须减量。

（2）可降低血钾，与糖皮质激素类药合用更易发生，必要时可补充钾盐。

（3）长期用药易产生耐受性，使支气管痉挛不易缓解，甚至哮喘加重。

（4）用于哮喘，不能有效抑制炎症基本过程，需与有效抗炎药合用。

长效选择性$β_2$受体激动药如福莫特罗、沙美特罗等舒张支气管平滑肌作用强而持久，并有一定抗炎作用。福莫特罗临床用于慢性哮喘与慢性阻塞性肺疾病的治疗；沙美特罗吸入给药起效缓慢，只用于慢性哮喘与慢性阻塞性肺疾病的维持治疗。

（二）茶碱类

氨茶碱（aminophylline）

【药理作用】

（1）舒张支气管平滑肌：①抑制磷酸二酯酶，使支气管平滑肌细胞内cAMP水平升高；②促进内源性肾上腺素释放；③阻断腺苷受体，对抗内源性腺苷诱发的支气管收缩。

（2）抗炎作用：①抑制炎性细胞功能；②降低微血管通透性。

（3）增强呼吸肌（主要是膈肌）收缩力，减轻呼吸道阻塞及呼吸负荷增加造成的呼吸肌疲劳，这一作用对慢性病患者尤为重要。

（4）强心、利尿。

【临床应用】

（1）用于β_2受体激动药不能控制的急性哮喘病例。

（2）防止慢性哮喘病例发作。

（3）缓解慢性阻塞性肺疾病以及心源性哮喘喘息症状。

> **重点提示**
>
> 氨茶碱既可以治疗支气管哮喘，也可以用于心源性哮喘。

【不良反应】

氨茶碱血药浓度个体差异较大，并且中毒剂量与治疗剂量相当接近，而其不良反应的发生又与血药浓度密切相关，严格把握给药剂量、及时调整剂量是避免氨茶碱中毒的主要措施。有条件可行治疗药物监测（therapeutic drug monitoring，TDM）。

（1）胃肠反应。恶心、呕吐。

（2）中枢兴奋。易激动、不安、失眠。尤其是处于相对缺氧状态的患者更易发生，必要时可给予地西泮治疗。

（3）急性中毒。静脉注射浓度过高或速度过快，可引起心律失常、血压骤降、谵妄、惊厥、昏迷，甚至呼吸、心跳停止而死亡。

【注意事项】

（1）肝、肾功能不全的患者，应适当调整用药剂量和（或）延长给药间隔。

（2）静脉注射氨茶碱应充分稀释，注射速度一定要缓慢，以防急性毒性发生，儿童更应谨慎。

（3）对氨茶碱过敏者、活动性消化性溃疡患者禁用。

> **护考链接**
>
> 患者，男，50岁。因支气管哮喘发作到某医院急诊就诊，因护士操作不当，快速静脉推注某药后，患者出现头晕、心悸、心律失常、血压剧降，此类药物可能是
>
> A. 沙丁胺醇　　　　　　　　D. 氨茶碱
> C. 异丙托溴铵　　　　　　　D. 地塞米松
> E. 色甘酸钠
>
> 【分析】氨茶碱中毒可引起心律失常、血压骤降、谵妄、惊厥、昏迷，甚至呼吸、心跳停止而死亡，故本题应选B。

三、抗胆碱药

异丙托溴铵

异丙托溴铵（ipratropium bromide）阻断支气管平滑肌上的M胆碱受体，抑制胆碱能神经对支气管平滑肌的兴奋，从而使支气管平滑肌松弛。对支气管平滑肌有较高选择作用。对伴有迷走神经功能亢进的哮喘、喘息性支气管炎、过敏原诱发的支气管平滑肌痉挛有较好作用。对慢性阻塞性肺疾病，应用异丙托溴铵的疗效多优于$β_2$受体激动药，可明显改善通气。

四、任务实施

（一）用药前护理评估

（1）病史及机体状况：生活、工作环境，病情严重程度等。

（2）用药史：有无药物过敏史。

（3）相关临床资料：血常规、电解质、痰液检查、呼吸功能检查、胸部X线检查、动脉血气分析等。

（4）患者及家属对支气管哮喘知识的了解程度。

（二）用药期间的护理措施

（1）让患者及其家属正确认识哮喘、判断病情，正确采取预防和治疗措施。
（2）告诉患者做好生活及工作环境控制。
（3）慢性哮喘据病情分级而采用分级诊疗方案。
（4）哮喘急性发作治疗与哮喘持续状态的抢救。

（三）用药护理评价

通过合理使用现有防治哮喘的药物，患者采取的预防措施及对治疗方案的执行，患者症状是否改善，相关的体检显示病情是好转还是加重，有无严重的药物不良反应发生。

项目小结

咳嗽、咳痰是呼吸道疾病常见呼吸道症状，通过咳嗽、咳痰能有效清除呼吸道内的分泌物或进入气道的异物，但长期、频繁、剧烈咳嗽影响工作、休息，甚至引起严重并发症。临床针对咳嗽、咳痰的病因性治疗的同时，给予适当的镇咳、祛痰药物治疗，不仅能减轻患者的痛苦、提高生存质量，还能缩短住院时间，节约医疗成本。

哮喘是一种常见呼吸道疾病，在充分认识哮喘病因和发病机制以及平喘药的平喘作用机制等前提下，结合患者个体情况，根据哮喘严重程度的分级，为患者设计有效的治疗方案并指导、监督患者认真执行，最终达到控制症状、减少发作、提高生活质量、延缓致残甚至致死的治疗目的。

（刘雪赟）

思考与练习

1. 主要用于预防过敏性哮喘发作的药是　　　　　　　　　　　　　　　　　　（　　）
   A. 肾上腺素　　B. 氨茶碱　　C. 色甘酸钠　　D. 沙丁氨醇　　E. 麻黄碱
2. 对哮喘突然发作而病因诊断未明，应选用　　　　　　　　　　　　　　　　（　　）
   A. 肾上腺素　　B. 哌替啶　　C. 吗啡　　D. 异丙肾上腺素　　E. 氨茶碱

3. 以下哪个药是选择性β_2受体激动药 （　　）
   A. 克仑特罗　　B. 氨茶碱　　C. 异丙托溴铵　　D. 肾上腺素　　E. 倍氯米松

4. 既可以用于支气管哮喘，又可以用于心源性哮喘的药物是 （　　）
   A. 氨茶碱　　B. 肾上腺素　　C. 吗啡　　D. 异丙肾上腺素　　E. 克仑特罗

5. 既能舒张支气管平滑肌，又能减轻支气管黏膜水肿的药物是 （　　）
   A. 倍氯米松　　B. 肾上腺素　　C. 吗啡　　D. 异丙托溴铵　　E. 克仑特罗

6. 沙丁胺醇治疗哮喘的作用机制是 （　　）
   A. 激动β_1受体　　B. 激动β_2受体　　C. 阻断β_1受体　　D. 阻断β_2受体　　E. 阻断M受体

7. 不能控制哮喘急性发作的药物是 （　　）
   A. 异丙肾上腺素　　B. 沙丁胺醇　　C. 氨茶碱　　D. 肾上腺素　　E. 色甘酸钠

8. 异丙肾上腺素治疗支气管哮喘最严重的不良反应是 （　　）
   A. 心脏反应　　B. 肌肉震颤　　C. 胃肠道反应　　D. 过敏反应　　E. 搏动性头痛

9. 患者，男性，30岁，呼吸困难2日就诊。发作前鼻痒、打喷嚏。既往有类似病史。体检：呼吸26次/分，呼气时可闻及哮鸣音，心率96次/分。宜选何药缓解症状 （　　）
   A. 苯海拉明　　B. 酮替芬　　C. 泼尼松　　D. 色甘酸钠　　E. 沙丁胺醇

10. 男性，39岁，重症支气管哮喘患者，出现发绀、端坐呼吸、大汗淋漓，双肺肺气肿征，双肺满布哮鸣音，宜选下列哪项治疗 （　　）

    A. 色甘酸钠喷雾吸入

    B. 沙丁胺醇气雾剂吸入

    C. 补液+氨茶碱静脉滴注

    D. 补液+肾上腺糖皮质激素+氨茶碱静脉滴注

    E. 肾上腺糖皮质激素静脉滴注

11. 患者，女性，25岁，哮喘反复发作13年，严重发作已持续48小时，体检：呼吸困难，发绀，烦躁，心率124次/分，双肺呼吸音低，有哮鸣音，下列哪项措施是错误的 （　　）

    A. 静滴5%葡萄糖盐水　　　　　　　　B. 氨茶碱0.25 g加入输液中

    C. 氢化可的松200 mg静滴　　　　　　D. 头孢菌素静脉滴注

    E. 肌注苯巴比妥

实践 7-1　镇咳、平喘、祛痰药合理用药案例分析实训

【实训目的】

（1）能通过用药案例分析，学会正确分析用药案例的方法。

（2）掌握平喘药的作用、应用和不良反应，会合理执行平喘药的用药护理。

(3) 指导患者正确用药。

【实训准备】

(1) 临床用药案例：支气管哮喘案例、处方示例、药物图片。

(2) 药物器械：氨茶碱、喷托维林、沙丁胺醇气雾剂、可待因等。

(3) 环境：药物实训室、模拟病房。

【实训内容】

(1) 图片展示：镇咳药、平喘药、祛痰药。

(2) 情景演练及案例讨论。。

【实训方法】

(1) 学生观看图片和温习教材相关理论知识部分，请学生回答如下问题：

①支气管哮喘的基本病理改变与临床常见症状是什么？

②支气管哮喘如何治疗？如何管理？

③常用平喘药的应用和主要不良反应及用药护理有哪些？

(2) 情景演练：前述处方示例，患者诊断为支气管哮喘。予以氨茶碱、喷托维林、沙丁胺醇气雾剂治疗。

①角色扮演：学生分为若干组，由一位学生扮演患者，一位学生扮演医师模拟用药并进行用药指导。

②讨论与点评：学生分小组讨论，推选一名学生进行评价，最后教师总结点评。

(3) 案例分析：患者，女，32岁。喘息、呼吸困难发作1天。有类似发作史。体检：气促，发绀，双肺满布哮鸣音，心率120次/分，律齐，无杂音。处方如下：

①硫酸特布他林气雾剂：0.25 mg/揿。

用法：1次0.25 mg，1日3次，吸入。

②注射用氢化可的松琥珀酸钠100 mg。

5%葡萄糖注射液250 mL。

用法：静脉滴注。

试分析：该处方是否合理？为什么？

【实训考核】

(1) 学生以小组为单位，根据用药案例，讨论分析。

(2) 每小组推选1名学生代表发言，其他各级同学提问。

(3) 教师点评、总结。

【结果与评价】

实训项目	结果	学生评价 (优、良、中、差)	教师评价 (优、良、中、差)	总评 (优、良、中、差)
情景演练	演示效果及用药指导			
案例分析	用药合理性及分析			

(刘雪赟)

项目八　消化系统药

学习目标

知识目标

1. 掌握西咪替丁、雷尼替丁、奥美拉唑、硫糖铝和硫酸镁的作用、应用、不良反应和用药护理注意事项。
2. 熟悉甲氧氯普胺、多潘立酮和地芬诺酯的作用和应用。
3. 了解临床常用助消化药、止吐药和导泻药的作用、应用及给药方法。

技能目标

1. 能对消化系统疾病患者进行用药护理。
2. 关爱患者，仔细观察消化道疾病患者的病情及用药反应，做好用药指导。

消化系统疾病是发生在消化系统的器质性或功能性疾病。消化系统药包括助消化药、抗消化性溃疡药、胃肠运动功能调节药、泻药与止泻药等，主要通过调节胃肠功能和影响消化液的分泌而发挥疗效。

任务一 助消化药与止吐药

一、助消化药

助消化药多为消化液的成分，有些药物通过促进消化液分泌或阻止肠道内的食物过度发酵，发挥助消化作用。临床常用助消化药见表8-1。

表8-1 临床常用助消化药

药物	来源及成分	作用	应用	护理注意事项
稀盐酸	10%盐酸溶液	增强胃蛋白酶活性，促进胰液和胆汁分泌	胃酸缺乏症及发酵性消化不良	饭前或水稀释后服用，以免刺激胃黏膜，常与胃蛋白酶合用
胃蛋白酶	猪、牛、羊等的胃黏膜	分解蛋白质	胃蛋白酶缺乏症或过量饮食引起的消化不良	常与稀盐酸合用，不能与抗酸药配伍
胰酶	猪、牛、羊的胰脏	消化脂肪、蛋白质和淀粉	胰腺分泌不足引起的消化不良	常用肠溶片，需整片吞服。禁与酸性药物同服
乳酶生	干燥的活乳酸杆菌制剂	分解糖类产生乳酸，抑制肠内腐败菌繁殖，减少发酵和产气	消化不良、腹胀及小儿消化不良性腹泻	饭前服。禁与抗菌药、碱性药物及吸附剂合用。药物应置于阴凉处保存
干酵母	酿酒酵母的干燥体	富含B族维生素	食欲减退、消化不良和B族维生素缺乏症	宜嚼服，剂量过大可致腹泻

二、止吐药

恶心、呕吐是多种疾病引起的消化道症状，剧烈呕吐可导致机体水和电解质紊乱，除对因治疗外，应及时止吐。止吐药有以下几类：

1. H_1受体阻断药 如苯海拉明、异丙嗪、茶苯海明（晕海宁、乘晕宁）、美克洛嗪等有中枢镇静作用和止吐作用，可用于预防和治疗晕动病、内耳性眩晕病等。

2. M受体阻断药 如东莨菪碱、苯海索等，有抗晕动病，预防恶心、呕吐的作用，其中以东莨菪碱的作用较为明显。

3. 多巴胺受体阻断药

（1）氯丙嗪：对多种药物（洋地黄、吗啡、四环素等）和疾病（尿毒症、恶性肿瘤等）引起的呕吐及顽固性呃逆有显著的镇吐作用，但对晕动病呕吐无效。

（2）胃动力药：如甲氧氯普胺、多潘立酮。

4. 5-羟色胺受体阻断药　昂丹司琼、格雷司琼、托烷司琼等。

5. 其他　西沙必利、舒必利等。

甲氧氯普胺

甲氧氯普胺（metocloprmide，胃复安）为第一代胃肠动力药，具有中枢和外周双重作用。口服易吸收，血浆蛋白结合力低，经肝脏代谢后，经肾排泄。

【药理作用】

（1）胃肠促动作用：阻断胃肠多巴胺受体，并促进胃肠胆碱能神经释放乙酰胆碱，加强从食管至近端小肠平滑肌运动，促进胃排空。

（2）止吐作用：阻断延髓催吐化学感受区多巴胺受体，产生较强的中枢性止吐作用。

（3）催乳作用：阻断下丘脑多巴胺受体，减少催乳素抑制因子的释放，从而升高血清催乳素的水平，有一定的催乳作用。

【临床应用】

用于各种原因引起的呕吐、顽固性呃逆、胃肠功能失调所致的食欲减退、消化不良及胃胀气，也可用于反流性食管炎、胆汁反流性胃炎及产后少乳等。

【不良反应】

常见头晕、嗜睡、乏力，偶见便秘、腹泻、皮疹。大剂量或久用可引起锥体外系反应，可用苯海索等中枢抗胆碱药对抗；也可引起高催乳素血症（如男子乳腺发育、溢乳等）。注射给药可引起直立性低血压。孕妇慎用。

【护理注意事项】

不宜与吩噻类、M受体阻断药合用，以免降低疗效，加重不良反应。

多潘立酮

多潘立酮（domperidone，吗丁啉）属第二代胃肠动力药，是外周多巴胺受体阻断药，不易通过血-脑屏障，几乎无锥体外系反应。

本药对胃肠选择性高，阻断其多巴胺受体，加强胃动力，促进胃蠕动，加速胃排空，防止食物反流，具有胃肠促动和高效止吐作用。对结肠运动和胃肠分泌功能无明显影响。主要用于各种原因引起的轻度胃瘫，对胃-食管反流病、功能性消化不良、药物或放射治疗引起的呕吐也有良好的疗效。可见短暂的腹痛、腹泻、口干、头痛、皮疹等不良反应。婴幼儿及孕妇慎用。不宜与抗胆碱药合用，以免降低疗效。

昂丹司琼

昂丹司琼（ondansetron）选择性阻断中枢及迷走神经传入纤维的5-羟色胺受体，产生明显的止吐作用。对肿瘤放疗和化疗引起的呕吐有迅速强大的抑制作用，但对晕动病引起的呕吐无效。临床用于化疗、放疗引起的恶心、呕吐。不良反应有头痛、疲劳、便秘或腹泻。

格雷司琼、托烷司琼的作用、用途类似于昂丹司琼，但作用更强。

西沙必利

西沙必利（cisapride）为新型全胃肠动力药。对胃和小肠作用类似于甲氧氯普胺，但也能增加结肠运动，引起腹泻。主要用于反流性食管炎、功能性消化不良、轻度胃瘫。术后胃肠麻痹及慢性便秘和结肠运动减弱等。有暂时性肠痉挛和腹泻现象，偶见恶心、头痛、头晕、嗜睡及过敏反应。哺乳期妇女、儿童及肝肾功能不全者慎用。

（杜 健）

任务二 抗消化性溃疡药

消化性溃疡主要指胃溃疡和十二指肠溃疡，是消化系统常见的慢性病，具有自然缓解和反复发作的特点。直接发病机制与黏膜局部损伤因素（胃酸、胃蛋白酶、幽门螺杆菌感染等）与保护因素（胃黏膜屏障功能）之间平衡失调有关。

抗消化性溃疡药能减轻溃疡症状，促进愈合，防止和减少复发及并发症的产生。常用抗消化性溃疡药包括：抗酸药、胃酸分泌抑制药、胃黏膜保护药和抗幽门螺杆菌药。

处方示例

患者，女，27岁，间断性上腹部疼痛2年，伴反酸、嗳气，进食后疼痛缓解，冬春季多发。诊断为胃溃疡。处方如下：

Rp.

奥美拉唑肠溶片　10 mg×28 片

【用法】20 mg　每天1次　口服

复方铝酸铋颗粒　1.3 g×18包×2盒

【用法】1.3 g 每天3次 口服

克拉霉素缓释片 0.5 g×3片×4盒

【用法】0.5 g 每天1次 口服

【分析】如何指导患者正确使用药物?

一、抗酸药

抗酸药为弱碱性化合物,口服后在胃内中和胃酸,降低胃液酸度,降低胃蛋白酶活性,减弱其分解胃壁蛋白的能力,进而减轻胃酸对溃疡面的刺激及腐蚀作用,迅速缓解疼痛,促进溃疡愈合。有些抗酸药如氢氧化铝、三硅酸镁等在胃液中可形成胶状物,覆盖于溃疡面和黏膜表面,起保护作用。主要用于胃、十二指肠溃疡及胃酸分泌过多症的辅助治疗。抗酸药在餐后1~3小时和晚上临睡前服用才能达到较好的效果。常用抗酸药作用特点比较见表8-2。

表8-2 常用抗酸药作用特点比较

药物	作用特点	不良反应
碳酸氢钠	口服中和胃酸作用强,显效快,维持时间短,静滴可碱化体液	可产生大量CO_2,引起腹胀、嗳气,严重溃疡患者有引起胃肠穿孔的危险
碳酸钙	抗酸作用较强,作用快而持久	可产生大量CO_2,引起腹胀、嗳气。有收敛作用,可引起便秘
氢氧化铝	抗酸作用较强、起效缓慢而持久,中和胃酸产生的氯化铝,具有收敛和止血作用,其凝胶剂对溃疡面有保护作用	可引起便秘
氧化镁	抗酸作用较强,起效缓慢而持久	可引起腹泻
三硅酸镁	抗酸作用慢、弱、持久,对溃疡面有保护作用	可引起腹泻
氢氧化镁	抗酸作用较强、较快,对溃疡面有保护作用	可引起腹泻

理想的抗酸药应作用迅速、持久、不吸收、不产气、不引起腹泻或便秘,对胃黏膜及溃疡面有保护和收敛作用。单一抗酸药很难满足上述标准,故抗酸药很少单用,常将其制成复方制剂应用以增强疗效,减少不良反应。(见表8-3)

表8-3 抗酸药的几种复方制剂

复方制剂	主要成分	临床应用
复方氢氧化铝	氢氧化铝、三硅酸镁、颠茄流浸膏	消化性溃疡、胃酸过多

续表

复方制剂	主要成分	临床应用
复方铝酸铋片（胃必治）	铝酸铋、重质碳酸镁、碳酸氢钠、甘草浸膏粉、弗朗鼠李皮、茴香粉	消化性溃疡、胃酸过多
胃得乐	碱式硝酸铋、碳酸镁、碳酸氢钠、大黄	消化性溃疡、胃炎、胃酸过多
乐得胃	碱式硝酸铋、碳酸镁、碳酸氢钠、弗朗鼠李皮	消化性溃疡
胃仙-U	外层片：甘草酸钠、葡糖醛酸、干燥氢氧化铝凝胶、三硅酸镁、牛胆汁、薄荷脑、叶绿素；内层片：维生素U、淀粉酶	消化性溃疡、胃炎、胃酸过多

二、胃酸分泌抑制药

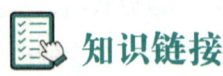 知识链接

胃酸分泌与胃壁细胞受体

胃酸由胃黏膜壁细胞分泌，壁细胞上有H_2受体、M_1受体和胃泌素受体，当这些受体分别被组胺、乙酰胆碱和胃泌素激动时，均可进一步激活胃壁细胞上H^+-K^+-ATP酶（质子泵），通过H^+-K^+交换，将壁细胞内H^+转运到胃腔，使胃酸分泌增加。

胃酸增多与溃疡病的发生密切相关，通过抑制胃酸分泌，可促进溃疡愈合。常用的药物包括：H_2受体阻断药、M受体阻断药、促胃液素受体阻断药、H^+-K^+-ATP酶抑制药。

（一）H_2受体阻断药

本类药物是常用的治疗消化性溃疡药，对胃腺壁细胞表面的组胺H_2受体有竞争性阻断作用，可使胃酸分泌减少。其抑制胃酸分泌作用强而持久，疗程短，溃疡愈合率较高。常用药物有西咪替丁、雷尼替丁、法莫替丁等。

西咪替丁（cimetidine，甲氰咪胍）

本品通过阻断胃壁细胞上的H_2受体显著抑制胃酸分泌，不仅能抑制基础胃酸和夜间胃酸分泌，对组胺、胃泌素和食物等多种刺激引起的胃酸分泌也有抑制作用。同时抑制胃蛋白酶分泌，对胃黏膜有保护作用。主要用于消化性溃疡，对十二指肠溃疡疗效较好，对胃溃疡疗效稍差。但停药后易复发，延长用药时间可减少复发。也可用于治疗带状疱疹。

不良反应表现为恶心、呕吐、腹胀、腹泻、便秘、头痛、头晕、乏力、口干、口苦、

皮疹等。长期应用或用药剂量较大，可引起转氨酶升高、肝损害，偶见肾功能衰竭。本药有轻度抗雄性激素作用，长期服用可引起性功能减退、阳痿、精子数减少及乳房发育。少数患者可出现精神紊乱、谵妄、幻觉等。孕妇、哺乳期妇女禁用。

处方示例

> 患者，男，27岁，未婚。近段时间以来常感上腹部不适、疼痛，饭前和夜间腹痛更明显，饭后疼痛缓解。到医院检查，诊断为十二指肠溃疡。请为患者开一处方。
>
> 西咪替丁片剂0.2 g×24片
> 【用法】一次0.2 g　一日4次　饭后和睡前服
> 【分析】对该患者选择西咪替丁治疗是否合适？说明理由。

雷尼替丁（ranitidine）

本药抑制胃酸分泌作用比西咪替丁强4~10倍。对胃及十二指肠溃疡疗效高，可缓解溃疡病症状，促进溃疡愈合，减少溃疡复发，具有速效和长效的特点。对西咪替丁无效的患者，使用本品仍然有效。不良反应较少，可有恶心、呕吐、头痛、头晕、乏力等。偶见白细胞减少、血小板减少等，停药后可恢复。孕妇、哺乳期妇女和8岁以下的儿童禁用。

法莫替丁（famotidine）

法莫替丁是第三代H_2受体阻断药，其抑制胃酸分泌作用是西咪替丁的40~50倍，适用于胃、十二指肠溃疡，反流性食管炎、应激性溃疡及急性胃黏膜出血等。无抗雄激素作用，不良反应发生率低，常见恶心、呕吐、头痛、头晕、皮疹、白细胞减少等。

（二）M受体阻断药

哌仑西平（pirenzepine）

本品对胃壁细胞的M受体有选择性阻断作用，小剂量即可抑制胃酸分泌，对其他部位的M受体影响较小。主要用于胃、十二指肠溃疡和反流性食管炎，疗效与西咪替丁相似，二者合用可提高疗效。不良反应较轻，可见口干、视物模糊、便秘、头痛、嗜睡等。

(三) 胃壁细胞质子泵抑制药

奥美拉唑 (omeprazole, 洛赛克)

本品能选择性抑制胃壁细胞质子泵 (H^+-K^+-ATP酶) 的作用, 使胃壁细胞分泌 H^+ 减少, 从而减少胃酸分泌。适用于治疗胃溃疡、十二指肠溃疡、应激性溃疡、反流性食管炎和卓-艾综合征 (胃泌素瘤), 治愈率高于 H_2 受体阻断药, 且复发率低。

主要不反应有头痛、头昏、口干、恶心、腹胀、失眠等。偶有皮疹、外周神经炎、转氨酶升高等。

护考链接

消化性溃疡治疗中不属于胃酸抑制药的是

A. 氢氧化铝　　　　　　　　B. 溴丙胺太林

C. 丙谷胺　　　　　　　　　D. 雷尼替丁

E. 奥美拉唑

【分析】本题选择 A。氢氧化铝是中和胃酸, 为抗酸药。要求掌握抑酸药的分类和常用药。

三、胃黏膜保护药

胃黏膜保护药能增强黏膜保护功能, 促进溃疡愈合。临床常用药物有硫糖铝、枸橼酸铋钾等。

硫糖铝

本品是蔗糖硫酸酯的碱式铝盐, 口服不易吸收, 在胃中聚合形成胶体, 形成保护膜, 对胃、十二指肠黏膜及溃疡面具有保护作用, 可防止胃酸对胃黏膜的刺激和腐蚀。临床用于胃、十二指肠溃疡, 慢性糜烂性胃炎, 以及反流性食管炎等。常见不良反应有便秘、口干、恶心、皮疹、眩晕等。不宜与碱性药物合用。

枸橼酸铋钾

枸橼酸铋钾 (bismuth potassium citrate) 为胶体碱式枸橼酸铋, 在胃中酸性条件下, 能形成氧化铋胶体沉着于溃疡表面, 形成保护膜隔绝胃酸、胃蛋白酶、酸性食物等对溃疡面的侵蚀，促进溃疡的愈合，又称"溃疡隔绝剂"。本药还具有抑制胃蛋白酶活性、增加胃黏液分泌、改善胃黏膜血流和清除幽门螺杆菌的作用。适用于胃及十二指肠溃疡、慢性胃炎、十二指肠炎等。

不良反应有长期应用可升高血浆铋浓度，使口腔、舌头、粪便变黑，引起轻度便秘。肾功能不全者禁用，以免引起血铋过高。可影响口服四环素类的吸收，不宜同服。抗酸药及牛奶可影响其疗效，不宜同服。

米索前列醇（misoprostol，喜克溃）

本品为前列腺素E的衍生物，能抑制胃酸分泌，具有胃黏膜保护作用。适用于消化性溃疡、应激性溃疡、急性胃黏膜损伤和出血的治疗。由于价格昂贵，仅作为溃疡病治疗的二线药物。不良反应有稀便、腹泻、恶心和胃肠胀气等。孕妇用后有兴奋子宫作用，可致流产，故孕妇禁用。

四、抗幽门螺杆菌药

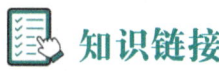
知识链接

幽门螺杆菌（Hp）

幽门螺杆菌属革兰氏阴性厌氧菌，它在胃黏膜表面生长，产生酶和毒素等有害物质，并分泌黏液，损伤胃、十二指肠黏膜引起炎症，是产生消化性溃疡的危险因素。根治幽门螺杆菌感染，可明显降低消化性溃疡的复发率，加速溃疡愈合。

1983年从慢性胃病患者的胃黏膜中成功分离出幽门螺杆菌后，经多年来的研究证实幽门螺杆菌是慢性胃炎、消化性溃疡等疾病的主要病因。常用的抗幽门螺杆菌药有抗生素、铋制剂等，如阿莫西林、庆大霉素、阿莫西林、红霉素、枸橼酸铋钾、甲硝唑、四环素等，单用一种药物疗效差，常以2~3种药联合应用。临床最常用的"三联疗法"是指奥美拉唑加上述两种抗生素或铋剂加两种抗生素。

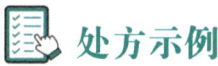
处方示例

患者，女，57岁。反复上腹痛5年，5天前无明显诱因出现黑便，3次/天，伴头昏、乏力就诊，查大便OB（+），血Hb 87 g/L。胃镜：十二指肠球部溃疡，查Hp（+），诊断十二指肠球部多发性溃疡，Hp（+）。处方如下：

奥美拉唑胶囊　20 mg×1瓶

【用法】20 mg　一日两次　口服

克拉霉素　250 mg×3盒

【用法】500 mg　一日两次　口服

甲硝唑　200 mg×1瓶

【用法】200 mg　一日3次　口服

【分析】对该患者使用三种药物治疗的药理学基础。

五、解痉药

丙胺太林（普鲁本辛）

本品为人工合成的季铵类解痉药，具有M受体阻断作用，对胃肠道的选择性较高，缓解胃肠痉挛和抑制胃酸分泌作用较强而持久。主要用于胃肠绞痛和胃、十二指肠溃疡的治疗。不良反应有口干、视物模糊、排尿困难、便秘、心悸等。青光眼患者禁用。

贝那替嗪（胃复康）

本品为人工合成的叔胺类解痉药，具有解痉、中枢镇静和抑制胃酸分泌作用。适用于伴有焦虑症状的消化性溃疡病患者。有口干、视物模糊等副作用。青光眼患者禁用。

六、任务实施

抗消化性溃疡药物应用与护理。

（一）用药前护理评估

（1）病史及机体状况：确定患者消化性溃疡的部位、程度及有无并发症等。

（2）用药史：近期是否用过治疗消化性溃疡的药物，有无药物过敏史。

（3）相关临床资料：血常规、电解质、大便潜血、钡餐透视、纤维胃镜、胃幽门螺杆菌检查等。

（4）患者及其家属对治疗消化性溃疡的药物知识的了解程度。

（二）用药期间的护理措施

（1）便秘：与氢氧化铝、硫糖铝等药物的不良反应有关。注意患者的排便习惯，防止便秘可与三硅酸镁或氧化镁交替使用。

（2）腹泻：与镁离子对肠道刺激有关。合理安排给药时间，必要时可调整药物剂量或更换药物。

（3）性功能障碍：与西咪替丁的不良反应有关。建议更换药物，并疏导患者的紧张情绪。

（4）知识缺乏：向患者及其家属讲解正确的服药方法，避免药物间相互作用或食物对药物疗效的影响。

（三）用药后护理评价

患者症状是否改善，相关的体检显示病情是否好转，有无严重的药物不良反应发生。

（杜 健）

任务三　泻药与止泻药

一、泻药

泻药是通过增加肠蠕动、增加肠内水分或使肠内容物软化或润滑肠道利于粪便排出的药物。常用的泻药有三类：容积性、接触性和润滑性泻药。

（一）容积性泻药

容积性泻药口服吸收很少，在肠道内形成高渗，使肠容积增大，刺激肠壁加强蠕动，产生导泻作用。

硫酸镁（magnesium sulfate）

【作用与应用】

（1）导泻：口服硫酸镁后，在肠道中以 Mg^{2+} 和 SO_4^{2-} 的形式存在，难被肠壁吸收，在肠内形成高渗透压而阻止肠内水分的吸收，增加肠腔内容积，刺激肠壁，反射性地引起肠蠕动而促进排便，其导泻作用强而迅速。主要用于急性便秘、排出肠内毒物及服用驱肠虫药后排出虫体。

（2）利胆：口服硫酸镁（33%）或用导管导入十二指肠，可刺激十二指肠黏膜，反射性地引起胆总管括约肌松弛、胆囊收缩，促进胆囊排空，加速胆汁排出，呈现利胆作用。用于阻塞性黄疸，慢性胆囊炎和胆石症。

（3）抗惊厥：注射硫酸镁可抑制中枢和松弛骨骼肌，呈现抗惊厥作用。用于各种原因所致的惊厥，尤其对子痫有较好疗效。

（4）降压作用：注射给药后，较高浓度的 Mg^{2+} 可直接扩张血管平滑肌，抑制心肌，并能引起交感神经节冲动传递障碍，从而使血管扩张，血压下降。主要用于高血压危象和高血压脑病的治疗。

（5）消肿止痛：用50%硫酸镁溶液局部热敷患处，能改善局部血液循环，有消肿止痛效果。

> **重点提示**
>
> 硫酸镁通过不同给药途径，发挥不同药理作用。

【不良反应】

（1）硫酸镁用于导泻时，因刺激肠壁可引起盆腔充血，导致月经过多或流产，故孕妇、月经期妇女禁用。服用大量高浓度的硫酸镁溶液，可自组织中吸收大量水分而导致脱水。

（2）硫酸镁注射过量或静注速度过快，使血中 Mg^{2+} 浓度过高，可引起急性 Mg^{2+} 中毒，表现为中枢抑制、腱反射消失、血压急剧下降、呼吸抑制等。一旦出现中毒，应立即进行人工呼吸并静注钙盐抢救。

情景案例

患者，女，已婚，33岁。停经32周，浮肿2周，剧烈头痛1天，恶心呕吐及少尿1天而入院体检：胎心音正常，144次/分，BP：160/110 mmHg，尿常规，蛋白（++），尿糖（-）。诊断为妊高症，子痫。给予硫酸镁注射液，静滴，每日两次，每次5 g，治疗3天后，病情稳定，血压为105/90 mmHg。第4天患者出现跟腱反射减弱。

试分析：

（1）分析患者出现跟腱反射减弱的原因。

（2）对此症状应如何处理？

【护理注意事项】

（1）导泻常采用口服给药。因导泻作用剧烈，应注意补充体液以免脱水。

（2）因 Mg^{2+} 可抑制中枢，中枢抑制药中毒者禁用硫酸镁导泻，宜选用硫酸钠导泻。硫酸钠导泻作用比硫酸镁弱但无中枢抑制作用。

（3）肾功能不良或老年患者禁用或慎用。肠道出血、急腹症患者、脱水、孕妇、月经期妇女禁用。

硫酸钠（sodium sulfate）

硫酸钠口服后产生导泻作用与硫酸镁相似而较弱，但无中枢抑制作用，用于中枢抑制药中毒时加速药物排出。

（二）刺激性泻药

酚酞（phenolphthalein，果导）

本品口服后在肠道内与碱性肠液相遇形成可溶性钠盐，刺激结肠黏膜，促进其蠕动而产生导泻作用。其作用温和，服药后6~8小时排出软便，适用于慢性便秘和习惯性便秘。酚酞经肾脏排泄，遇碱性尿液时，使尿液显红色，应与血尿区别。不良反应较少，偶有皮疹、过敏性肠炎及出血倾向等。

（三）润滑性泻药

液状石蜡（liquid paraffin）

液状石蜡为石油提取物，口服后在肠内不被消化和吸收，产生滑润肠壁和软化粪便的作用，利于粪便排出。适用于慢性便秘、高血压或痔疮患者的便秘。长期服用可影响脂溶性维生素及钙、磷的吸收。婴幼儿不宜使用。

甘油

本品常用其栓剂或50%溶液由肛门给药。通过其高渗透压作用刺激并润滑肠壁，软化大便并引起排便，用药后数分钟即可排便。适用于儿童及老年人。

开塞露

本品为含有甘油或山梨醇的制剂。装入特制塑料容器内，供直肠给药时使用。通过滑润和刺激肠壁、软化大便引起排便，适用于儿童及老年人。

处方示例

患者，女，50岁。近6日来常感腹部不适、大便难解。诊断为慢性便秘。用开塞露治疗，处方如下：

开塞露溶液剂　20 mL×3支

【用法】　一次20 mL，肛塞，一天一次

【分析】对该患者选用开塞露治疗的药理学基础。为避免便秘再次出现，应注意哪些问题？

二、止泻药

腹泻是多种疾病的临床表现，也可以是生理功能紊乱或神经、精神因素所致，长期慢性腹泻或剧烈腹泻，可影响食物的吸收并引起机体脱水和电解质紊乱，因此，在对因治疗的同时，应适当给予止泻药。临床常用的止泻药有肠蠕动抑制药和收敛吸附药。（见表8-4）

表8-4　临床常用止泻药的作用、应用及不良反应

类别	药物	作用特点及应用	不良反应
肠蠕动抑制药	地芬诺酯（苯乙哌啶）	为哌替啶的衍生物，止泻作用与吗啡相似，无镇痛作用；用于急、慢性功能性腹泻	有成瘾性。肝病患者慎用，青光眼禁用
	洛哌丁胺（易蒙停）	与地芬诺酯相似，但止泻更强更持久；用于急、慢性腹泻	不良反应少。婴幼儿禁用
收敛吸附药	蒙脱石散（思密达）	具有强大的覆盖、保护肠黏膜作用，主要用于急、慢性腹泻、肠道菌群失调，对儿童急性腹泻效果显著	久用可致便秘。用药时注意纠正脱水，不宜与其药物合用
	鞣酸蛋白	口服在肠道分解释放鞣酸，使肠黏膜表面蛋白凝固、沉淀，减少刺激及炎性渗出，有收敛止泻，可用于各种腹泻	不良反应少

项目小结

助消化药多为消化液的成分，能促进食物消化，增进食欲，主要用于消化不良或消化液分泌不足所致消化功能减弱。常用药物有稀盐酸、胃蛋白酶、胰酶和

乳酶生。

抗消化性溃疡药主要有抗酸药、抑酸药、胃黏膜保护剂和抗幽门螺杆菌药。消化性溃疡三联疗法即奥美拉唑合用二联抗生素或铋剂合用二联抗生素是目前根治幽门螺杆菌感染比较有效的方法，一个疗程7天。

临床常用止吐药甲氧氯普胺和多潘立酮，均属多巴胺受体阻断药，产生止吐和胃肠促动作用。

三类泻药中润滑性泻药导泻迅速、安全、方便，在临床常用于老年人、儿童及习惯性便秘患者。止泻药是一类对症治疗药，应在对因治疗同时使用。

（杜 健）

思考与练习

1. 硫酸镁没有下列哪一项作用 （ ）
   A. 导泻作用　　B. 利胆作用　　C. 抗惊厥作用　　D. 抗癫痫作用　　E. 降压作用
2. 适用于老年人、幼儿便秘的泻药是 （ ）
   A. 液状石蜡　　B. 酚酞　　C. 大黄　　D. 番泻叶　　E. 硫酸镁
3. 严重胃溃疡患者不宜使用的药物是 （ ）
   A. 氢氧化铝　　B. 氧化镁　　C. 三硅酸镁　　D. 碳酸氢钠　　E. 以上都不对
4. 注射硫酸镁过量中毒应选用何药解救 （ ）
   A. 肾上腺素　　B. 洋地黄　　C. 氯化钙　　D. 碳酸氢钠　　E. 利多卡因
5. 下列何药不宜与抗生素合用 （ ）
   A. 胃蛋白酶　　B. 胰酶　　C. 稀盐酸　　D. 乳酶生　　D. 以上都不是
6. 与碳酸氢钠合用其助消化作用增强的是 （ ）
   A. 胃蛋白酶　　B. 胰酶　　C. 稀盐酸　　D. 乳酶生　　D. 以上都不是
7. 通过阻断M受体，减少胃酸分泌的是 （ ）
   A. 西咪替丁　　B. 哌仑西平　　C. 奥美拉唑　　D. 枸橼酸铋钾　　E. 以上都不是
8. 下列何药是H^+泵抑制药 （ ）
   A. 西咪替丁　　B. 硫糖铝　　C. 奥美拉唑　　D. 色甘酸钠　　E. 哌仑西平
9. 以下哪种药物抑制胃酸分泌作用最强 （ ）
   A. 奥美拉唑　　B. 哌仑西平　　C. 法莫替丁　　D. 西咪替丁　　E. 丙谷胺
10. 习惯性便秘可选用 （ ）
    A. 硫酸镁　　B. 乳果糖　　C. 酚酞　　D. 硫酸钠　　E. 大黄

11. 对排便无影响的抗酸药是 （ ）
   A. 三硅酸镁　　B. 硫酸镁　　C. 氢氧化铝　　D. 碳酸氢钠　　E. 碳酸钙

实践 8-1　消化道溃疡的合理用药案例分析实训

【实训目的】

（1）能通过用药案例分析，学会正确分析用药案例的方法。

（2）掌握抗消化性溃疡药的作用、应用和不良反应，会合理使用抗消化性溃疡药。

（3）指导患者正确用药。

【实训准备】

（1）临床用药案例：消化性溃疡案例、处方示例、药物图片。

（2）器械：西咪替丁、雷尼替丁、枸橼酸铋钾、奥美拉唑等药品。

（3）环境：药物实训室、模拟病房。

【实训内容】

（1）图片展示：抗消化性溃疡药、助消化药、止吐药、泻药和止泻药。

（2）情景演练及案例讨论。

【实训方法】

（1）学生观看图片和温习教材相关理论知识部分，请学生回答如下问题：

①消化性溃疡的分类和临床常见症状有哪些？

②消化性溃疡如何治疗？

③抗消化性溃疡药的应用和主要不良反应有哪些？

（2）情景演练：

前述处方示例，患者诊断为胃溃疡。予以奥美拉唑和枸橼酸铋钾治疗。

①角色扮演：学生分为若干组，由一位学生扮演患者，一位学生扮演医师模拟用药并进行用药指导。

②讨论与点评：学生分小组讨论，推选一学生进行评价，最后教师总结点评。

（3）案例分析：

案例1：患者，女，32岁。近3年来上腹部疼痛反复发作，伴反酸、嗳气，幽门螺杆菌阳性，经X线检查确诊为胃溃疡。处方如下，试分析：用药是否合理？为什么？

Rp:

阿莫西林胶囊　250 mg×20粒

用法：500 mg　口服　一日3次

法莫替丁片　20 mg×28片

用法：40 mg　口服　一日2次

乳酶生片　0.3 g×63片

用法：0.9 g　口服　一日3次

复合维生素B液　200 mL×1瓶

用法：10 mL　口服　一日3次

案例2：患者，男，34岁。经常上腹疼痛5年，2天前因大量饮酒后上腹疼痛持续来医院就诊，诊断为十二指肠溃疡，处方如下，试分析：用药是否合理？为什么？

Rp:

奥美拉唑肠溶胶囊　20 mg×7粒

用法：20 mg　口服　一日1次

小檗碱片　0.1 g×100片

用法：0.3 g　口服　一日3次

山莨菪碱片　5 mg×100片

用法：5 mg　口服　一日3次

复方氢氧化铝片　100片×1瓶

用法：4片　口服　一日3次

【实训考核】

（1）学生以小组为单位，根据用药案例，讨论分析。

（2）每小组推选1名学生代表发言，其他学生提问。

（3）教师点评、总结。

【结果与评价】

实训项目	结果	学生评价 （优、良、一般、差）	教师评价 （优、良、一般、差）	总评 （优、良、一般、差）
情景演练	演示效果及用药指导			
案例分析	用药合理性及分析			

（杜　健）

项目九 抗变态反应药

学习目标

知识目标

1. 掌握H_1受体阻断药理作用、临床应用、不良反应和用药护理注意事项。
2. 了解变态反应及抗变态反应药的分类。

技能目标

1. 能对变态反应疾病患者进行用药护理。
2. 关爱患者，仔细观察患者变态反应疾病的病情及用药反应，能做好用药指导。

任务一 抗组胺药

一、组胺受体的分类、分布和效应

组胺是最早发现的自身活性物质，广泛存在于人体各组织中，在体内是以无活性的结合形式存在于肥大细胞和嗜碱性粒细胞的颗粒中。当机体受到理化因素刺激或发生变态反应时，这些细胞脱颗粒，导致组胺的释放，通过与效应细胞上的组胺受体结合，兴奋受体

而产生相应的效应。(见表9-1)

表9-1 组胺受体分布与效应

受体类型	分布	效应
H_1	支气管、胃肠道、子宫平滑肌	收缩
	皮肤血管	扩张
	心房、房室结	收缩增强、传导减慢
H_2	胃壁细胞	胃酸分泌增加
	血管	扩张
	心室、窦房结	收缩增强、心率加快
H_3	中枢与外周神经末梢	负反馈性调节组胺合成与释放

二、常用抗组胺药

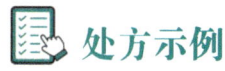 处方示例

> 患者，男，32岁，长途汽车司机。因驾驶途中出现局部皮肤片状突起，瘙痒难忍，到当地医院就诊，经检查，诊断为荨麻疹。处方如下：
> Rp.
> 氯雷他定片　10 mg×3片
> 【用法】10 mg　一日1次　口服
> 【分析】选用氯雷他定的用药依据是什么？如何对患者进行用药指导？

（一）H_1受体阻断药

抗组胺药在体内与相应组胺受体结合而起抗组胺作用。根据药物选择性不同，抗组胺药可分为三类，即H_1受体阻断药、H_2受体阻断药和H_3受体阻断药。H_2受体阻断药主要用于抗消化性溃疡（详见项目八内容），H_3受体阻断药临床上不常用，故本节仅介绍H_1受体阻断药。常用的H_1受体阻断药有第一代药物苯海拉明（diphenhydramine）、异丙嗪（promethazine）、氯苯那敏（chlorpheniramine）、曲吡那敏（tripelennamine）等，第二代药物有西替利嗪（cetirizine）、阿司咪唑（astemizole）、特非那定（terfenadine）、左卡巴斯汀（levocabastine）、氯雷他定（loratadine）、依巴斯汀（ebastine）等。常用H_1受体阻断药作用特点比较见表9-2。

【药理作用】

(1) 抗 H_1 受体作用:竞争性阻断 H_1 受体,对抗组胺引起的支气管、胃肠和子宫平滑肌收缩,对组胺引起的毛细血管通透性增加和局部渗出水肿对抗作用明显,部分对抗组胺引起的血管扩张和血压下降。

(2) 中枢抑制作用:第一代抗组胺药多数可透过血-脑屏障,有不同程度的中枢抑制作用,表现为镇静、嗜睡,以苯海拉明、异丙嗪为甚。

(3) 其他作用:苯海拉明、异丙嗪等具有抗胆碱作用。

表9-2 常用 H_1 受体阻断药作用特点比较

	药物	抗组胺	镇静、催眠	抗晕动、止吐	抗胆碱	作用持续时间/h
第一代	苯海拉明	++	+++	++	+++	4~6
	异丙嗪	+++	+++	++	+++	6~12
	氯苯那敏	+++	+	-	++	4~6
	曲吡那敏	+++	++	-	-	4~6
第二代	西替利嗪	+++	-	-	-	7~12
	左卡巴斯汀	+++	-	-	-	7
	阿司咪唑	+++	-	-	-	10(d)
	特非那定	+++	-	-	-	12~24
	氯雷他定	+++	-	-	-	24
	依巴斯汀	+++	-	-	-	24

注:+++强;++中;+弱;-无。

【临床应用】

(1) 皮肤黏膜变态反应性疾病:H_1 受体阻断药对荨麻疹、过敏性鼻炎、花粉症等疗效好,可作为首选药。对昆虫咬伤所致的皮肤瘙痒和水肿有良效;对血清病、药疹、接触性皮炎也有一定的疗效;也可用于输血、输液引起的反应。但对变态反应性支气管哮喘疗效差,对过敏性休克无效。

护考链接

下列哪种疾病的首选药是 H_1 受体阻断药(　　)
A. 皮肤黏膜过敏性疾病　　B. 肾病综合征
C. 过敏性休克　　D. 支气管哮喘
E. 呕吐

【分析】皮肤黏膜过敏性疾病，H_1受体阻断药首选。此题应选A。

（2）防治晕动病及呕吐：苯海拉明和异丙嗪对晕车、晕船、妊娠及放射病引起的呕吐均有良好效果。晕动病防治常选用茶苯海明（为苯海拉明与氨茶碱形成的复盐），一般在乘车、乘船前15~30分钟服用。

（3）人工冬眠：异丙嗪、氯丙嗪及哌替啶组成冬眠合剂，辅以物理降温，可将体温降至36~34℃（浅低温）。

（4）镇静催眠：具有明显中枢抑制作用的苯海拉明、异丙嗪适用于治疗因变态反应性疾病引起的失眠。

【不良反应及注意事项】

（1）中枢抑制反应：常见困倦、嗜睡、乏力、头晕等。用药前告知患者可能出现中枢抑制作用，用药后一定时间内不应驾车、高空作业、操作机器等，以免发生意外。

（2）消化道反应：可出现口干、厌食、上腹不适、恶心、呕吐、便秘、腹泻等。告知患者在餐后服用或与牛奶同服可以减轻症状。

（3）本类药物刺激性大，不宜皮下注射，肌注者应深部肌内注射。

（4）其他反应：偶见粒细胞减少及溶血性贫血，对儿童可致"高度兴奋"。美克洛嗪、布可立嗪可引起动物畸胎，孕妇禁用。

（5）青光眼、前列腺增生、消化性溃疡患者禁用。

（二）H_2受体阻断药

H_2受体阻断药能选择性阻断胃黏膜壁细胞H_2受体，对抗组胺刺激胃壁细胞分泌胃酸。主要用于治疗消化性溃疡。临床上常用的H_2受体阻断药有西咪替丁、雷尼替丁、法莫替丁等（参见消化系统药）。

（杜 健）

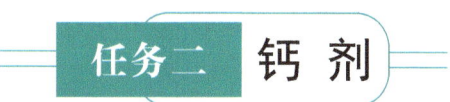

临床常用的钙剂有葡萄糖酸钙（calcium gluconate）、氯化钙（calcium chloride）和碳酸钙（calcium carbonate）等。

【作用及应用】

（1）抗过敏：钙离子能降低毛细血管壁的通透性，减少渗出，起到消炎、消肿、缓解过敏反应症状的作用。适用于过敏性疾病，如荨麻疹、血清病、湿疹、血管神经性水肿及渗出性红斑等。

（2）维持神经肌肉的正常兴奋性：当血钙含量降低时（成人正常为 2.25～2.75 mmol/L），神经肌肉的兴奋性升高，表现为手足抽搐，婴幼儿可见喉痉挛或惊厥，静脉注射钙剂可迅速缓解症状。

（3）促进骨和牙的正常发育：钙是构成骨骼和牙齿的主要成分，体内缺钙可引起佝偻病或软骨病，及时补充钙盐可防治此类疾病；此外，钙剂也可用于儿童生长发育期、骨质疏松、妊娠及哺乳期妇女钙缺乏的补充治疗。同时配伍维生素D可促进钙的吸收。

（4）解救镁中毒：静脉注射钙剂能竞争性拮抗镁离子，用于硫酸镁过量中毒时的解救。

（5）其他：参与血液凝固过程、加强心肌收缩力、对抗氨基糖苷类抗生素引起的神经肌肉阻断作用等。

【不良反应】

钙剂刺激性强，不宜进行皮下或肌内注射，静脉注射须稀释后缓慢注射。静脉注射时有全身发热感。

【任务实施】

（1）用药前护理评估：

①询问过敏史、既往病史，确认患者有无慎用钙剂的情况，如服用地高辛治疗心衰时等，忌用钙剂（钙剂可增加地高辛等强心苷类药物的毒性作用）。

②告知患者多食含钙高的食物如牛奶、豆类可预防钙的缺乏，多晒太阳可促进钙的吸收；补钙期间应少吃菠菜等含草酸的食物或药物，以免影响钙的吸收。

（2）用药期间的护理措施：

①静脉注射钙剂须稀释后缓慢注射，注射过快可引起心律失常甚至室颤或心搏骤停。

②避免药液外漏以免引起剧痛或组织坏死，若有外漏可用0.5%普鲁卡因注射液局部封闭。

③低血钙引起的轻微抽搐或惊厥可选择口服给药，但忌与四环素类药物同服，以免钙盐与四环素形成络合物而影响钙的吸收。

（3）用药护理评价：静脉注射钙剂后应严密观察患者的感觉和反应，如有异常立即报告医生。

项目小结

H_1受体阻断药竞争性阻断H_1受体，拮抗组胺在变态反应性疾病（如荨麻疹、花粉症、过敏性鼻炎）中介导引起的生物效应：

完全拮抗组胺的兴奋平滑肌，小动脉、小静脉和毛细血管舒张作用，从而防止因毛细血管扩张引起局部水肿、瘙痒，以及平滑肌兴奋所致支气管痉挛、胃肠绞痛。

部分拮抗组胺的降压作用和心脏的作用。H_1受体阻断药中第一代产品及第二代中某些品种具有中枢抑制作用，医生、护士应告知特殊作业者在用药后一定时间内禁止作业。

（杜 健）

思考与练习

1. H_1受体兴奋时其效应不包括 （ ）
   A. 支气管舒张　　　　　　　B. 肠道平滑肌收缩
   C. 支气管收缩　　　　　　　D. 血管扩张
   E. 子宫平滑肌收缩
2. H_1受体阻断药常见的副作用是 （ ）
   A. 心悸　　　B. 嗜睡　　　C. 便秘、腹泻　　　D. 口干　　　E. 恶心、呕吐
3. H_1受体阻断药对下列哪种过敏性疾病效果最差 （ ）
   A. 荨麻疹　　　　　　　　　B. 过敏性鼻炎
   C. 花粉症　　　　　　　　　D. 支气管哮喘
   E. 昆虫咬伤引起的皮肤瘙痒
4. 下列药抗晕止吐作用最强的是 （ ）
   A. 异丙嗪　　　B. 氯雷他定　　　C. 苯海拉明　　　D. 东莨菪碱　　　E. 氯苯那敏
5. 下列何药无中枢抑制作用 （ ）
   A. 异丙嗪　　　B. 氯苯那敏　　　C. 赛庚啶　　　D. 苯海拉明　　　E. 西替利嗪
6. 苯海拉明不具有的作用是 （ ）
   A. 镇静　　　B. 催眠　　　C. 抗晕止吐　　　D. 抑制胃酸分泌　　　E. 抗过敏

7. H_1受体阻断药对下列哪种疾病为首选药 （　）
   A. 过敏性紫癜　　　　　　　　B. 血清病高热
   C. 皮肤黏膜过敏性疾病　　　　D. 支气管哮喘
   E. 过敏性休克

8. 下列哪个药物无止吐作用 （　）
   A. 苯海拉明　　B. 异丙嗪　　C. 氯丙嗪　　D. 甲氧氯普胺　　E. 氯苯那敏

项目十 血液及造血系统药

学习目标

知识目标

1. 掌握铁剂、维生素K、氨甲苯酸、肝素的临床应用和主要不良反应。
2. 熟悉叶酸、维生素B_{12}、低分子右旋糖酐、香豆素类、氨甲苯酸的作用、应用和不良反应。
3. 了解垂体后叶激素、枸橼酸钠、尿激酶的临床应用特点。

技能目标

能运用护理程序有关知识对血液及造血系统药物进行用药护理。

任务一 促凝血药与抗凝血药

凝血和抗凝血是机体内存在的两个对立统一的生理功能,正常情况下,二者维持着动态平衡,既能防止血栓形成,又能防止出血,以保证血液在血管内循环流动的畅通。一旦凝血和抗凝血之间的动态平衡破坏,则会出现出血或者血栓形成。临床可用促凝血药或抗凝血药予以纠正。凝血过程与纤溶过程及促凝血药物、抗凝血药作用靶点见图10-1。

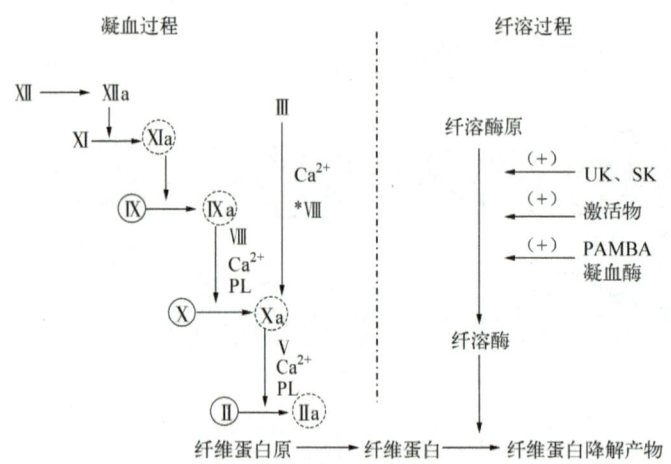

图 10-1 凝血过程和纤溶过程

PL：血小板磷脂、UK：尿激酶、SK：链激酶

一、止血药

（一）促凝血药

处方示例

> 患儿，女，30天。第1胎第1产，足月平产，出生体重2.3 kg。因间歇性呕血、黑便5天入院诊治。经检查，诊断为晚发性新生儿出血病。临床采用以控制出血为主的综合治疗，处方如下：
>
> 维生素K_1注射液　10 mg×3支
>
> 【用法】5 mg　一日两次　缓慢肌注
>
> 【分析】如何对该患儿进行用药期间护理指导和建议？

维生素K

维生素K（vitamin K）有维生素K_1、维生素K_2、维生素K_3、维生素K_4。存在于植物中的为维生素K_1，由肠道细菌合成者为维生素K_2，均为脂溶性，其吸收需胆汁协助。人工合成的维生素K_3、K_4均为水溶性，其吸收不需胆汁协助。目前临床常用的是维生素K_1、维生素K_3、维生素K_4。

【药理作用】

(1) 促进凝血因子的合成：维生素K是肝脏合成凝血酶原（因子Ⅱ）和凝血因子Ⅶ、Ⅸ、Ⅹ的辅酶，可促进这些凝血因子前体蛋白质分子中的谷氨酸残基γ-羧化，转变成能与Ca^{2+}结合的活性凝血因子。参与反应的维生素K则可反复利用。当维生素K缺乏时可引起凝血障碍。

(2) 解痉作用：维生素K_1或维生素K_3肌内注射有解痉、止痛作用。

【临床应用】

(1) 主要用于维生素K缺乏所致的出血，如阻塞性黄疸、胆瘘、慢性腹泻、早产儿及新生儿患者。长期服用广谱抗生素的患者，因肠内细菌被抑制而无法合成维生素K，需适当补充。也用于长期或大量使用香豆素类和水杨酸类药物所致出血。

(2) 维生素K_1或维生素K_3肌内注射可用于缓解胆绞痛。

【不良反应】

本品毒性低。维生素K_1快速静注可出现面部潮红、出汗、胸闷等症状。所以一般以肌内注射为宜，静脉注射时每分钟不超过4~5 mg。维生素K_3、维生素K_4口服可引起恶心、呕吐等胃肠道反应。对新生儿、早产儿，应用较大剂量可诱发高胆红素血症、溶血性贫血和黄疸，对于红细胞缺乏葡萄糖-6-磷酸脱氢酶（G-6-PD）的特异质患者，也可诱发急性溶血性贫血。

【任务实施】

(1) 用药前护理评估：

①询问过敏史、既往病史，确认患者有无严重肝病、妊娠等维生素K禁忌证及G-6-PD缺乏等慎用维生素K的情况。

②维生素K制剂应避光保存，若有油滴析出或分层则不可使用。

③告知患者，多食富含维生素K的食物如菜花、菠菜等可预防维生素K缺乏。

(2) 用药期间的护理措施：

①用药方法：a. 维生素K_1常采用肌内注射，选择臀大肌深注，并回抽血以防误入静脉；b. 有时对维生素K_1进行稀释和缓慢注射也可能引起严重不良反应，故静脉给药应控制给药速度，无明显反应时滴速不超过1 mg/min；c. 静脉注射维生素K_1时可用5%葡萄糖注射液、5%葡萄糖氯化钠注射液或生理盐水进行稀释，不宜用其他稀释液；d. 维生素K_3、维生素K_4多口服；e. 滴注时注意滴速并严密监护，若有异常及时报告医生。

②其他：a. 肝素引起的出血、严重肝硬化患者出血用维生素K治疗无效；b. 较大剂量水杨酸药、磺胺药、奎宁、奎尼丁、硫糖铝、考来烯胺、放线菌素D等影响维生素K

疗效。

（3）用药后护理评价：机体营养状况是否改善，血红蛋白是否恢复正常，有无药物不良反应发生。

酚磺乙胺

酚磺乙胺（etamsylate）能使血小板数量增加，并增强血小板的凝集和黏附力，促进凝血活性物质的释放，从而产生止血作用。临床上用于预防和治疗外科手术出血过多、血小板减少性紫癜或过敏性紫癜以及其他原因引起的出血。偶见过敏反应，可有恶心、头痛、皮疹、血栓形成等。

对本药过敏者禁用。血栓栓塞性疾病及肾功能不全者慎用。

（二）抗纤维蛋白溶解药

氨甲苯酸及氨甲环酸

氨甲苯酸（aminomethylbenzoic acid）、氨甲环酸（tranexamic acid）能抑制纤溶酶原激活因子，使纤溶酶原不能激活为纤溶酶，从而抑制纤维蛋白的溶解，产生止血作用。主要用于纤维蛋白溶解过程亢进所致的出血，如肝、肺、胰、前列腺、肾上腺、甲状腺等手术时的异常出血；产后出血以及血尿、上消化道出血等。有血栓形成倾向或过去有栓塞性血管病者禁用。血友病患者发生血尿时或肾功能不全者慎用。

用药期间应定期测定患者的凝血酶原时间，防止形成血栓引起并发症；要监测患者肾功能，预防肾衰竭的发生。

（三）作用于血管的药物

垂体后叶激素

垂体后叶激素（pituitrin），含缩宫素和抗利尿激素。抗利尿激素能收缩血管，使血压升高，又称为加压素。主要用于治疗尿崩症、肺出血等。缩宫素，又称为催产素，主要用于催产和产后止血。由于有升高血压作用，产科现已少用。用药后引起血压升高、心悸、胸闷、心绞痛、尿量减少、出汗、恶心等症状；也有过敏反应发生。用药时要密切观察和监测患者的血压、心率、尿量等，高血压、冠心病、心力衰竭、肺源性心脏病患者忌用；引产时孕妇有胎位不正、骨盆过狭、产道阻碍等忌用。

二、抗凝血药

抗凝血药是通过影响机体生理凝血过程的某些环节而阻止血液凝固的药物。临床主要用于防止血栓形成和已形成血栓的进一步发展。

（一）凝血酶间接抑制药

肝素

肝素（heparin）是一种带负电荷的黏藻酸双酯钠，分子量为 5～30 kPa。现药用肝素多从猪、牛的肺脏及肠黏膜提取。口服不吸收，皮下注射吸收不规律，肌内注射局部易发生血肿，故临床一般采用静脉注射给药。在血液中80%～95%与血浆蛋白结合，主要在肝脏经肝药酶代谢失活，由肾脏排泄。$t_{1/2}$为1～6小时，平均1.5小时，肝、肾功能不良者，肝素代谢和排泄减慢，$t_{1/2}$延长。

【药理作用】

肝素在体内、体外均有快速而强大抗凝作用。

（1）增强抗凝血酶Ⅲ的活性：肝素与血浆中抗凝血酶Ⅲ（antithrombinⅢ，AT-Ⅲ）结合，增强AT-Ⅲ（AT-Ⅲ是体内的生理性抗凝物质，可以使凝血因子Ⅱa、Ⅸa、Ⅹa、Ⅺa、Ⅻa失去活性而呈现抗凝血作用）与凝血酶的亲和力，加速凝血酶的灭活。

（2）抗血栓：除与抗凝作用有关外，肝素还可抑制血小板的黏附和聚集，影响血管内皮功能，降低血液黏稠度。

（3）降血脂：肝素可使血管内皮细胞释放脂蛋白酶，发挥降血脂作用。

【临床应用】

（1）血栓栓塞性疾病，如深静脉血栓、肺栓塞、脑栓塞以及急性心肌梗死，主要用于防止血栓形成和扩大，对已经形成的血栓无效。

（2）弥散性血管内凝血（DIC）早期应用，防止因纤维蛋白原及其他凝血因子耗竭而引起的继发性出血。出血期禁止使用。

（3）体外抗凝，如心血管手术、心导管检查、静脉留置、血液透析和体外循环等。

【不良反应】

（1）偶有变态反应，如寒战、发热、荨麻疹、哮喘等。一旦发生及时停药并给予抗变态反应药治疗。

（2）连续应用肝素3～6个月，可引起骨质疏松甚至自发性骨折。

（3）最严重的不良反应是过量引起自发性出血，表现为黏膜出血、关节腔积血和伤口出血等。

> **重点提示**
>
> 掌握正确的注射方法，肝素不能用于肌内注射，静脉注射前用无菌干棉签擦干针头上的药液，以免进针过程中将药液带入表皮和真皮层导致局部出血。注射完毕迅速拔针，干棉球按住针眼5分钟以上、注射部位禁止热敷。

（4）妊娠妇女应用可引起早产及胎儿死亡。

【任务实施】

（1）用药前护理评估：

①通过询问既往病史、用药史和过敏史，确认患者是否有出血倾向，以及有无牙龈出血及瘀斑、骨痛、眩晕；是否有用药禁忌证，如肝、肾功能不全，有出血倾向，血友病，血小板减少症，消化性溃疡，严重高血压患者，孕妇。

②向患者讲解使用抗凝血药的目的、可能的不良反应，观察尿液的色泽、呕吐物的颜色；使用软毛牙刷、不剔牙等，以免引起出血；告知月经期女性患者月经量增多、时间延长不必紧张。在使用肝素期间，多饮水并多食用含钾食物；使用肝素可引起脱发，但可以恢复。

（2）用药期间的护理措施：

①用药方法：a. 肝素口服无效，因刺激性大易发生血肿，不宜肌内注射，一般采用深部皮下注射或静脉给药，临床多采用静脉给药的方式。b. 深部皮下注射应选用配备的专用注射器，若未配备专用注射器时，应选用4号半针头的一次性注射器。c. 一般在下腹部（避开脐周）皮下注射，并根据患者皮下脂肪的厚度确定进针深浅。进针时用拇指和食指捏起皮肤皱褶，针头垂直刺入立即注完后迅速拔针，干棉球按住针眼15~20分钟，注射部位不宜按摩揉搓，并观察注射部位有无皮下小血肿，有无瘀斑、浸润或疼痛性红斑等皮肤坏死先兆。d. 多次皮下注射，应注意更换注射部位。e. 静脉注射或静脉滴注肝素时，要确定针头在血管内方可给药。

②用药期间应检查凝血酶原时间、大小便是否有潜血。自发性出血一旦发生，停用肝素，注射带阳性电荷的鱼精蛋白抢救。通常1 mg鱼精蛋白可对抗100 U肝素，鱼精蛋注射速度应小于20 mg/min或每10分钟内静脉滴注量不超过50 mg。

③注意观察过敏反应，如出现皮肤瘙痒、寒战、发热，应立即告知医生，并给予冷敷减轻皮肤瘙痒。注射部位禁止热敷；监测患者血压、脉搏、呼吸等情况，观察有无出血情况，如皮肤、黏膜、牙龈有出血点，出现血尿、黑便等；有无脱发、骨质疏松、血小板减

少、转氨酶升高等症状，如有异常及时告诉医师进行处理。

④其他：a. 长期使用肝素不能突然停药，应按医嘱逐渐减量；b. 给药期间避免肌内注射其他药物。

（3）用药后护理评价：各项血液检验指标是否恢复正常，症状和体征是否减轻或消失，有无严重药物不良反应发生。

低分子肝素

低分子肝素（low molecular weight heparin，LMWH）是指分子量低于6.5 kDa的肝素，可由普通肝素直接分离或降解后再分离而得。具有选择性抗凝血因子Ⅹa活性，对凝血酶及其他凝血因子影响较小的特点。与肝素相比其抗凝血作用持续时间长，皮下注射每日1次即可。临床主要用于预防手术后深静脉血栓形成、急性心肌梗死、不稳定型心绞痛和血液透析。不良反应有出血、血小板减少症、皮肤坏死等。

（二）凝血酶直接抑制药

重组水蛭素

重组水蛭素（recombinant hirudin）对凝血酶有高度亲和力，是目前所知最强的凝血酶特异性抑制剂。静脉注射给药，用于防止冠状动脉成形术后再狭窄、不稳定型心绞痛、急性心肌梗死后溶栓辅助治疗，防止弥散性血管内凝血（DIC）、血液透析中血栓形成。

（三）维生素K拮抗药

香豆素类

香豆素类（coumarins）为口服抗凝药，有双香豆素（dicoumarol）、华法林（warfarin）等。

【作用与应用】

香豆素类是维生素K的拮抗剂，抑制维生素K依赖的凝血因子Ⅱ、Ⅶ、Ⅸ、Ⅹ在肝脏合成，从而影响凝血过程。对已合成的上述因子无效，因此，香豆素类体外无效，只在体内抗凝。香豆素类起效缓慢，作用持久，口服12小时后起效，1~3天达高峰，停药后抗凝作用尚可维持数天。

主要口服用于防治血栓栓塞性疾病，如心房纤颤和心瓣膜疾病导致的血栓栓塞。紧急情况需与肝素合用。一般采用先肝素后香豆素类维持治疗的序贯疗法。

【不良反应与用药护理】

（1）应用过量可引起自发性出血，常见的有皮肤黏膜、胃肠道、泌尿生殖道出血，最严重为颅内出血，应密切观察若发生即刻停药，予以维生素 K 对抗或输新鲜血液。

（2）少数人出现荨麻疹、恶心、呕吐、粒细胞缺乏等，必要时停药并对症治疗。

（3）禁忌证同肝素。

枸橼酸钠

枸橼酸钠（sodium citrate）的枸橼酸根与血浆中 Ca^{2+} 形成难以解离的可溶性配合物，使血浆中游离的 Ca^{2+} 减少而产生抗凝血作用。本品仅用于体外抗凝血，如输血时每 100 mL 全血加 2.5% 枸橼酸钠溶液 10 mL，以使血液不凝固。当由于输入过多的含枸橼酸钠的血液引起低钙血症时，可用葡萄糖酸钙或氯化钙进行解救。

（四）抗血小板药

抗血小板药指抑制血小板功能（如血小板的黏附、聚集和分泌等）功能的药物。主要用于预防心、脑血栓形成或其他血栓栓塞性疾病。常用的药物有：阿司匹林（详见"解热镇痛抗炎药"）、双嘧达莫、前列环素、噻氯匹定等。

双嘧达莫

双嘧达莫（dipyridamole，潘生丁）为环核苷酸磷酸二酯酶抑制剂。主要抑制血小板聚集，发挥抗凝作用。单独应用作用弱，常与华法林合用预防心脏瓣膜置换术后血栓形成。

噻氯匹定

噻氯匹定（ticlopidine）为强效血小板抑制剂。能抑制 ADP、胶原、凝血酶和血小板活化因子等所引起的血小板聚集，尤其是 ADP 引起的血小板聚集。用于预防急性心肌梗死、一过性脑缺血及中风，外周血管闭塞性疾病如间歇性跛行，稳定型心绞痛，糖尿病性视网膜病等。不良反应：以腹泻最常见，严重者需停药。偶有出血、皮疹、肝毒性等。最严重的不良反应是中性粒细胞减少，甚至全血细胞减少，因此用药 3 个月内需定期检查血象。

（五）纤维蛋白溶解药

纤维蛋白溶解药可以促使纤维蛋白溶解酶原转变为纤维蛋白溶解酶，降解纤维蛋白而溶解血栓，又称为溶栓药。

链激酶

链激酶（streptokinase，SK）是从乙型溶血性链球菌培养液中提取的一种非酶性单链蛋白，现已用基因重组方法制备成为重组链激酶。链激酶间接激活纤溶酶原为纤溶酶，使血栓溶解。主要用于治疗血栓栓塞性疾病，如急性肺栓塞、深部静脉栓塞、急性心肌梗死、动脉血栓栓塞等。

链激酶对新形成的血栓溶栓效果好，对形成已久且已经机化的血栓则无溶解作用。故以血栓形成不超过6小时疗效较好。

不良反应有自发性出血，主要表现为注射部位出现血肿，一般不需要停药，必要时注射氨甲苯酸对抗；链激酶具有抗原性，可致变态反应，肾上腺皮质激素类药物或抗组胺类药物合用可以预防。禁用于出血性疾病、有脑出血、近期手术史者、胃及十二指肠溃疡者和严重高血压患者。

尿激酶

尿激酶（urokinase，UK）是从人尿中分离而得的一种糖蛋白，直接激活纤维蛋白溶解酶原转变为纤溶酶，发挥溶栓作用。用途与SK相似，但UK无抗原性，不引起变态反应。主要用于心肌梗死及其他血栓栓塞性疾病，对脑栓塞疗效明显。不良反应和禁忌证同链激酶。

组织型纤溶酶原激活剂

组织型纤溶酶原激活剂（tissue plasminogen activator，t-PA）为人体内生理性纤溶酶原激活剂。内源性t-PA由血管内皮产生，现用DNA重组技术制备。其对循环血液中纤溶酶原作用弱，对与纤维蛋白结合的纤溶酶原作用则很强，即对血栓部位有一定选择性。主要用于急性心肌梗死，发病后3小时内用药疗效最好。

（朱晓俊）

任务二 抗贫血药

贫血是指单位容积血液中血红蛋白量或红细胞数低于正常值。临床常见贫血的类型有缺铁性贫血、巨幼红细胞性贫血和再生障碍性贫血。对于贫血的治疗，应首先去除导致贫血的病因，选用有针对性的药物进行治疗。

> 📋 **处方示例**
>
> 患者，男，41岁。因乏力、心悸2个月到医院就诊。既往有痔疮病史5年。实验室检查显示：血红蛋白70 g/L，白细胞$8×10^9$/L，血小板$110×10^9$/L，血清铁300 μg/L，诊断为缺铁性贫血。处方示例：
>
> Rp.
>
> 硫酸亚铁片　0.3 g×18片
>
> 【用法】0.3 g　一日3次　饭后服药
>
> 维生素C片　0.2 g×18片
>
> 【用法】0.2 g　一日3次　口服
>
> 【分析】为什么给予硫酸亚铁同时需合用维生素C？如何对该患者进行用药指导？

一、治疗小细胞低色素性贫血药

铁制剂

常用药物有：硫酸亚铁（ferrous sulfate）、枸橼酸铁铵（ferric ammonium citrate）、富马酸亚铁（ferrous fumarate）、右旋糖酐铁（iron dextran）等。

【体内过程】

铁以Fe^{2+}形式在十二指肠和空肠上段吸收，进入血液循环后被氧化成Fe^{3+}，再与运铁蛋白结合为血浆铁，转运到肝、脾、骨髓贮存。胃酸、维生素C、食物中的果糖、半胱氨酸等有助于Fe^{3+}还原成Fe^{2+}，可促进铁的吸收。抗酸药、胃酸缺乏或含钙、磷酸盐及鞣质高的食物等，使铁沉淀，影响铁吸收；四环素等可与铁形成配合物，也不利于吸收。

【作用与应用】

铁是构成血红蛋白的原料，进入骨髓后，先吸附在有核红细胞膜上，然后进入细胞内的线粒体，与原卟啉结合成血红素，血红素与珠蛋白结合形成血红蛋白。缺铁时，血红蛋白合成少，但对红细胞分裂增殖影响不大，故红细胞数量变化不大，只是红细胞内血红蛋白含量少，体积小，所以缺铁性贫血又称为小细胞低色素性贫血。

成人每日对铁的生理需要量为1~1.5 mg，日常饮食中含量丰富，并且红细胞破坏后释放的铁还可反复利用，因此，正常情况下人体不易缺铁。缺铁的主要原因是：①慢性失血（如月经过多、痔疮及钩虫病、消化性溃疡出血等）；②生理需要增加（儿童生长期、孕妇）；③胃肠吸收减少（如萎缩性胃炎、胃癌等）；④红细胞大量破坏（如疟疾、溶血等）。因此，在用铁制剂治疗缺铁性贫血的同时，一定要消除病因，否则疗效差，而且易复发。

铁制剂主要用于慢性失血、营养不良、妊娠、儿童发育期等引起的缺铁性贫血。用药后贫血症状迅速改善，服药1周左右即见网织红细胞开始增多，血红蛋白每日可增加$0.1\%\sim0.3\%$，$4\sim8$周可恢复至正常。

【不良反应】

（1）胃肠反应：口服可引起恶心、呕吐、腹痛及腹泻等，服三价的铁较二价铁明显，饭后服可减轻。长期服用可引起便秘、黑便，是铁剂与肠内的肠蠕动刺激物硫化氢结合，生成黑色硫化铁沉淀物，使肠蠕动刺激物硫化氢减少所致。

（2）过敏反应及疼痛：注射铁剂可引起局部疼痛；部分患者可出现畏寒、发热等过敏反应，严重者可引起休克。

（3）急性中毒：儿童误服超过1 g以上可致急性中毒，表现为血性腹泻、呼吸困难、休克等。

护考链接

患者，女，19岁。患有缺铁性贫血，口服铁剂治疗的方法错误的是（　　）

A. 饭后服用　　　　　　　　B. 与浓茶水同服

C. 与维生素同服　　　　　　D. 不与牛奶同服

E. 用吸管吸服铁剂

【解析】口服铁剂易引起胃肠道反应，该类药物宜在饭后服用。患者要使用吸管吸服，避免牙齿染色；服用铁剂时，忌饮茶、牛奶、咖啡。故答案应为B。

【任务实施】

（1）用药前护理评估：

①询问过敏史、既往病史，确认患者有无铁制剂的禁忌证，如消化性溃疡、铁制剂过敏。

②告知患者，服用铁制剂须坚持1个月以上的疗程；用药期间多摄入富含果糖、维生素C等还原性物质的食物，少进食牛奶等高钙、高磷酸和茶叶等含鞣酸的饮食，以利于铁的吸收和利用。

③教会患者或患者家属平时通过多食用含铁量及吸收率都较高的动物性食品（如动物肝脏、血液、瘦肉等）和某些植物性食品（如黄豆、木耳、油菜等）补铁，但应注意烹饪时间不得超过15分钟。

④提前告知患者，口服铁制剂有轻度胃肠道反应，铁制剂可与肠道内的硫化氢结合成黑色的硫化铁致大便变浓绿或黑色，此为正常现象，不必惊慌。

(2) 用药期间的护理措施：

①用药方法：a. 口服铁制剂应在餐后半小时服用，服用糖浆剂时，可用橙汁稀释，用吸管服药，既可增加药物的吸收，又能防止牙齿变黑，服药后立即漱口或刷牙；b. 服用缓释片时，勿嚼碎或掰开服用，以减轻其对胃的刺激；c. 注射铁制剂宜采用深部肌内注射，并应双侧交替，静脉注射则应在穿刺成功后再将药物注入血管内，以免药物渗出导致静脉炎症。

②若有腹泻或便秘，应及时报告医生。

③若发现过量铁剂中毒，立即催吐、洗胃，且应在服药后1小时内进行。洗胃用1%碳酸氢钠溶液，并以特殊解毒剂去铁胺注入胃内以结合残存的铁，同时做好抗休克准备。

(3) 用药护理评价：

①观察贫血改善情况：观察皮肤黏膜颜色，并向患者及其家属解释定期检查血红蛋白、网织红细胞、血清铁蛋白和血清铁的必要性。

②严密防范过敏性休克：使用铁制剂后，一旦发现过敏，立即报告医生，使用肾上腺素抢救。

二、治疗巨幼红细胞性贫血药

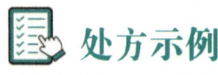
处方示例

患者，男，64岁。主诉近半年来头晕、乏困、无力，活动后心慌，同时伴有四肢麻木。患者年前行胃大部切除术，经检查诊断为巨幼红细胞性贫血。处方如下：

Rp.

维生素B_{12}注射剂　　100 μg×5支

【用法】100 μg　　每日1次　　肌注

叶酸片 5 mg/片×30 片

【用法】5 mg　　每日3次　　口服

【分析】该处方的药理学基础是什么？如何进行药物的护理指导？

叶酸

叶酸（folic acid）广泛存在于动植物食品中，其中以肝脏、酵母、绿叶蔬菜中含量最多。人体每日最低需要量约 50 μg，但人体不能合成，必须全部由食物中摄取。

叶酸本身无活性，在体内被叶酸还原酶及二氢叶酸还原酶还原成四氢叶酸，四氢叶酸作为一碳单位的传递体，参与体内胸腺嘧啶核苷酸的合成及某些氨基酸的互变等，叶酸缺乏时，核酸不能合成，细胞有丝分裂减少，尤其对分裂与增殖旺盛的骨髓和消化道上皮组织影响明显，可出现巨幼红细胞性贫血、舌炎、腹泻等。

叶酸作为补充治疗用于各种原因所致的巨幼红细胞性贫血，如营养不良、婴幼儿喂养不当、妊娠或哺乳期所致巨幼红细胞性贫血，与维生素 B_{12} 合用效果更好。对叶酸拮抗药如氨甲蝶呤、乙胺嘧啶、甲氧苄啶等所致的巨幼红细胞性贫血，可用亚叶酸钙治疗。对维生素 B_{12} 缺乏所致的恶性贫血，叶酸只能纠正血象，不能改善神经系统的症状。用药前告知患者，大量服用叶酸时可出现黄色尿，停药可消失，不影响治疗。

维生素 B_{12}

维生素 B_{12}（vitamin B_{12}）是一组含钴的维生素总称，有氰钴胺、羟钴胺、甲基钴胺等。主要存在于动物的肝和蛋黄中，人体生理需要量为 1~2 μg/d。

【作用与应用】

（1）参与叶酸循环利用：维生素 B_{12} 在使同型半胱氨酸甲基化转变为蛋氨酸的过程中，使 N5-甲基四氢叶酸转变为四氢叶酸。所以维生素 B_{12} 缺乏时，叶酸代谢发生障碍，会出现与叶酸缺乏相似的巨幼红细胞性贫血。

（2）维持有鞘神经纤维功能：维生素 B_{12} 能促使脂肪的中间代谢产物甲基丙二辅酶 A 转变为琥珀酰辅酶 A，参与三羧酸循环，有助于神经髓鞘脂蛋白的形成，从而保持有髓鞘的神经纤维功能的完整性。当维生素 B_{12} 缺乏时，甲基丙二酰辅酶 A 积聚，干扰神经髓鞘脂蛋白的合成，引起有髓鞘的神经纤维功能障碍，可出现神经系统损害的症状。

维生素 B_{12} 主要治疗恶性贫血，也与叶酸合用治疗巨幼红细胞性贫血。此外，也可作为神经系统疾病（如神经炎、神经痛、神经萎缩等）、肝脏疾病、再生障碍性贫血的辅助治疗。

【注意事项】

用药前通过询问过敏史、既往病史，确认患者有无维生素B_{12}的慎用情况，如低钾血症、充血性心力衰竭等，因维生素B_{12}可促进K^+进入细胞内，有引发低血钾的可能；维生素B_{12}本身无毒性，但少数患者可发生过敏反应，包括过敏性休克，故有过敏史者禁用。

三、其他治疗贫血药

促红细胞生成素

促红细胞生成素（erythropoietin）是由肾近曲小管周围细胞产生的糖蛋白激素。药用者为DNA重组技术生产。

【作用与应用】

促红细胞生成素能与红系干细胞表面受体结合，刺激红系干细胞，促使红系干细胞增殖、分化、成熟，使红细胞数目增多，血红蛋白量增加。临床主要用于肾功能衰竭进行血液透析的贫血患者，也可用于慢性肾病、肿瘤化疗等所致的贫血。

【不良反应】

主要为升高血压，故高血压患者禁用。

（朱晓俊）

任务三　血容量扩充药

血容量扩充药是一类能提高血浆胶体渗透压，增加血容量的药物。临床主要用于大失血或失血浆（大面积烧伤）而引起的低血容量性休克。

右旋糖酐

右旋糖酐（dextran）为葡萄糖的聚合物，根据分子量不同，可分为中分子右旋糖酐（平均分子量为70 kDa，简称右旋糖酐70）、低分子右旋糖酐（平均分子量为40 kDa，简称右旋糖酐40）、小分子右旋糖酐（平均分子量10 kDa，简称右旋糖酐10）。

【作用与应用】

（1）扩充血容量：右旋糖酐分子量较大，静脉输入后不易渗出血管，可提高血浆胶体渗透压，吸收血管外水分入血，迅速扩充血容量。作用强度与维持时间依分子量大小而渐减。中、低分子右旋糖酐可用于大失血或失血浆引起的低血容量性休克。

（2）改善微循环：低、小分子右旋糖酐可覆盖在红细胞表面，使红细胞不易聚集，加之扩容使血液稀释，可改善微循环。用于感染性休克的治疗。

（3）抗凝血：低、小分子右旋糖酐覆盖在血小板表面，使其不易聚集，可防止血栓形成。临床用于防治血栓栓塞性疾病，如心肌梗死、脑梗死、血栓闭塞性脉管炎及弥散性血管内凝血的早期。

（4）利尿：低、小分子右旋糖酐，分子较小，可迅速由肾小球滤过，但不被肾小管再吸收，使肾小管管腔内渗透压升高，水分重吸收减少而发挥渗透性利尿作用。可用于防治急性肾功能衰竭。

【不良反应】

偶见过敏反应，如发热、寒战、胸闷、呼吸困难等，严重者可致过敏性休克。用药前以 0.1 mL 做皮内试验，开始应用时，应缓慢静脉滴注，同时要严密观察 5～10 分钟，发现症状，立即停药，及时抢救。用量过大（超过 1000 mL/次）或连续用药，可引起凝血障碍而导致出血。

【禁忌证】

血小板减少及出血性疾病、心功能不全者禁用。

项目小结

促凝血药与抗凝血药分别作用于凝血系统与抗凝血系统的不同靶点，从而纠正因各种原因引起的凝血和抗凝血之间动态平衡破坏的病理状态，以保证血液循环通畅。两者如用量过大，又分别会引起与原病理状态相反的凝血和抗凝血之间的动态平衡破坏。

铁制剂、叶酸、维生素 B_{12} 分别用于由铁缺乏所致的缺铁性贫血，由叶酸、维生素 B_{12} 缺乏所致的巨幼红细胞性贫血，维生素 B_{12} 缺乏所致的恶性贫血。

血容量扩充剂用于各种原因引起的血容量降低，能维持血液胶体渗透压，扩充血容量，维持血压。

（朱晓俊）

思考与练习

1. 在肝内参与凝血因子活化的维生素是 （ ）
   A. 维生素C　　B. 维生素B　　C. 维生素A　　D. 维生素D　　E. 维生素K

2. 肝、脾、胰、肺等手术后的出血宜选用的止血药是 （ ）
   A. 维生素K　　B. 鱼精蛋白　　C. 氨甲苯酸　　D. 垂体后叶素　　E. 维生素C

3. 香豆素类药过量引起出血宜选用 （ ）
   A. 鱼精蛋白　　B. 维生素K　　C. 维生素C　　D. 垂体后叶素　　E. 右旋糖酐

4. 患者，男，55岁。因突发心前区压榨样疼痛入院，诊断为急性心肌梗死，给予强心、利尿、扩血管及其他相关治疗，并每3小时静脉注射肝素钠1000 U，用药过程中发现患者出现口腔、皮肤黏膜多处出血点，此时应采取的措施是 （ ）
   A. 减少肝素用量
   B. 加大肝素用量
   C. 停用肝素，注射维生素K
   D. 停用肝素，注射鱼精蛋白
   E. 停用肝素，注射氨甲苯酸

5. 尿激酶过量引起的出血宜选用 （ ）
   A. 鱼精蛋白　　B. 维生素K　　C. 维生素C　　D. 氨甲苯酸　　E. 右旋糖酐

6. 治疗新生儿出血可选用 （ ）
   A. 维生素K　　B. 氨甲苯酸　　C. 酚磺乙胺　　D. 垂体后叶素　　E. 凝血酶

7. 纤溶亢进引起的出血宜选用 （ ）
   A. 维生素K　　B. 氨甲苯酸　　C. 酚磺乙胺　　D. 垂体后叶素　　E. 凝血酶

8. 肝硬化门静脉高压引起的上消化道出血宜选用 （ ）
   A. 维生素K　　B. 氨甲苯酸　　C. 维生素C　　D. 垂体后叶素　　E. 凝血酶

9. 肝素过量引起的出血宜选用 （ ）
   A. 维生素K　　B. 氨甲苯酸　　C. 酚磺乙胺　　D. 鱼精蛋白　　E. 止血敏

10. 口服用于防止静脉血栓的药是 （ ）
    A. 肝素　　B. 华法林　　C. 链激酶　　D. 尿激酶　　E. 枸橼酸钠

11. 治疗急性脑血栓最好选用 （ ）
    A. 肝素　　B. 华法林　　C. 阿司匹林　　D. 尿激酶　　E. 枸橼酸钠

12. 输血时在血液中加入何药防止血液凝固 （ ）
    A. 肝素　　B. 华法林　　C. 鱼精蛋白　　D. 尿激酶　　E. 枸橼酸钠

13. 体内外均具有抗凝作用的药物是 （ ）
    A. 肝素　　B. 华法林　　C. 鱼精蛋白　　D. 尿激酶　　E. 枸橼酸钠

14. 有利于口服铁剂吸收的维生素是 （ ）
    A. 维生素B_2　　B. 维生素B_{12}　　C. 维生素C　　D. 维生素A　　E. 维生素K

15. 口服铁剂治疗缺铁性贫血叙述错误的是 ( )
    A. 从小剂量开始以减少胃肠道反应
    B. 与维生素C同用可增强效果
    C. 服药后常出现大便发黑
    D. 血象恢复正常后可马上停药
    E. 服药2小时内禁止饮浓茶
16. 铁制剂主要用于治疗 ( )
    A. 小细胞低色素性贫血
    B. 巨幼红细胞性贫血
    C. 再生障碍性贫血
    D. 溶血性贫血
    E. 自身免疫性溶血贫血
17. 恶性贫血宜选用 ( )
    A. 铁剂
    B. 维生素B_{12}
    C. 维生素B_6
    D. 维生素B_{12}+叶酸
    E. 叶酸
18. 失血性休克扩充血容量宜选用 ( )
    A. 硫酸亚铁   B. 叶酸   C. 维生素B_{12} D. 右旋糖酐   E. 红细胞生成素
19. 下列何药可促进铁剂的吸收 ( )
    A. 碳酸氢钠   B. 钙盐   C. 四环素   D. 维生素C   E. 氢氧化铝
20. 口服硫酸亚铁常见的不良反应是 ( )
    A. 心悸   B. 胃肠道反应   C. 过敏反应   D. 粒细胞减少   E. 溶血反应
21. 右旋糖酐用于扩容时应 ( )
    A. 口服   B. 静滴   C. 直肠给药   D. 肌注   E. 皮下注射

项目十一 维生素及营养支持疗法用药

学习目标

知识目标

1. 掌握常用维生素的药理作用、临床应用及不良反应。
2. 了解各种维生素的作用特点。

技能目标

能结合各种维生素的相关药理知识，对患者进行用药指导，并明确用药护理的重点。

任务一 维生素

维生素是机体维持正常的生理功能而必须从食物中获得的一类微量有机物质，在人体生长、代谢、发育过程中发挥着重要的作用，既不参与构成人体细胞，也不为人体提供能量，而是一类调节物质，在物质代谢中起重要作用。

临床常用的维生素大约有十几种，分为水溶性和脂溶性两大类。多数维生素作为辅酶或辅基的组成成分参与体内的代谢过程。机体在某些特殊情况下如怀孕、哺乳等生理需要量增加，或因某些疾病影响了维生素的来源、吸收和代谢，或使用了维生素对抗剂，均有可能引起维生素缺乏。当机体维生素缺乏时会引起物质代谢障碍而致病，称为维生素缺乏症。

> **温馨提示**
>
> 大剂量滥用维二素也可以引起毒性反应，应注意合理运用。

一、水溶性维生素

水溶性维生素能溶于水，常见的有维生素B_1、维生素B_2、维生素PP、维生素B_6、维生素B_{12}和维生素C等。

维生素B_1

维生素B_1（vitamin B_1，硫胺素）主要存在于种子外皮及胚芽中，酵母、瘦猪肉、米糠、麦麸、大豆等。在酸性溶液中很稳定，在碱性溶液中不稳定，易被氧化和受热破坏。

【作用与应用】

维生素B_1是α-酮酸氧化脱羧酶的辅酶。参与维持支配机体消化系统的胆碱能神经系统的正常功能。一旦缺乏，可引起维生素B_1在缺乏症，如脚气病、多发性神经炎、心血管系统及消化系统功能障碍。临床用于防治脚气病，也用于辅助治疗感染、高热、甲状腺功能亢进、心肌炎、神经炎、营养不良等疾病。

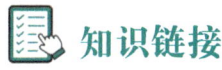 知识链接

脚气病

维生素B_1在体内形成焦磷酸硫胺，参与糖代谢中丙酮酸、α-酮戊二酸的氧化脱羧反应，缺乏时糖代谢发生障碍，组织能量供应减少，造成神经系统、消化系统和心血管系统功能障碍，感觉神经和运动神经均受影响，表现为多发性周围神经炎，心肌代谢障碍所致的心脏功能不全症状，胃肠功能障碍所致的消化不良、食欲减退、机体衰弱和体重下降等，称脚气病。若以神经系统表现为主称干性脚气病，以心力衰竭为主则称湿性脚气病。早期诊断、及时预防和治疗是改善预后的关键。

【不良反应及注意事项】

口服治疗剂量几乎无毒性，过量使用可出现头痛、疲倦、烦躁、食欲减退、腹泻、浮肿。注射给药偶见过敏反应，一般不采用静脉注射，因可发生过敏性休克。本品不宜与碳酸氢钠、氨茶碱、阿司匹林以及含鞣质的中药和食物合用。

维生素 B_2

维生素 B_2（vitamin B_2，核黄素）广泛存在于绿叶蔬菜、动物肝脏、蛋、肉类、酵母、黄豆中。在中性或酸性溶液中加热是稳定的，遇碱或光易被破坏。

【作用及应用】

维生素 B_2 为黄酶类的辅酶，参与血红蛋白合成及糖、脂肪和蛋白质的代谢，维持正常视觉功能。当维生素 B_2 缺乏，易出现口角炎、唇炎、舌炎、角膜炎、视网膜炎、眼结膜炎、脂溢性皮炎、四肢躯干的皮炎和阴囊炎等，用维生素 B_2 可以预防。也可用于全胃肠外营养及因摄入不足所致营养不良。

【不良反应及注意事项】

维生素 B_2 在正常肾功能状况下几乎不产生毒性。使用本品后，尿呈黄绿色，可使荧光法测定尿中儿茶酚胺浓度结果呈假性增高，尿胆原呈假阳性。摄取过多，可能引起瘙痒、麻痹、流鼻血、灼热感、刺痛等。若患者正在服用抗癌药，如氨甲蝶呤，则过量的维生素 B_2 会减低这些抗癌剂的效用。

维生素 B_6

维生素 B_6（vitamin B_6，吡哆素）包括吡哆醇、吡哆醛及吡哆胺，在体内以磷酸酯的形式存在，主要存在于动植物中，其中酵母菌、动物肝脏、谷粒、肉、鱼、蛋、豆类及花生中含量较多，人体肠道中细菌也可合成，故维生素 B_6 缺乏少见。维生素 B_6 遇光或碱易破坏，不耐高温。

【作用及应用】

维生素 B_6 在人体内参与多种生化代谢过程，是转氨酶、脱羧酶的辅酶，参与氨基酸、脂肪代谢及中枢抑制性递质 γ-氨基丁酸（GABA）和 5-羟色胺的合成。还有促进体液免疫和细胞免疫的功能，增强巨噬细胞和白细胞的吞噬能力，增强机体对感染的抵抗力和对毒物的解毒能力。

临床主要用于防治异烟肼、肼屈嗪引起的神经系统症状；减轻抗恶性肿瘤药及放射治疗、口服避孕药等引起的呕吐和妊娠呕吐；治疗婴儿惊厥或给孕妇服防止婴儿惊厥；局部涂擦治疗痤疮、酒糟鼻和脂溢性皮炎及唇干裂等；辅助治疗动脉粥样硬化、粒细胞减少和肝炎等。

【不良反应及注意事项】

服用治疗剂量，在肾功能正常时几乎不产生毒性。孕妇接受大量维生素B_6，可致新生儿产生维生素B_6依赖综合征，表现为易激惹、癫痫样痉挛。

维生素C

维生素C（vitamin C，抗坏血酸）广泛存在于绿叶蔬菜和新鲜水果中，尤其以桃、橘、番茄、辣椒和鲜枣中含量丰富。药用维生素C为人工合成产品，呈无色无臭的片状结晶体，易溶于水。在酸性环境中稳定，遇空气中氧、热、光、碱性物质，特别是有氧化酶及痕量铜、铁等金属离子存在时，可促进其氧化破坏。

【药理作用】

（1）参与体内氧化还原反应：维生素C在体内部分氧化成脱氢型维生素C，两者形成可逆的氧化还原系统，发挥递氢作用。维生素C在生物氧化还原作用中及细胞呼吸中起着重要作用，如促进叶酸转变成四氢叶酸，参与核酸的合成；能使Fe^{3+}还原成Fe^{2+}，促进铁的吸收，有利于红细胞形成；能使体内氧化型的谷胱甘肽还原为还原型的谷胱甘肽，发挥解毒作用。

（2）参与体内羟化反应：体内羟化酶发挥作用时需要有维生素C参与，而羟化反应又是体内许多重要物质合成和分解的必经步骤。如参与胶原蛋白和组织细胞间质的合成，降低毛细血管的通透性；参与凝血过程，增强凝血功能，加速血液凝固；还参与神经递质5-羟色胺、去甲肾上腺素的合成以及类固醇激素或其他类固醇化合物的合成或分解。

【临床应用】

防治维生素C缺乏症，当维生素C缺乏时，羟化酶活性降低，胶原蛋白合成障碍，组织间质成分解聚，毛细血管脆性和通透性增加，使伤口、溃疡不易愈合，骨骼、牙齿易折或脱落，皮下和黏膜等处出血，俗称为"坏血病"，可用维生素C防治。还可以补充生理需要，增强抗病能力，用于急慢性传染病、病后恢复期、伤口愈合不良、各种贫血、高铁血红蛋白血症、动脉粥样硬化等的辅助治疗。

【不良反应及注意事项】

过量可引起胃肠反应，深部静脉血栓形成，增加尿中草酸盐排泄，引起泌尿系结石。长期大量服用不可突然停药，否则可出现坏血病表现，故宜逐渐减量停药。长期应用大量维生素C可引起尿酸盐、半胱氨酸盐或草酸盐结石。大量应用维生素C将影响以下诊断性试验的结果：即大便隐血可致假阳性；干扰血清乳酸脱氢酶和血清转氨酶浓度的自动分析结果；用硫酸铜法和葡萄糖氧化酶法测尿糖可致假阳性；尿中草酸盐、尿酸盐和半胱氨酸等浓度增高；血清胆红素浓度下降，尿pH下降。维生素C不宜与碱性药物（如氨茶碱、碳酸氢钠、谷氨酸钠等）、核黄素等配伍。应密闭避光保存。

二、脂溶性维生素

脂溶性维生素能溶于脂肪，如维生素A、维生素D、维生素E和维生素K等。易溶于大多数有机溶剂，不溶于水。在食物中常与脂类共存，脂类吸收不良时影响其吸收，甚至发生缺乏症。与水溶性维生素不同，如果长期过量摄入，可以在体内蓄积，出现中毒症状，因此不能过量服用。

维生素A

维生素A（vitamin A）主要有两类来源：一类是维生素A原，也就是指β-胡萝卜素及其他类胡萝卜素。多存在于植物性食物中，如绿叶菜类、黄色菜类以及水果类，含量较丰富的有菠菜、苜蓿、豌豆苗、红心甜薯、胡萝卜、青椒、南瓜等。另一类则是预先形成的维生素A类（视黄醇），主要存在于动物性食物中，能够直接被人体吸收和利用，主要存在于动物肝脏、奶及奶制品（全脂奶）及禽蛋中。维生素A在常温下是淡黄色油状物质，不溶于水，易溶于脂肪及油类，对紫外线不稳定，易被空气氧化，加热或有重金属离子存在可促进其氧化、变质。

【药理作用】

（1）维持上皮组织结构的完整和健全。维生素A参与黏多糖合成，促进基底细胞分泌黏蛋白，抑制角化，维持上皮组织如皮肤、结膜、角膜的正常功能和结构的完整性。维生素A缺乏时，引起黏膜与表皮的角化、增生和干燥。眼上皮最易受影响，产生眼干燥症，严重时角膜角化增生甚至穿孔；皮脂腺及汗腺角化时可使皮肤干燥，发生毛囊丘疹和毛发脱落；特别是消化道、呼吸道和泌尿道上皮组织不健全，易引起感染。

（2）构成视觉细胞内感光物质。维生素A参与视网膜内杆状细胞中视紫红质的合成，维持暗视觉。维生素A缺乏时，视紫红质合成减少，在弱光下视物不清，导致夜盲症。

（3）维生素A参与体内许多氧化过程，尤其是不饱和脂肪酸的氧化；促进生长发育，增强机体免疫力和抵抗力；维生素A可对抗糖皮质激素的免疫抑制作用，大剂量可促进胸腺增生，如与免疫增强剂合用，可使免疫力增强。

【临床应用】

预防和治疗维生素A缺乏所致的夜盲症、眼干燥症、角膜炎、结膜炎、角膜软化、皮肤粗糙等；佝偻病和软骨病、恶性肿瘤的辅助治疗；外用促进伤口愈合。

【不良反应及注意事项】

大剂量长期应用可致维生素A过多症，甚至发生急性或慢性中毒。急性中毒时（一次用量成人100万IU以上，婴幼儿5万～30万IU以上）出现兴奋、头痛、呕吐、视物模糊、脑水肿等症状；慢性中毒时（成人每日10万IU，婴幼儿每日5万IU，连续服用6个月以上）出现手足疼痛、呕吐、皮肤瘙痒、毛发脱落等症状，偶有精神症状。以婴幼儿发生率最高。测定血浆中维生素A的浓度确定中毒与否。一般中毒症状停药1～2周后可渐消失。本品宜避光保存。

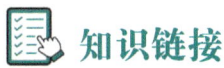 **知识链接**

维生素D依赖性佝偻病

维生素D依赖性佝偻病（VDDR）为常染色体隐性遗传，临床特征与典型维生素D缺乏症相类似，故亦称之为假性维生素D缺乏性佝偻病。本病分为两型，Ⅰ型因肾小管上皮细胞25-(OH)D_3的1位羟化酶活性降低，合成1,25-(OH)$_2D_3$减少所致。1,25-(OH)$_2D_3$缺乏，以致肠道吸收钙减少，产生低钙血症，刺激甲状旁腺释放PTH以致尿磷增多，发生类似抗维生素D佝偻病的骨骼损害；Ⅱ型系靶器官对1,25-(OH)$_2D_3$不发生反应，考虑为1,25-(OH)$_2D_3$受体缺乏所致。

维生素D

维生素D（vitamin D）为固醇类衍生物，具抗佝偻病作用，又称抗佝偻病维生素。目前维生素D有很多种，主要有维生素D_2（麦角钙化醇）和维生素D_3（胆骨化醇），它们合称为钙化醇，维生素D均为不同的维生素D原经紫外照射后的衍生物。一般与维生素A共存于鱼肝油中。药用维生素D为结晶性粉末，不溶于水，溶于油类及醇中，性质稳定，贮存不易变质。

知识拓展

婴儿在以母乳或配方奶为主食期间通常无须直接补钙，因为母乳及配方奶中已含有了足够婴儿生长发育所需的钙质，过量补钙会增加婴儿的肠道负担，甚至引起便秘。

从婴儿出生后1个月起，医生会建议补充0~1岁专用的维生素D，其作用主要是促进婴儿对钙的吸收。通常是每天1粒（最好在上午服用），将胶囊的外壳剪破，然后将里面的液体滴进婴儿的嘴里。

【药理作用】

维生素D_2和维生素D_3均无生理活性，需经体内代谢转化后，才成为有活性的维生素D。其作用主要是促进钙与磷酸盐在小肠的吸收，使血钙浓度增加，有利于钙磷在骨组织中沉着，促进骨组织钙化，是骨骼发育不可缺乏的物质。维生素D缺乏时，钙磷吸收减少，血中钙磷水平下降，不能沉积于骨组织，成骨作用受阻，甚至骨盐再溶解。在儿童诱发佝偻病，在成人诱发骨软化症。

护考链接

足月儿，生后4天，护士在进行出院宣教时，为预防婴儿佝偻病，指导家长给婴儿口服维生素D正确的开始给药时间应在（　　）

A. 生后1周　　　　B. 生后2周

C. 生后3周　　　　D. 生后1个月

E. 生后2个月

【解析】从婴儿出生后1个月起，医生建议补充0~1岁专用的维生素D，其作用主要是促进婴儿对钙的吸收，故本题选D。

【临床应用】

防治佝偻病、骨软化症和婴儿手足搐搦症，常与钙剂合用。

【不良反应及注意事项】

长期大剂量应用维生素D，可导致严重的中毒反应；慢性维生素D中毒，引起的高钙血症，可导致全身血管软化，肾钙质沉淀、软组织钙化，高血压和肾功能衰竭，与高钙血症伴高磷血症时相似，小儿生长发育停止。

治疗中出现下列情况需高度警惕：早期维生素D中毒症状伴高钙血症，表现有便秘、腹泻、持续性头痛、食欲减退、口内有金属味、恶心呕吐、口渴、疲乏、无力；晚期维生素中毒症状伴高钙血症，表现有骨痛、尿浑浊、惊厥、高血压、眼对光刺激的敏感度增加、心律失常、皮肤瘙痒、肌痛、恶心呕吐、严重腹绞痛、夜间尿多、体重下降等。

护考链接

患儿，6个月，患佝偻病。医嘱：鱼肝油6滴，每日1次。取药时，护士杯中放少量温开水的目的是（　　）

A. 有利于吞服　　　　　　B. 减少药量损失

C. 减少药物毒性　　　　　D. 避免药物挥发

E. 稀释药物

【解析】温水减少鱼肝油的营养成分流失，但水太烫的话会将鱼肝油里的活细菌杀死。故本题选B。

维生素E

维生素E（vitamin E）又名生育酚，是一种脂溶性维生素，其水解产物为生育酚，是最主要的抗氧化剂之一。广泛存在于各种食物中，尤以植物油如大豆油、玉米油、棉籽油等为主。维生素E溶于脂肪和乙醇等有机溶剂中，不溶于水，对热、酸稳定，对碱不稳定，对氧敏感，对热不敏感。药用维生素E为淡黄色的黏稠液。宜避光密闭保存于阴凉处。

【作用和应用】

（1）维持正常生育功能：能促使性腺激素分泌增加，促进精子生成和活动，增加卵泡生长及孕酮的作用。维生素E缺乏，女性不育，孕后胎盘萎缩，胚胎死亡或流产；男性睾丸萎缩，无生育能力。临床上用于习惯性流产、先兆流产、不育症等治疗。

（2）抗氧化作用：维生素的抗氧化作用可能是其临床上发挥多种功能的基础。维生素

E易被氧化，在体内可保护不饱和脂肪酸、维生素A、维生素C及某些酶免受氧化，从而维持细胞膜的正常结构和功能。维生素E缺乏时，生物膜中的脂质易被过氧化而受损，导致红细胞破裂溶血；血浆胆固醇、三酰甘油含量增加，导致动脉粥样硬化。临床作为防治动脉粥样硬化、心绞痛和心功能不全的辅助治疗药，也用于进行性肌营养不良、早产儿溶血性贫血的治疗。

【不良反应及注意事项】

长期过量服用可引起恶心、呕吐、眩晕、头痛、视物模糊、皮肤皲裂、唇炎、口角炎、腹泻、乳腺肿大、乏力。

三、任务实施

（一）用药前护理评估

（1）患者的机体状况：确定患者有无营养不良，皮肤色泽、弹性，骨骼发育，有无视力障碍、口腔溃疡等。患者有无引起维生素缺乏的因素如怀孕、饮酒、吸烟等。

（2）用药史：是否用过维生素，应用种类、时间及效果。

（3）患者及其家属对维生素有关知识的了解。

（二）用药期间的护理措施

（1）皮肤完整性受损：与维生素A和维生素B_1有关，过量引起毛发脱落、皮肤瘙痒。

（2）疼痛：头痛与维生素A过量引起的慢性中毒有关，骨痛与维生素C过量导致尿酸过多有关。

（3）指导患者及其家属从食物中获得维生素的方法，学会合理应用维生素。

（三）用药护理评价

维生素缺乏的情况是否改善，患者或其家属是否掌握正确应用维生素的方法，建立健康的饮食习惯。

项目小结

维生素是机体维持正常的生理功能而必须从食物中获得的一类微量有机物质，在人体生长、代谢、发育过程中发挥着重要的作用，在物质代谢中起重要作用。

通常按溶解性质将维生素分为水溶性和脂溶性两大类。水溶性维生素能溶于水，常见的有维生素B_1、维生素B_2、维生素PP、维生素B_6、维生素B_{12}和维生素等。脂溶性维生素能溶于脂肪，如维生素A、维生素D、维生素E和维生素K等。易溶于大多数有机溶剂，不溶于水。在食物中常与脂类共存，脂类吸收不良时影响其吸收，甚至发生缺乏症。与水溶性维生素不同，如果长期过量摄入，可以在体内蓄积，出现中毒症状，故不能过量服用。

（杜 健）

任务二 营养支持疗法用药

临床上对危重患者给予营养支持治疗是非常重要的辅助治疗手段。营养要素为蛋白质、氨基酸、脂肪、糖类、维生素、微量元素、水和电解质等，有口服或鼻饲的肠内补给或静脉给药的肠外补给两种方法，根据患者具体情况选择合适的补给方法。

一、肠内营养支持疗法用药

要素膳

要素膳（elemental diet）可口服或鼻饲，是一种营养齐全，稍经消化即可吸收的低渣膳食，用于不能摄取常规食物的患者，如尚有消化功能的重症患者及营养不良患者的术前营养支持等。

二、肠外营养支持疗法用药

肠外营养支持疗法用药是将营养成分直接输入血中，为患者提供营养成分的制剂。适用于口服或鼻饲都困难和衰弱患者。

17种复合结晶氨基酸注射剂

17种复合结晶氨基酸注射剂（17-amino acid crystal compound injection）是17种结晶氨

基酸和山梨醇组成的无色或微黄色澄明水溶液。

【作用及应用】

可提供安全平衡的17种必需和非必需氨基酸，其中含有对早产儿必需的酪氨酸。对于不能口服补给营养或饮食和口服补给营养尚不能满足营养需要者可静脉输注本品，以满足机体对蛋白质的需要。

适用于手术、严重创伤、大面积烧伤引起的氨基酸缺乏以及各种疾病引起的低蛋白血症等。

【用法及用量】

成人：根据患者的需要，每24小时输注500~750 mL，宜缓慢输注，每分钟15~20滴。儿童、老年人及重病者滴速宜更慢，按年龄、病情和体重等增减剂量和选择用法。本品输注时按每克氮供给628~837 kJ非蛋白质热量计算，用时应补足热量。

【不良反应】

极个别患者会产生恶心，从周围静脉输注时，可能会导致血栓性静脉炎。

【注意事项】

(1) 注射速度过快，可引起恶心、呕吐、头痛和气喘等不良反应。

(2) 严重肝肾功能障碍患者慎用或禁用；对氮质血症、无尿症、心力衰竭及酸中毒等未纠正前禁用。

(3) 注射后剩余药液不能贮存后再用。

(4) 本品遇冷能析出结晶，应微温溶解，待冷至37℃，溶液澄明后才可使用。但药液如发生浑浊、沉淀时，不可使用。

英特利匹特

英特利匹特（intralipid，脂肪乳剂）是大豆油加入一定量的卵磷脂乳化而成的无菌、无热源的脂肪乳剂。静脉给药，提供热量、必需氨基酸，用于需要高热量患者，如恶性肿瘤晚期、肾损害、禁用蛋白质的患者，以及不能经胃肠摄取营养者。

用药期间应定期查肝功能及脂肪排泄量。不可将电解质溶液加入脂肪乳剂中，以防乳剂破坏而使凝集脂肪进入血液。严重肝损害及严重代谢紊乱患者禁用。

（杜　健）

思考与练习

1. 下列不属于维生素C参与羟化反应的是　　　　　　　　　　　　　　（　）
   A. 促进胶原合成　　　　　　　　　　B. 促进神经递质合成
   C. 促进铁合成　　　　　　　　　　　D. 促进类固醇羟化

2. 下列不属于维生素C还原作用的是　　　　　　　　　　　　　　　　（　）
   A. 促进抗体合成　　　　　　　　　　B. 促进有机药物或毒物羟化解毒
   C. 促进四氢叶酸形成　　　　　　　　D. 清除自由基

3. 缺乏维生素B_2的表现有　　　　　　　　　　　　　　　　　　　　（　）
   A. 糙皮病（癞皮病）　　　　　　　　B. 维生素B_1缺乏病（脚气病）
   C. 脂溢性皮炎　　　　　　　　　　　D. 精神障碍

4. 下列含维生素B_1丰富的食物是　　　　　　　　　　　　　　　　　（　）
   A. 鱼类　　　　B. 花生　　　　C. 水果　　　　D. 蔬菜

5. 下列不是维生素B_1的生理功能的是　　　　　　　　　　　　　　　（　）
   A. 保护心血管　　　　　　　　　　　B. 构成辅酶，维持体内正常代谢
   C. 抑制胆碱酯酶的活性，促进胃肠蠕动　　D. 对神经组织的作用

6. 缺乏何种维生素可患脚气病　　　　　　　　　　　　　　　　　　　（　）
   A. 维生素B_1　　B. 维生素B_2　　C. 维生素B_{12}　　D. 维生素B_6　　E. 维生素E

7. 下列属于脂溶性维生素的是　　　　　　　　　　　　　　　　　　　（　）
   A. 维生素B_1　　B. 维生素K　　C. 维生素C　　D. 叶酸

8. 下列哪种食物维生素E含量丰富　　　　　　　　　　　　　　　　　（　）
   A. 卷心菜　　　　B. 苹果　　　　C. 鸡蛋　　　　D. 向日葵

9. 下列属于维生素E的生理功能是　　　　　　　　　　　　　　　　　（　）
   A. 参与体内生物氧化与能量生成　　　B. 对神经系统和骨骼肌的保护作用
   C. 调控细胞凋亡　　　　　　　　　　D. 调节凝血蛋白合成

10. 维生素D_3由人体表皮和真皮内含有的哪种物质经日光中紫外线照射转变而成　（　）
    A. $25-(OH)_2D_3$　　　　　　　　　B. 7-脱氢胆固醇
    C. 糖醇　　　　　　　　　　　　　　D. 吡哆醇

11. 维生素D的前身是　　　　　　　　　　　　　　　　　　　　　　　（　）
    A. 维生素A　　B. 麦角固醇　　C. 胆固醇　　D. 吡哆醇

12. 肝性脑病患者禁用的维生素是　　　　　　　　　　　　　　　　　　（　）
    A. 维生素A　　　　　　　　　　　　B. 维生素B
    C. 维生素C　　　　　　　　　　　　D. 维生素B_1
    E. 维生素B_6

项目十二 调节水电解质及酸碱平衡药

学习目标

知识目标

1. 熟悉氯化钠、氯化钾和碳酸氢钠的临床应用及应用注意事项。
2. 了解常用盐类和酸碱平衡调节药。

技能目标

仔细观察病程进展，要求患者合理进食，配合治疗。

任务一 调节水电解质平衡药

血浆中阳离子是 Na^+、K^+、Ca^{2+}、Mg^{2+}，其中以 Na^+ 含量最高，约占阳离子总量的90%以上，对维持细胞外液的渗透压、体液的分布和转移起着决定性的作用，其他的阳离子含量虽少但却有特殊的生理功能；细胞外液的阴离子以 Cl^- 和 HCO_3^- 为主，二者除保持体液的张力外，对维持酸碱平衡有重要作用。临床常用氯化钠、氯化钾等。

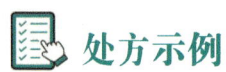

处方示例

患者，女，30岁。因高热2日未能进食，自诉口渴、口干。查体：皮肤弹性差，眼窝凹陷。实验室检查：尿比重1.028，血清钠浓度为155 mmol/L，血浆渗透压为320 mOsm/L。确诊为：中度高渗性脱水。第一天给予葡萄糖补液，处方如下：

Rp.

5%葡萄糖溶液　500 mL×2瓶

【用法】1000 mL　一天1次　静脉滴注

【分析】对该患者用药时应注意什么问题？

一、糖类

葡萄糖

【药理作用】

葡萄糖（glucose）是机体所需能量的主要来源。在体内被氧化成二氧化碳和水，同时供给能量，或以糖形式贮存，对肝脏有保护作用。高渗葡萄糖溶液静脉注射可提高血浆渗透压，使组织脱水并有短暂利尿作用。

【临床应用】

（1）补充水分和营养：静脉滴注5%~10%的葡萄糖注射液，用于严重腹泻、呕吐、创伤大失血等大量失水的患者。根据病情可同时滴注适量0.9%氯化钠注射液，以补充钠的不足。

（2）补充营养：可静脉注射本品，对不能饮食的重症患者，补充营养。

（3）低血糖昏迷：对血糖过低或胰岛素过量患者，可用其50%溶液静脉注射，以升高血糖，供给脑细胞足够的能量，消除昏迷。

（4）组织水肿：50%葡萄糖溶液静脉注射可辅助治疗青光眼、肺水肿和脑水肿。

（5）其他：5%~10%的葡萄糖注射液可作为某些药的溶剂，可与胰岛素合用治疗高钾血症，此外也可用于测定糖耐量等。

【注意事项】

高渗溶液应该缓慢静脉注射，勿漏出血管外以免刺激组织。

二、钠盐

氯化钠（sodium chloride）

【药理作用】

正常人体内总钠量平均为150μg，它是维持正常血液及细胞外液容量和渗透压的重要成分。血清钠浓度正常值为：136~145 mmol/L，此正常值是维持细胞兴奋性、神经肌肉应激性的必要条件。钠还以$NaHCO_3$形式构成体液缓冲碱，对调节体液的酸碱平衡具有重要作用。

【临床应用】

（1）低钠综合征：表现为身体虚弱，精神倦怠，表情淡漠，严重时可发生肌肉痉挛、循环障碍，重则昏迷、死亡。体内大量失钠引起低钠综合征常见于剧烈吐泻、大量出汗、大量失血、大面积烧伤和利尿过度等。血容量不足应补充0.9%氯化钠溶液（生理盐水）。严重缺钠者可静脉滴注3%~5%氯化钠溶液。

（2）脱水或休克：严重脱水或出血可因血容量骤减导致休克，输入适量的生理盐水可起到扩容作用，纠正脱水和缓解休克症状。

知识链接

脱水系指体液容量的明显减少。脱水按细胞外液的渗透压不同可分为三种类型。

（1）高渗（原发）性脱水：以失水为主，血清钠浓度>150 mmol/L，血浆渗透压>310 mOsm/L；治疗时补充5%葡萄糖溶液为主，待脱水情况基本改善后，再补适量等渗盐水。

（2）低渗（继发）性脱水：以失钠为主者，血清钠浓度<130 mmol/L，血浆渗透压<280 mOsm/L；治疗时补充等渗盐水为主，中重度缺钠者可给适量高渗盐水，血容量不足或休克者，应以平衡液为主进行扩容，同时，补适量胶体溶液。

（3）等渗性脱水：水、钠各按其在血浆中的含量成比例丢失，血钠浓度仍维持在130~145 mmol/L，渗透压仍保持在280~310 mOsm/L。一般补给等渗盐水和葡萄糖溶液各半。

（3）慢性肾上腺功能不全：盐皮质激素分泌不足，尿钠排泄增加，每日补充10 g氯化钠可起到治疗作用。

（4）其他：可用0.1%～0.5%氯化钠溶液口服防治中暑，生理盐水可用于冲洗眼、鼻、腹腔等手术伤口，也可作为注射用药的溶剂或稀释剂。

【不良反应】

（1）高钠血症：大量输入，可导致高钠血症，引起皮肤发红、水肿、血压升高、心动过速等症状。

（2）高氯性酸中毒：不宜单独使用，否则可致高氯性酸中毒，或对已有酸中毒倾向的患者大量输入可引起高氯性酸中毒。临床应用中宜采用复方氯化钠溶液或加用适量纠酸药。

【注意事项】

（1）脑水肿患者禁用，高血压及心、脑、肾、肝功能不全者慎用。
（2）静脉滴注时，根据患者病情，严格控制输液总量及输液速度。

三、钾盐

氯化钾（potassium chloride）

【药理作用】

正常人体内总钾量为120 μg，其中2%存在于细胞外液，其余全部存在于细胞内。钾是人体细胞内的主要阳离子，是维持细胞内渗透压的主要成分。钾离子是维持神经肌肉兴奋性和心肌正常功能所必需的物质。并通过与细胞外的氢离子交换，参与调节体液酸碱平衡。

【临床应用】

（1）低钾血症：因严重呕吐与腹泻、禁食，长期应用排钾利尿药或皮质激素等各种原因导致K^+摄入量不足、排出量增多或在体内分布异常引起的低钾血症。

（2）心律失常：用于强心苷类药物中毒所致的快速型心律失常，如心动过速、室性早搏等。

【不良反应】

（1）胃肠反应：口服对胃肠刺激性较大，可引起恶心、呕吐、腹痛，甚至可引起胃肠溃疡、坏死等并发症。

（2）抑制心脏：诱发或加重房室传导阻滞，甚至心搏骤停。

（3）局部组织坏死：静脉滴注时，局部刺激血管内膜可引起疼痛。若漏于皮下可致局部组织坏死。

【注意事项】

（1）应稀释后口服，或饭后口服，减轻胃肠刺激性。

（2）缺钾量（mEq）=（正常血钾−测定血钾）×体重（kg）×40%。临床上一般先用1/3～1/2量，加入5%葡萄糖溶液中（使KCl的浓度低于2.5 mg/mL，即0.25%）静脉注射，其余视病情改善而定，这种补钾是安全的。

（3）禁止直接静脉注射。静脉滴注时，浓度不宜超过0.3%，滴速宜慢（每小时不超过1 g），而且有尿才能补钾。

（4）禁用于肾衰竭、房室传导阻滞、高钾血症。

护考链接

患者，女，32岁。因腹泻脱水入院治疗。经补液治疗后症状缓解，今早出现腹胀，肠鸣音减弱。查血钾3.00 mmol/L，按医嘱静脉输入氯化钾，其浓度一般为（　　）

A. 0.05%　　　　B. 0.25%

C. 1%　　　　　D. 1.5%

E. 3%

【解析】选B。补钾的原则是无尿少尿不补钾，补钾不要过早（要先改善肾功能，使尿量达到30～40 mL/h以上），补时慢、稀、少（滴速要缓慢，浓度要稀释在0.4%以下，滴速一般不得超过1.5 g/h，每日以不超过6 g为宜，小儿剂量按0.1～0.2 g/kg计），故本题选B。

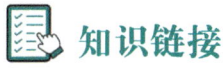 知识链接

口服补液盐（ORS）

口服补液盐是世界卫生组织推荐的治疗急性腹泻脱水有优异疗效的药物。处方组成合理，价廉易得，方便高效，其纠正脱水的速度优于静脉滴注。此法不仅适用于医疗条件较好的城市，更适宜于偏远山区。该药需强调规范的配制方法，使含量准确以确保疗效。

【临床应用】 主要用于腹泻和呕吐引起的急性脱水和电解质紊乱，尤其对急性腹泻脱水疗效显著，也常用于静脉补液后的维持治疗（表12-1）。

表12-1 两种口服补液盐的制剂及用法

药物名称	制剂及规格	用法及用量
口服补盐液Ⅰ	氯化钠1750 g，碳酸氢钠1250 g，氯化钾750 g，葡萄糖11 000 g，制成1000包	将口服补盐液Ⅰ（每包13.75 g）或口服补盐液Ⅱ（每包13.95 g）的散剂溶于1000 mL的凉开水中，搅匀，充分溶解后口服
口服补盐液Ⅱ	氯化钠1750 g，枸橼酸钠1450 g，氯化钾750 g，无水葡萄糖10 000 g，制成1000包	（1）成人轻至中度脱水：按50 mL/kg计算口服补液总量，分4～6小时内服完，一日总量不超3000 mL。 （2）儿童轻度脱水：按50～160 mL/kg计算口服补液总量，分次于6小时内服完。

【不良反应】 常见恶心、呕吐、咽部不适、胸痛，以及高钠血症和水钠潴留等。

【注意事项】

（1）腹泻停止，应立即停服，以防出现高钠血症。

（2）对小儿或有恶心呕吐而口服困难的患者，可采用直肠输注法，输注宜缓慢，一般于4～6小时内补完累计损失量。

（3）禁用于：少尿或无尿；严重失水，有休克征象患者；肠梗阻、肠麻痹及肠穿孔患者。

（王小云）

任务二 调节酸碱平衡药

正常人体血液的pH稳定在7.35~7.45的范围内，这种相对稳定状态称为酸碱平衡。当机体内体液酸碱平衡紊乱时可用调节酸碱平衡药加以纠正。

碳酸氢钠（sodium bicarbonate）

【药理作用】

碳酸氢钠属于弱碱性药物，口服或静脉滴注，均可给机体直接提供HCO_3^-，通过HCO_3^-与H^+结合成H_2CO_3，再分解成CO_2和H_2O，使血液的pH值升高，纠正酸中毒。

【临床应用】

（1）代谢性酸中毒：静脉给药因其作用迅速，疗效确切而为临床首选，常用5%碳酸氢钠静脉注射或静脉滴注。

（2）碱化血液、尿液：用药后可提高血液和尿液中的pH值，促进弱酸性药物从尿中排泄，增强氨基糖苷类抗生素的抗菌活性，减轻磺胺类药物对肾脏的损伤。

> **重点提示**
>
> 碳酸氢钠会加快巴比妥类药物排泄的作用机制。

（3）高钾血症：碳酸氢钠升高血液的pH值，K^+在pH升高时由细胞外进入细胞内，从而使血钾降低。

（4）中和胃酸：口服治疗胃酸过多引起的临床症状。

【不良反应】

（1）刺激性：对局部组织有刺激性，静脉滴注时切勿漏出血管外。

（2）代谢性碱中毒：由于输入过快或过量引起。

（3）水钠潴留和低血钾。

【注意事项】

碳酸氢钠与胃蛋白酶合剂、维生素C合用，可使彼此的作用减弱；与钙盐、红霉素、庆大霉素、四环素、哌替啶、硫酸镁、氯丙嗪等注射液混合可发生沉淀或分解反应。

充血性心力衰竭、急慢性肾功能衰竭和缺钾患者慎用。

乳酸钠（sodium lactate）

乳酸钠进入机体后，经肝脏氧化代谢生成碳酸氢钠。临床用于治疗代谢性酸中毒，因其作用不及碳酸氢钠迅速和稳定，现已较少用。但在高钾血症或某些药物过量（如普鲁卡因胺、奎尼丁等）引起的心律失常伴酸血症者，仍以乳酸钠治疗为宜。

过量可导致代谢性碱中毒。对于伴有休克、缺氧、肝及心功能不全者不宜使用。

药疗警示

患者，男，2岁。因腹泻、呕吐1个月，黄色黏液便及水样便每日7~8次而入院。检查：体温36.2℃，体重10 kg，极度消瘦，精神萎靡，心率110次/分。入院给予生理盐水，2小时输入380 mL，患儿突然出现烦躁不安，口唇青紫，呼吸急促（62次/分），气喘，心率188次/分，心律齐，呈奔马律，两肺布满湿啰音。诊断小儿输液所致医源性肺水肿，经抢救病情无好转，3小时后死亡。

【分析】小儿输液致医源性肺水肿是由于医务人员在诊治疾病过程中没有严格掌握输液的量和速度而引起的，输入过多的等渗溶液，心脏前负荷突然增大，导致急性肺水肿。

【教训】医生必须根据病情需要，患者本身的体质、体重，来确定输液的量和速度（一般速度5 mL/min），以避免突然增加心脏负担而致医源性急性肺水肿的发生。

知识链接

复方氯化钠注射液（林格液）

复方氯化钠注射液，即在生理盐水中加入氯化钾及氯化钙，又称为林格液。因为它是由英国生理学家林格所发明的。

在林格氏溶液的基础上再加入乳酸钠，则成为乳酸钠林格注射液，也称哈特曼氏溶液，每100 mL含氯化钙0.02 g、氯化钾0.03 g、氯化钠0.6 g、乳酸钠0.31 g。

林格液比生理盐水成分完全，可代替生理盐水使用，以调节体液、电解质及酸碱平衡，乳酸钠林格液则适用于酸中毒或有酸中毒倾向的脱水病例。

项目小结

盐类主要用于补充无机盐离子，当机体相应离子不足出现代谢紊乱时应及时准确补给。

纠正酸碱平衡药均属于弱碱性或弱酸性药物，主要作用是进入机体后通过升高或降低体液的pH值纠正酸碱失衡。

脱水的治疗原则：去除原因、防治原发疾病的基础上进行补液治疗。

高渗性脱水时因血钠浓度高，故应给予5%葡萄糖溶液。高钠血症严重者可静脉滴注2.5%或3%葡萄糖溶液。高渗性脱水时患者血钠浓度高，但仍有钠丢失，故还应补充一定量的含钠溶液，以免发生细胞外液低渗。

低渗性脱水一般应用等渗氯化钠溶液及时补足血管内容量即可达到治疗目的。

等渗性脱水输注渗透压偏低的氯化钠溶液，其渗透压以等渗溶液渗透压的1/2~2/3为宜。

（王小云）

思考与练习

1. 患何种疾病患者禁用氯化钠　　　　　　　　　　　　　　　　　　　　　　（　　）
   A. 肝昏迷　　　　B. 哮喘　　　　C. 肺水肿　　　　D. 肾结石　　　　E. 脑水肿
2. 对乳酸钠溶液叙述正确的是　　　　　　　　　　　　　　　　　　　　　　（　　）
   A. 过量造成酸血症　　　　　　　　　　B. 为纠正酸血症药物
   C. 作用比碳酸氢钠迅速　　　　　　　　D. 可用生理盐水稀释
   E. 肝病、心功能不全者宜使用
3. 氯化钾用于强心苷中毒引起的　　　　　　　　　　　　　　　　　　　　　（　　）
   A. 阵发性心动过速　　　　　　　　　　B. 频发房性期前收缩
   C. 心律减慢　　　　　　　　　　　　　D. 心房颤动
   E. 心房扑动
4. 林格液（复方氯化钠注射液）含有的成分　　　　　　　　　　　　　　　　（　　）
   A. 氯化钠、碳酸氢钠　　　　　　　　　B. 氯化钠、碳酸氢钠和乳酸钙
   C. 氯化钠、碳酸氢钠和氯化钙　　　　　D. 氯化钠、氯化钾和氯化钙

E. 氯化钠、氯化镁和氯化钙

A. 氯化钾　　　B. 葡萄糖　　　C. 氯化钠　　　D. 葡萄糖酸钙　　　E. 碳酸氢钠

（5～7题共用备选答案）

5. 常用于代谢性酸中毒的药物　　　　　　　　　　　　　　　　　　　　（　　）

6. 静注过快，可导致心脏停搏的药物　　　　　　　　　　　　　　　　　（　　）

7. 能加速乙醇代谢，用于急性中毒的辅助治疗　　　　　　　　　　　　　（　　）

A. 碳酸氢钠　　　B. 氯化钾　　　C. 乳酸钠　　　D. 小分子右旋糖酐　　　E. 生理盐水

（8～11题共用备选答案）

8. 酮症酸中毒者禁用　　　　　　　　　　　　　　　　　　　　　　　　（　　）

9. 高血钾和肾功能不全者禁用　　　　　　　　　　　　　　　　　　　　（　　）

10. 促进阿司匹林排泄可用　　　　　　　　　　　　　　　　　　　　　（　　）

11. 防治心肌梗死可用　　　　　　　　　　　　　　　　　　　　　　　（　　）

实践 12-1　调配操作练习及溶液浓度、剂量计算

【实训目的】

掌握浓溶液稀释的计算方法和配制方法，并联系临床进行实际操作。

【实训准备】

100 mL 和 500 mL 量杯各 1 个、玻棒 1 根、75% 乙醇、5% 苯扎溴铵（新洁尔灭）10 mL、蒸馏水。

【实训方法】

（1）配制 20% 乙醇溶液 100 mL：

根据公式 $C_1V_1=C_2V_2$，求得配制 20% 乙醇溶液 100 mL 所需 75% 乙醇的毫升数。

取 100 mL 量杯一个，倒入所需的 75% 乙醇，然后加入适量的蒸馏水至 100 mL，搅拌后即得。

（2）稀释 5% 苯扎溴铵为 0.1% 的溶液：

根据稀释公式，先求出 5% 苯扎溴铵 10 mL 要配成 0.1% 的溶液需加蒸馏水的毫升数。然后，取 5% 苯扎溴铵 10 mL 倒入 500 mL 的量杯中，加入所需的蒸馏水即得。

【结果与评价】

配制要求	取原液		加入蒸馏水
配20%乙醇溶液100 mL	75%乙醇溶液	mL	mL
制成0.1%苯扎溴铵溶液	5%苯扎溴铵溶液	10 mL	mL

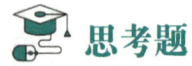
思考题

（1）盐酸肾上腺素注射剂的剂型为1 mg/1 mL，现将取该剂型1 mL加入10 mL的0.9%氯化钠溶液中，请计算出配制完毕后的盐酸肾上腺素溶液的浓度。

（2）普鲁卡因的剂型为0.04 g/2 mL，现需取1支（2 mL）普鲁卡因配成1%浓度的普鲁卡因溶液，如何配制？

（3）现称取毛果芸香碱粉剂0.1 g，应加入多少毫升的蒸馏水能配成1%毛果芸香碱溶液？

（4）取硫酸镁1支（10 mL：2.5 g），应加入多少毫升蒸馏水能配成10%的硫酸镁溶液？

（王小云）

项目十三 作用于子宫的药物

学习目标

知识目标

1. 掌握缩宫素的主要临床应用、作用特点及禁忌证。
2. 熟悉麦角新碱的药理作用、临床应用。
3. 了解其他子宫平滑肌收缩药和舒张药的药理作用和临床应用。

技能目标

能够运用护理程序,正确观察和处理药物出现的不良反应。

任务一 子宫平滑肌收缩药

子宫平滑肌收缩药是一类能选择性地兴奋子宫平滑肌,使子宫产生节律性或强直性收缩的药物。临床常用的药物有缩宫素、麦角生物碱和前列腺素等。

处方示例

患者,女,28岁。初次妊娠,现孕 40^{+1} 周,腹痛4小时来医院就诊。经检查,患者具备自然分娩条件,收入待产室观察。1小时后宫口开大至3 cm,宫缩减弱，持续时间缩短，间歇时间延长，宫颈口扩展速度减慢。给予催产，处方如下：

> Rp.
> 缩宫素注射剂　5 U ×1
> 5%葡萄糖注射液　500 mL
>
> 【用法】静脉滴注
> 【分析】如何调整液体滴速？如何对患者进行药物护理？

缩宫素

缩宫素（oxytocin），又称催产素（pitocin），遇酸、碱、消化酶易被破坏，故口服无效，需注射给药。此药可通过胎盘，大部分经肝肾破坏，作用可维持20~30分钟。

【药理作用】

（1）兴奋子宫平滑肌：缩宫素能增强子宫平滑肌收缩力，增强收缩频率。其收缩强度取决于剂量及子宫的生理状态。缩宫素在小剂量（2~5 U）时，能使妊娠末期子宫产生节律性收缩，收缩强度加大，频率增加，张力稍有增加，同时子宫颈平滑肌松弛，其收缩性质与正常分娩相似；大剂量（5~10 U）时，使子宫平滑肌收缩增强，张力持续增高，直至引起子宫强直性收缩。

雌激素能提高子宫对缩宫素的敏感性，而孕激素则降低其敏感性。对子宫体兴奋作用强，对子宫颈兴奋作用弱。

（2）其他作用：缩宫素能兴奋乳腺腺泡周围的平滑肌，使乳腺导管收缩，促进排乳（但不能增加乳汁的分泌量）。大剂量能直接扩张血管，引起血压下降。

【临床应用】

（1）催产或引产：当宫口开全、胎位正常、无产道异常而子宫收缩无力时，可用小剂量缩宫素缓慢静脉滴注，以加强子宫节律性收缩，促进胎儿娩出。对于死胎、过期妊娠或因疾病等必须终止妊娠者，可用小剂量静脉滴注诱发子宫产生节律性收缩而引产。

（2）产后出血和产后子宫复位：较大剂量（5~10 U）肌内注射可使子宫产生强直性收缩，以压迫子宫肌层内血管而止血。因其作用短，需加麦角新碱以维持疗效。

> **重点提示**
>
> 缩宫素用于催产、引产必须严格掌握剂量和滴注速度。

【不良反应】

偶见恶心、呕吐、心律失常等,过量可引起子宫强直性收缩,致胎儿窒息或子宫破裂。

【任务实施】

(1) 用药前护理评估:

①了解孕产史、用药史及过敏史;详细检查产妇的血压、脉搏、体温、体重,以及子宫收缩的频率、间隔时间及持续时间、胎儿的心音与心率等。

②检查胎位是否正常。产道异常、胎位不正、头盆不称、前置胎盘、3次妊娠以上的孕产妇、有剖宫产史者禁用。

③相关临床资料:血常规、肝肾功能、血压、脉搏、心电图及凝血时间等检验指标。

(2) 用药期间的护理措施:

①用于催产应坚持"小剂量、低浓度、循序增加、专有管理"的原则,根据胎心音变化和子宫收缩情况调节静脉滴注速度。出现宫缩频率过快及强直性收缩,应立即停药,防止胎儿窒息或子宫破裂。

②严格掌握剂量,静脉给药时,溶液要稀释(2~5 U加入5%葡萄糖注射液500 mL稀释)。静滴开始时,以2~4滴/分的速度滴入,以后每15~30分钟增加2~4滴,直至宫缩与正常分娩相似,根据宫缩和胎儿情况随时调节,一般不超过40滴/分钟。

③若宫缩时间延长,间歇时间在2分钟以下,收缩压约6.7 kPa(50 mmHg)或收缩时间持续在1.5分钟或更长时间,应停止给药;如胎儿心音减弱或心率增高至150次/分或更多,无论宫缩如何,都应立即报告医师。

④本品不可与去甲肾上腺素、华法林等混合使用,与肾上腺素、吗啡等合用可减弱子宫收缩作用。

⑤注意孕妇的情绪变化,对其及时给予安慰及鼓励,取得患者的积极配合。

(3) 用药护理评价:是否安全达到催产和产后止血的目的。

麦角生物碱

麦角生物碱包括麦角新碱(ergometrine)、麦角胺(ergotamine)和麦角毒(ergotoxine)。其中麦角新碱对子宫的兴奋作用快而强,而麦角胺和麦角毒则对血管的作用显著。

【作用与应用】

(1) 兴奋子宫:麦角新碱能选择性地兴奋子宫平滑肌,与缩宫素比较,其特点是:收缩子宫平滑肌作用强而持久,剂量稍大即引起强直性收缩;对子宫颈和子宫体的兴奋作用无明显的区别。因此,禁用于催产和引产。临床用于治疗产后出血、其他原因所致的子宫出血及产后子宫复原不全。

（2）收缩血管：麦角胺和麦角毒，尤其麦角胺能直接收缩血管，减小动脉搏动的幅度。可用于治疗偏头痛，与咖啡因合用可增加疗效。

【不良反应及用药护理】

（1）注射麦角新碱可引起恶心、呕吐、出冷汗、面色苍白等反应。静脉注射易发生心悸、胸闷、血压骤升、惊厥甚至死亡。故需静脉给药者，需稀释后缓慢静脉滴入。伴有高血压、血管硬化、冠心病、肝肾功能不全、妊娠高血压综合征者用药更要慎重。

（2）大量反复用麦角胺与麦角毒，可损害血管内皮细胞；大剂量反复使用可引起血栓和肢端坏死，故用药以2~4天为限。

前列腺素（prostaglandins，PGs）

前列腺素类药物中作为子宫平滑肌收缩药用于临床的有地诺前列酮、地诺前列素、米索前列醇、卡前列甲酯等。PGs能刺激子宫平滑肌产生节律性收缩。对妊娠各期子宫有兴奋作用，尤其是分娩前最为敏感；对妊娠早期和中期的子宫平滑肌收缩作用强于缩宫素，并且在增强子宫平滑肌收缩时，使子宫颈松弛。故临床上PGs不仅用于足月妊娠引产、中期妊娠引产，还可用于药物流产和抗早孕。

不良反应主要是恶心、呕吐、腹痛、腹泻等，用药前后可合用止吐、止泻药，以缓解胃肠道症状。不宜用于支气管哮喘及青光眼患者，引产时的禁忌证和用药监护事项与缩宫素相同。

米非司酮

米非司酮是孕激素受体拮抗剂，主要用于抗早孕（停经时间不超过49天，孕期越短，效果越好），合并使用地诺前列酮可提高作用强度。本药可能致不全流产，应在专科医生的指导下进行。35岁以上孕妇避免使用。

（王小云）

任务二 子宫平滑肌舒张药

子宫平滑肌舒张药又称抗分娩药，主要用于痛经和早产。常用药物有β_2受体激动药（利托君、沙丁胺醇、特布他林）及硫酸镁等。

利托君

利托君（ritodrine，羟苄羟麻黄碱）能选择性兴奋子宫平滑肌上的 β_2 受体，使子宫收缩强度及频率降低，减少子宫活动而延长妊娠期。临床主要用于防止早产，一般先采用静脉滴注，获得疗效后改用口服维持。本品可引起心血管系统不良反应，表现为心率加快、心悸、血压升高、过敏反应。本品有很多禁忌证，使用时应严格掌握，且必须在有抢救条件的医院，有熟悉本药可能发生的不良反应并能正确处理的医生密切观察下使用。

硫酸镁

硫酸镁中 Mg^{2+} 能直接抑制子宫平滑肌或对抗 Ca^{2+} 作用，使子宫收缩强度和收缩频率减弱。可用于防治早产，尤其适用于禁用 β_2 受体激动药的早产患者和伴有妊娠高血压综合征、子痫的患者。

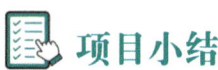

项目小结

缩宫素又名催产素，能加强子宫平滑肌收缩力，增强收缩频率，使乳腺导管收缩，促进排乳，临床用于催产或引产，防治产后出血和子宫出血。

麦角新碱能选择性地兴奋子宫平滑肌，直接收缩血管，临床用于治疗产后出血、其他原因所致的子宫出血及产后子宫复原不全，可用于治疗偏头痛，与咖啡因合用可增加疗效。

（王小云）

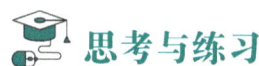

思考与练习

1. 下列哪种给药途径对缩宫素是无效的　　　　　　　　　　　　　　　　（　　）

　A．口服　　　　　B．皮下注射　　　C．鼻腔喷雾　　　D．口腔黏膜给药　　E．肌内注射

2. 缩宫素对子宫平滑肌的作用特点是　　　　　　　　　　　　　　　　（　　）

　A．小剂量即可引起子宫肌张力持续增高

　B．子宫平滑肌对药物敏感性与体内性激素水平无关

　C．小剂量引起子宫底节律性收缩，子宫颈松弛

　D．妊娠早期的子宫对其敏感性最强

　E．妊娠末期的子宫对其敏感性最低

3. 小剂量缩宫素的临床应用是 （　　）

　　A. 死胎　　　　　　　　　　　　B. 过期妊娠

　　C. 分娩中宫缩无力，其余一切正常者　　D. 需提前终止妊娠者

　　E. 以上都是

4. 缩宫素的禁忌证是 （　　）

　　A. 有剖宫产史者　B. 胎位不正　C. 头盆不称　D. 前置胎盘　E. 以上都是

5. 在宫缩乏力的分娩过程中，使用缩宫素，尤其要注意药物的 （　　）

　　A. 给药方式　　B. 给药次数　　C. 剂量　　D. 给药时间　　E. 避光使用

6. 麦角新碱不宜用于催产和引产是因为其 （　　）

　　A. 抑制呼吸　　　　　　　　　　B. 损伤血管内皮

　　C. 易致子宫强直性收缩　　　　　D. 使血压升高

　　E. 对子宫平滑肌无作用

7. 麦角新碱治疗产后子宫出血是因为其可 （　　）

　　A. 使血管收缩　　　　　　　　　B. 使子宫肌强烈收缩

　　C. 促进血管修复　　　　　　　　D. 促进凝血过程

　　E. 以上都不是

8. 下列何药具有抗早孕作用 （　　）

　　A. 缩宫素　　B. 麦角新碱　　C. 麦角胺　　D. 米非司酮　　E. 硫酸镁

9. 下列抑制子宫平滑肌收缩的药物是 （　　）

　　A. 缩宫素　　B. 麦角新碱　　C. 前列腺素　　D. 利托君　　E. 垂体后叶激素

10. 硫酸镁抗早产时，要注意密切观察患者的 （　　）

　　A. 皮肤　　　B. 呼吸　　　C. 腱反射　　　D. 心率　　　E. 体温

11. 患者，女性，28岁。妊娠32周，自觉头痛、眼花3天，检查发现：血压160/110 mmHg，胎心、胎位正常，双下肢水肿，尿蛋白>0.5 g/24 h。此患者的诊断是先兆子痫。首选的治疗药物是 （　　）

　　A. 卡托普利　　B. 安定　　C. 止痛片　　D. 呋塞米　　E. 硫酸镁

12. 某双胎妊娠产妇，产前合并有轻度妊娠期高血压疾病，产后阴道持续出血，胎儿娩出后24小时出血量达600 mL，检查子宫软，按摩后子宫变硬，阴道流血减少，该产妇诊断为产后出血。该产妇给药首选 （　　）

　　A. 麦角新碱　　B. 硫酸镁　　C. 酚磺乙胺　　D. 维生素K　　E. 大剂量缩宫素

13. 硫酸镁的中毒现象首先表现为 （　　）

　　A. 膝反射减弱或消失　　　　　　B. 呼吸减慢

　　C. 心率减慢　　　　　　　　　　D. 尿量减少

　　E. 血压下降

14. 下列药物，不能抑制宫缩的是 （ ）

A. β肾上腺素受体激动剂　　　　　　B. 硫酸镁

C. 钙通道阻滞剂　　　　　　　　　　D. 前列腺素合成酶

E. 前列腺素合成酶抑制剂

15. 重度妊高征患者首选的治疗药物是 （ ）

A. 肼屈嗪　　　B. 硫酸镁　　　C. 白蛋白　　　D. 冬眠合剂　　　E. 呋塞米

16. 某产妇，诊断为重度妊高征，应用硫酸镁治疗过程中，出现膝反射消失，呼吸约为11次/分，此时，除停用硫酸镁外，还应给予何种药物 （ ）

A. 5%葡萄糖　　　　　　　　　　　B. 尼可刹米

C. 肼屈嗪　　　　　　　　　　　　　D. 右旋糖酐40

E. 10%葡萄糖酸钙

项目十四 抗感染药

学习目标

知识目标

1. 掌握化学治疗药物常用术语、β-内酰胺类、氨基糖苷类、喹诺酮类、磺胺类抗菌药、甲硝唑、一线抗结核药的抗菌作用、不良反应、用药护理注意事项及合理用药。

2. 熟悉大环内酯类、林可霉素类、四环素和氯霉素类、常用消毒防腐药、抗肠蠕虫药、常用抗恶性肿瘤药的作用、不良反应、用药注意事项。

3. 了解抗真菌药、抗病毒药、抗血吸虫病与抗丝虫病药、抗阿米巴病与抗滴虫病药、抗疟药的作用特点。

技能目标

1. 能正确合理执行用药方案,对临床常用抗感染药进行患者的用药护理。
2. 能与患者及其家属进行沟通,正确指导患者合理使用化疗药。
3. 认识滥用抗菌药物的危害性及合理使用抗菌药物的重要性。

对所有病原体,包括微生物、寄生虫,甚至肿瘤细胞所致疾病的药物治疗统称为化学治疗。抗微生物药是指用于治疗病原微生物所致感染性疾病的药物。此类药物主要包括抗菌药物、抗真菌药和抗病毒药。

在应用化学治疗药物时,需注意机体、药物和病原体三者之间的相互关系(图14-1)。药物能抑制或杀灭病原体,同时增强机体的防御能力;当用药不当,可使机体产生不良反应或使病原体产生耐药性。临床用药时,应掌握好三者之间的辩证,充分发挥药物的防治作用,避免不良反应并防止耐药性的产生。

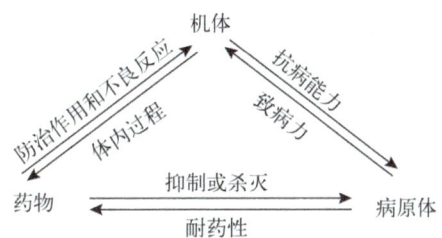

图14-1 机体、药物和病原体三者之间的相互关系示意

任务一 抗菌药物的基本概念

一、基本概念和常用术语

1. 抗菌药物 指对细菌有抑制或杀灭作用的药物,包括抗生素和人工合成抗菌药物。

2. 抗生素 由各种微生物(包括细菌、真菌、放线菌等)产生的,能抑制或杀灭其他微生物的物质。分为天然抗生素和人工半合成抗生素,前者是从微生物培养液中直接提取获得的,后者是对天然抗生素进行结构修饰改造而获得的半合成品。

3. 抗菌谱 抗菌药的抗菌范围。仅对一种细菌或某属细菌有效的药物称为窄谱抗菌药,如异烟肼仅对结核分枝杆菌有效。对多种病原微生物有抑制或杀灭作用的药物称广谱抗菌药,如四环素不仅对G^+和G^-有抗菌作用,而且对衣原体、支原体及立克次体等也有抑制作用。

4. 抑菌药和杀菌药 仅能抑制细菌生长繁殖而无杀灭作用的药物,如大环内酯类、磺胺类等。具有杀灭细菌作用的药物为杀菌药,如青霉素类、氨基糖苷类等。

5. 抗菌活性 指药物抑制或杀灭细菌的能力。常用最低抑菌浓度(MIC)和最低杀菌浓度(MBC)两个指标来衡量,前者指能够抑制培养基内细菌生长的最低药物浓度,后者指能够杀灭培养基内细菌的最低药物浓度。

6. 抗菌后效应(PAE) 指药物对细菌的抗菌作用持续到药物浓度下降到MIC以下甚至药物消除后。PAE持续时间久,意味着抗菌药的生物活性半衰期长,应用时可适当延长用药间隔时间,而疗效不减。

7. 耐药性 又称抗药性指病原微生物与抗微生物药长期或反复接触后，对药物的敏感性降低或消失。当病原微生物对某种抗微生物药产生耐药后，对其他抗微生物药也同样耐药时，则称为交叉耐药性。

8. 化疗指数（CI） 一般用半数致死量（LD_{50}）与半数有效量（ED_{50}），或以5%的致死量（LD_5）与95%有效量（ED_{95}）的比值来表示。CI是评价化学治疗药物有效性与安全性的重要参数，通常其值越大，药物毒性越小。但CI高者并不是绝对安全的，如几乎无毒性的青霉素仍有引起过敏性休克的可能。

二、抗菌药的作用机制

抗菌药主要通过干扰病原微生物的生化代谢过程，使病原微生物的结构和功能发生改变，从而产生杀菌或抑菌作用。根据抗菌药物对细菌结构和功能的干扰环节不同，其作用机制可分为下列几类：

1. 干扰菌体细胞壁的合成 细菌外面有一层坚韧而富有弹性的细胞壁，是维持细菌体内环境及正常生长的重要结构。β-内酰胺类抗生素能阻碍黏肽合成，致使细胞壁缺损，菌体外水分内渗，菌体肿胀、变性，最终破裂死亡。

2. 增加细菌胞浆膜的通透性 细菌的胞浆膜（也称细胞膜）位于细胞壁内侧，包着细胞质。多黏菌素类能选择性地与细菌胞浆膜中的磷脂结合而起抗菌作用。制霉菌素、两性霉素B和咪唑类药物能使真菌胞浆膜受损，通透性增加，菌体内物质外漏，造成细菌死亡。

3. 抑制菌体蛋白质的合成 细菌细胞为非真核细胞，其核糖体是由30S和50S亚基组成的70S复合体。如氨基糖苷类和四环素类能特异性地作用于30S亚基，大环内酯类、氯霉素和林可霉素能选择性地作用于50S亚基，从而影响其蛋白质合成，进而产生抑菌或杀菌作用。

4. 影响叶酸的合成和利用 磺胺类药和甲氧苄啶（TMP）通过干扰敏感细菌叶酸代谢而影响核苷酸的合成，抑制细菌生长繁殖。

5. 抑制核酸代谢 利福平特异性地抑制细菌DNA依赖的RNA多聚酶，阻碍mRNA的合成；喹诺酮类抑制DNA回旋酶，妨碍细菌DNA的复制，从而达到杀灭细菌的目的。

三、抗菌药的合理应用

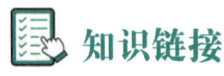 知识链接

超级细菌指滥用抗生素使得细菌的抗药性越来越强，对这种病菌，人们几乎

无药可用，所以统称这类细菌为超级细菌。

近年来人们对抗菌药物的过分依赖造成了抗菌药物的滥用，从而导致抗菌药物不良反应增多，细菌耐药性增加以及治疗失败等。抗菌药物的不合理应用表现在诸多方面，如无指征的预防及治疗用药，抗菌药物品种、剂量的选择错误，给药途径、给药次数及疗程不合理等。因此，为保障患者用药安全、减少抗菌药物不良反应的发生，应当合理使用抗菌药物。

（一）尽早确定病原菌

应尽早从患者的感染部位、血液、痰液等取样培养分离致病菌，并对其进行体外抗菌药物敏感试验，从而有针对性地选用抗菌药物。如果患者感染症状很重，可在临床诊断的基础上预测最可能的致病菌，并根据细菌对各种抗菌药物的敏感度及耐药性的变迁，选择适当药物进行经验性治疗。

（二）按适应证选药

各种抗菌药物均有其各自不同的抗菌谱，即使有相同抗菌谱的药物还存在药效学及药动学的差异，因此，各种抗菌药物的临床适应证亦有所不同。选择抗菌药物时除考虑药物的抗菌谱外，还要考虑细菌耐药性、药物的组织浓度与不良反应、药物的价格、患者全身状况及肝肾功能等多方面的因素，然后再制订出科学、合理的个体化用药方案。

（三）抗菌药物的预防使用

预防使用抗菌药物的目的是防止细菌可能引起的感染，不适当的预防用药可诱导病原菌高度耐药，甚至导致激发感染而难以控制，因此临床使用预防用药要合理。

（四）抗菌药物的联合应用

联合用药的目的是提高药物抗菌疗效，降低药物毒性，扩大抗菌谱，延缓或减少抗药性的产生。联合用药的适应证是：

（1）病原菌尚未查明的严重感染，为扩大抗菌范围，可选择联合用药，待细菌诊断明确后即调整用药。

（2）单一抗菌药物不能控制的混合感染，如腹腔穿孔所致的腹膜感染。

（3）单一抗菌药物不能有效控制的感染性心内膜炎或败血症等重症感染。

（4）需长程治疗，但病原菌易对某些抗菌药物产生耐药性的感染，如结核病、深部真菌病等。

（5）利用联合用药产生的协同抗菌作用可减少毒性大的抗菌药物剂量，从而减少药物的毒性和不良反应，如两性霉素B与氟胞嘧啶联合治疗隐球菌脑膜炎时，前者的剂量可适当减少，从而减少其毒性反应。

联合用药时宜选用具有协同抗菌作用的药物联合，通常采用两种药物联合，3种及3种以上药物联合仅适用于个别情况，如结核病的治疗。此外，必须注意联合用药后药物的不良反应及药物之间的相互作用。

（五）防止抗菌药物的不合理使用

（1）抗菌药物对病毒感染无效，除非伴有细菌感染或激发感染，一般不应使用抗菌药物治疗病毒感染。

（2）对于原因未明的发热患者，最重要的是查找病因，如无感染一般不用抗菌药物治疗，否则掩盖典型的临床症状或难以确定病原菌而延误正确的诊断和治疗。

（3）为防止细菌耐药和变态反应的发生，尽量避免抗菌药物的局部应用。

（4）抗菌药物使用剂量和疗程要适宜。剂量过小达不到治疗目的且易产生耐药性，剂量过大易产生严重不良反应；疗程过短易导致疾病复发或转为慢性感染，疗程过长易引起激发感染。

（杜　健）

任务二　抗生素

一、β-内酰胺类抗生素

β-内酰胺类抗生素（β-lactam antibiotics）是指化学结构中含β-内酰胺环的抗生素，具有抗菌活性强、毒性低、适应证广及临床疗效好的优点。包括青霉素类、头孢菌素类和其他β-内酰胺类。本类药物主要通过干扰细菌细胞壁合成而呈现杀菌作用，故对繁殖期细菌的作用较静止期强。哺乳动物细胞无细胞壁，所以β-内酰胺类对人和动物的毒性很小。

（一）青霉素类

本类药物按其来源不同，可分为天然青霉素和半合成青霉素两类。

处方示例

患者，男，14岁。因畏寒、发热、头痛、咳嗽、咳痰3天就诊，经胸片及细菌学检查，诊断为：右大叶肺炎。无药物过敏史。用青霉素治疗，医嘱如下：

0.9%氯化钠注射液　250 mL

青霉素G钠盐注射剂　400万U皮试（　　）

【用法】静脉滴注，一日2次

【分析】此患者为何用青霉素治疗？用青霉素为何要做皮试？用药护理时要注意哪些问题？

青霉素G

青霉素G（penicillin G），又名苄青霉素，由青霉菌培养液中提取获得，常用其钠盐或钾盐，其干燥粉末在室温中稳定，但溶于水后极不稳定，易被酸、碱、醇、氧化剂、金属离子分解破坏，不耐热，在室温中放置24小时分解失效，且可生成具抗原性的降解产物，故应临用现配。该药剂量用单位U表示。

> **重点提示**
>
> 青霉素用生理盐水配制为注射液，禁止使用糖液做溶媒。

青霉素G口服易被胃酸及消化酶破坏，故不宜口服。肌内注射吸收快而完全，约30分钟达血药浓度峰值。体内分布广，肝、肾、肠、皮组织中浓度较高，也可进入浆膜腔和胎儿血液循环。脑脊液中浓度低，但在脑膜炎时，药物较易进入脑脊液，达到有效治疗浓度。青霉素几乎全部以原形迅速经肾排泄。

青霉素G作用维持时间为4~6小时，为短效制剂。为延长其作用时间，可采用难溶的混悬剂普鲁卡因青霉素（双效西林）和油剂苄星青霉素（长效西林），普鲁卡因青霉素或苄星青霉素肌内注射后注射部位缓慢溶解吸收，可减少给药次数。由于这两种制剂血药浓度低，只能治疗轻度感染疾病或用于预防感染。长效青霉素制剂不能完全代替青霉素的用途。

【药理作用】

青霉素为窄谱抗生素，对G^+菌作用强，在繁殖期低浓度抑菌，较高浓度杀菌。主要敏感病原微生物有：①大多数G^+球菌，如溶血性链球菌、草绿色链球菌、肺炎链球菌、敏感金黄色葡萄球菌和表皮葡萄球菌等。②G⁺杆菌，如白喉棒状杆菌、炭疽杆菌、破伤风梭菌等。③G⁻球菌，如脑膜炎奈瑟菌和淋病奈瑟球菌等。④螺旋体如梅毒螺旋体、钩端螺旋体，放线菌等。对大多数G⁻杆菌作用弱或无效，对病毒、真菌、支原体、衣原体、立克次体无效。金黄色葡萄球菌、淋病奈瑟球菌对本药易产生耐药性，肺炎链球菌耐药菌株也日益增多。

【临床应用】

首选用于敏感的G⁺球菌和杆菌、G⁻球菌及螺旋体所致感染，采用肌内注射或静脉滴注。

（1）G⁺球菌感染治疗：溶血性链球菌引起的咽炎、中耳炎、扁桃体炎、猩红热、心内膜炎等；草绿色链球菌引起的心内膜炎；肺炎球菌所致的大叶性肺炎、支气管炎、脓胸等，可作为首选药。

（2）G⁺杆菌感染治疗：白喉、破伤风、炭疽和气性坏疽。青霉素对G⁺杆菌产生的外毒素无效，故治疗时必须加用抗毒素血清。

（3）G⁻球菌感染治疗：脑膜炎球菌引起的流行性脑脊髓膜炎，淋病奈瑟球菌感染的淋病。

（4）螺旋体感染治疗：梅毒、回归热及钩端螺旋体病。

（5）放线菌病治疗：局部肉芽肿样炎症、脓肿、多发性瘘管、肺部感染及脑脓肿等，应大剂量、长疗程用药。

护考链接

患儿，男，3岁，因化脓性脑膜炎入院。脑脊液细菌培养显示为脑膜炎双球菌感染。进行抗菌治疗首选的抗生素是（ ）

A. 青霉素　　　　B. 阿奇霉素

C. 庆大霉素　　　D. 氯霉素

E. 链霉素

【解析】治疗敏感的G⁺球菌和杆菌、G⁻球菌（脑膜炎奈瑟菌和淋病奈瑟球菌）及螺旋体所致感染的首选青霉素，故选A。

【不良反应及注意事项】

（1）过敏反应：为青霉素类最常见的不良反应，发生率为3%～10%。轻者表现为药疹、药物热、血管神经性水肿；严重者可出现过敏性休克，发生率占用药人数的（0.4～1.5）/10 000，死亡率约为0.1/10 000，临床表现为心悸、胸闷、面色苍白、冷汗、发绀、脉细弱、血压下降、昏迷甚至惊厥，发生迅猛，如治疗不及时可死于呼吸困难和循环衰竭。因此使用青霉素时，应高度重视防治过敏性休克。其防治措施如下：

①详细询问患者有无药物过敏史，对有青霉素过敏史者禁用。

②避免滥用、局部用药和饥饿时用药。

③凡初次用药、用药间隔3天以上及更换药物批号或厂家均应做皮试，皮试阳性者禁用。

④皮试阴性者也可能发生过敏性休克，所以在使用青霉素时，应做好抢救的准备，患者每次用药后观察30分钟，无反应者方可离去。

⑤注射液应临用现配。

⑥一旦发生过敏性休克，应当及时抢救即刻皮下或肌内注射0.1%肾上腺素0.5～1.0 mL。并根据需要选用间羟胺或去甲肾上腺素、氨茶碱、糖皮质激素和抗组胺药物以及采取人工呼吸、给氧等措施，必要时可气管切开。

（2）局部刺激：肌内注射青霉素可出现局部红肿、疼痛、硬结，钾盐尤甚。

（3）赫氏反应：应用青霉素治疗梅毒、钩端螺旋体病等感染时，可有症状加剧的现象，表现为全身不适、寒战、发热、咽痛、心跳加快等，称赫氏反应。一般发生于治疗后6～8小时，于12～24小时消失。此反应可能是大量病原体被杀死后释放的物质所引起。

（4）其他：肌内注射可产生局部疼痛，红肿和硬结；大剂量应用青霉素可引起青霉素脑病，表现为头痛、抽搐、昏迷等中枢神经系统反应；鞘内注射可引起脑膜或神经刺激症状。

【任务实施】

（1）用药前护理评估：

①既往用药史和过敏史：确认患者是否有青霉素过敏史，对青霉素或青霉素类抗生素过敏者禁用。

②皮试：用药前应做皮肤过敏试验，皮试阴性方可使用。初次使用、间隔3天以上、用药过程中更换不同厂家或批号者均须做皮试。

青霉素皮肤试验溶液的配制：青霉素钾盐或钠盐以生理盐水配置成500 U/mL的皮试液，青霉素皮试液配制后在冰箱中保存不应超过24小时。

> **练一练**
>
> 如何将80 U的青霉素粉剂配成500 U/mL的皮试液?

皮试方法:用皮试专用注射器,取上述500 U/mL的皮试液0.1 mL(含青霉素50 U)注入受试者前臂掌侧下1/3皮内,15~20分钟后观察结果,局部皮肤红肿直径在1 cm以上者判断为阳性结果。(见图14-2)

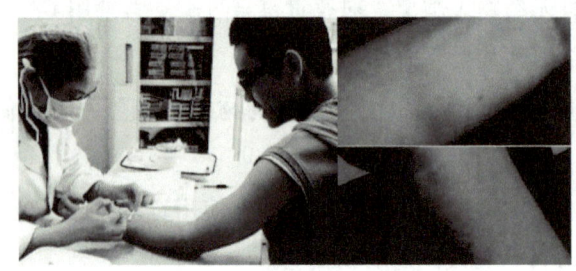

图14-2 青霉素皮试示意

③做好抢救准备:发生过敏性休克必须就地抢救,立即给患者皮下或肌内注射0.1%肾上腺素0.5~1 mL,必要时稀释后缓慢静脉注射。同时采用其他急救措施。

④药液配制:青霉素G干燥粉末在室温中稳定,易溶于水。水溶液性质极不稳定,易分解失效,临床应用时须现用现配,常用0.9%氯化钠注射液配制。

(2)用药期间的护理措施:

①青霉素类抗菌药物属于时间依赖性抗生素,为充分发挥抗菌效能,每日剂量应以分次给药为宜。

②青霉素不宜鞘内给药,钾盐不宜静脉注射。

③应用大剂量青霉素钾或钠可分别出现高钾血症或高钠血症,用药期间应定期检测血钾、血钠。

(3)用药后护理评价。注射后须观察患者20~30分钟,无反应者方可离开。

护考链接

配制好青霉素皮试液后给患者注射的剂量是 (　　)

A. 1500 U　　B. 200 U　　C. 150 U　　D. 50 U　　E. 15 U

【分析】青霉素皮内试验药液为500 U/mL,于前臂内侧皮内注射0.1 mL,使局部形成一个皮丘,20分钟后查看结果,因此青霉素皮试注入剂量为50 U,答案为D。

半合成青霉素

天然青霉素虽有高效、低毒等特点,但抗菌谱窄、不耐酸(不能口服)、不耐酶(易被β-内酰胺酶破坏),在临床应用受到一定限制。1959年以来,人们在天然青霉素的基础上,保留母核,引入不同侧链,获得具有不同特点的半合成青霉素。其抗菌作用及机制、不良反应与青霉素相似,分别具有广谱、耐酸、耐酶等优点,但与青霉素有交叉过敏反应。目前,常用的半合成青霉素可分为五类(表14-1)。

表14-1 临床常用半合成青霉素的作用特点及临床应用

药名	作用特点及临床应用
耐酸青霉素 　海巴明青霉素V(hydrabamine penicillin V)	①耐酸、不耐酶,可口服,对耐药金葡菌无效;②抗菌谱与青霉素G相似;③用于轻度敏感菌感染
耐酶青霉素 　氟氯西林(flucloxacillin) 　氯唑西林(cloxacillin)	①耐酸、耐酶,可注射和口服给药,对耐药金葡菌有效;②抗菌谱与青霉素相似,但对革兰氏阳性菌作用不及青霉素G;③主要用于耐青霉素G的金葡菌感染
广谱青霉素 　氨苄西林(ampicillin) 　阿莫西林(amoxicillin)	①耐酸、不耐酶,可口服,对耐药金葡菌无效;②对革兰氏阳性和革兰氏阴性菌感染均有效,但对铜绿假单胞菌无效;③主要用于敏感菌所致的呼吸道感染、伤寒、副伤寒、泌尿道和胆道感染等
抗铜绿假单胞菌青霉素 　羧苄西林(carbenicillin) 　哌拉西林(piperacillin)	①不耐酸,不耐酶,只能注射给药,对耐药金葡菌无效;②抗菌谱广,对革兰氏阴性菌尤其对铜绿假单胞菌有特效;③主要用于治疗铜绿假单胞菌、大肠埃希菌、变形杆菌等革兰氏阴性菌引起的感染
抗革兰氏阴性杆菌青霉素 　美西林(mecillinam) 　匹美西林(pivmecillinam)	①匹美西林可口服,美西林需注射给药;②对革兰氏阴性杆菌作用强,但对铜绿假单胞菌无效;③主要用于治疗敏感菌所致尿路及软组织等部位感染

(二)头孢菌素类

头孢菌素类(cephalosporins)抗生素是以母核7-氨基头孢烷酸(7-ACA)连接上不同侧链而成的半合成抗生素,与青霉素一样具有β-内酰胺环,故理化性质、作用机制、抗菌作用和临床应用与青霉素相似。头孢菌素类的特点是抗菌谱广、杀菌力强、对β-内酰胺酶稳定性高、过敏反应发生率低。

多数头孢菌素类不耐酸、需注射给药。头孢菌素类吸收后广泛分布于体内各组织,此类药物主要经肾排泄。

根据临床应用的先后顺序及性能,头孢菌素类分为四代,见表14-2。

表14-2 常用头孢菌素类药物的分类、特点及临床应用

分类及常用药物	主要特点	临床应用
第一代 　头孢噻吩（cefalothin） 　头孢唑啉（cefazolin） 　头孢氨苄（cefalexin） 　头孢羟氨苄（cefadroxil） 　头孢拉定（cefradine） 　头孢西酮（cefazedone）	①对 G^+ 菌作用强于第二、三代 ②对 G^- 杆菌作用弱，对铜绿假单胞菌无效 ③对β-内酰胺酶稳定性差 ④有肾毒性	用于敏感菌所致的呼吸道和尿路感染、皮肤及软组织感染
第二代 　头孢孟多（cefamandole） 　头孢呋辛（cefuroxime） 　头孢替安（cefotiam） 　头孢克洛（cefaclor）	①对 G^+ 菌作用较一代稍弱 ②对 G^- 菌作用明显，对铜绿假单胞菌无效 ③对β-内酰胺酶稳定 ④对肾毒性较第一代小	用于敏感菌所致的肺炎、胆道感染、菌血症、尿路感染和其他组织器官感染
第三代 　头孢曲松（ceftriaxone） 　头孢他啶（ceftazidime） 　头孢哌酮（cefoperazone） 　头孢噻肟（cefotaxime） 　头孢克肟（cefixime）	①对 G^+ 菌作用不及第一、二代 ②对 G^- 菌作用更强，对铜绿假单胞菌无效 ③对β-内酰胺酶稳定 ④几乎无肾毒性	用于危及生命的败血症、脑膜炎、肺炎、骨髓炎、盆腔炎及尿路等严重感染，能有效控制严重的铜绿假单胞菌感染
第四代 　头孢匹罗（cefpirome） 　头孢吡肟（cefepime）	①对 G^- 菌作用较第一代稍弱，对铜绿假单胞菌无效 ②对β-内酰胺酶高度稳定 ③无肾毒性	主要用于对第三代耐药的敏感菌所致的严重感染

【不良反应】

头孢菌素类药物毒性较低，常见的不良反应有：

（1）过敏反应：以皮疹、荨麻疹最为常见，也可发生过敏性休克。

（2）胃肠道反应：口服头孢菌素类易出现胃肠道反应，如恶心、呕吐、食欲减退、腹痛、腹泻等。

（3）肾毒性：第一代如头孢唑啉长期使用易损害肾功能，出现蛋白尿、血尿、尿素氮升高；第二代如头孢呋辛肾损害较轻，第三、四代几乎无肾损害。

（4）"双硫仑"样反应：又称"戒酒硫"样反应。服药期间饮酒或含酒精的饮料可出现此反应，故用药期间或停药5天内应禁酒。

（5）其他：第三、四代头孢菌素偶见二重感染；头孢孟多和头孢哌酮可导致凝血酶原或血小板减少。

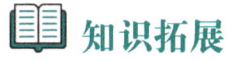

"双硫仑"样反应

双硫仑最初只是橡胶工业的一种催化剂。1948年,雅各布森(Jacobsen)等发现双硫仑被人体微量吸收后,可引起面部潮红、头痛、腹痛、出汗、心悸、呼吸困难等症状,在饮酒后症状更加明显,便将这种表现命名为"双硫仑"样反应。后来双硫仑被开发成戒酒药,使嗜酒者产生对酒精的厌恶而戒除酒瘾,因此又被称为戒酒硫。

临床上使用头孢菌素类、甲硝唑、替硝唑、酮康唑、呋喃唑酮、氯霉素、甲苯磺丁脲、格列本脲、苯乙双胍等药物后若饮酒,可引起面部潮红、头晕、头痛、视物模糊、恶心、呕吐、出汗,重者可出现呼吸困难、血压下降、心律失常、心力衰竭、休克甚至死亡等,此类反应被称为"双硫仑样"反应,又称"戒酒硫"样反应。

【注意事项】

(1) 第一、二代头孢菌素类大剂量或与氨基糖苷类、高效利尿药或多肽类等具有肾损害药物合用时,肾毒性显著增强。

(2) 头孢哌酮、头孢孟多应避免与肝素、香豆素等抗凝血药合用,以免增加出血危险。

(3) 对青霉素类、头孢菌素类过敏者禁用;肾功能不全者禁用第一、二代头孢菌素;孕妇、哺乳期妇女、婴幼儿禁用或慎用。

【任务实施】

(1) 用药前护理评估:

①用药史和过敏史:确认患者是否有头孢菌素类抗菌药物过敏史,对头孢菌素类抗菌药物过敏者禁用。

②告知患者应用头孢菌素类抗菌药物治疗期间或停药1周内应忌酒,也应避免口服含乙醇的药物,否则会导致"双硫仑"样反应。口服头孢菌素制剂应在饭前1小时后饭后2~3小时服药,避免食物影响其吸收。

③用药前应做皮肤过敏试验,皮试结果阴性患者方可使用。

④做好抢救准备,抢救措施同青霉素。

(2) 用药期间的护理措施：

①为保证药物使用安全有效，头孢菌素类抗菌药物粉针临床应用时应现配现用。

②观察临床症状是否减轻、消除；监测体温、脉搏、血常规；密切观察用药期间患者有无过敏反应；注意监测尿常规和肾功能。

(3) 用药后注意观察与用药有关的不良反应，必要时进行肾功能及凝血功能监测。

（三）其他β-内酰胺类抗生素

头孢霉素类

头孢霉素类（cephamycins）的化学结构与头孢菌素相似，主要是在7-ACA的C_7上增加了一个甲氧基，使其对β-内酰胺酶的稳定性更强。头霉素分A、B、C三型，其中C型抗菌作用最强。临床常用头孢西丁、头孢美唑、头孢替坦、头孢拉宗等。本类药物抗菌谱广，对G^+菌、G^-菌均有较强杀菌作用，抗厌氧菌作用强，适用于盆腔、腹腔和妇科等需氧菌与厌氧菌混合感染。常见不良反应有皮疹、静脉炎、蛋白尿、嗜酸性粒细胞增多等。

碳青霉烯类

碳青霉烯类（carbopenems）抗生素的化学结构与青霉素类似，主要是在噻唑环中的C_2和C_3间为不饱和键，以及1位上的S为C取代。常用的有亚胺培南（亚胺硫霉素）与脱氢肽酶抑制剂西司他丁按1∶1组成的复方注射剂（泰能），具有广谱、强效、耐酶等特点，主要用于需氧和厌氧的G^+菌、G^-菌引起的重症感染。常见不良反应为恶心、呕吐、腹泻、药疹和静脉炎，一过性氨基转氨酶升高。药量较大时可致惊厥、意识障碍等严重中枢神经系统反应，以及肾损害等。同类药物还有美罗培南，对肾脱氢肽酶稳定，不需配伍脱氢肽酶抑制剂。

单环β-内酰胺类

单环β-内酰胺类（monobactams）包括氨曲南和卡芦莫南，对G^-菌包括铜绿假单胞菌抗菌能力强，对G^+菌或厌氧菌作用弱，且具有耐酶、低毒、体内分布广、不良反应少而轻等特点。主要用于G^-杆菌所致下呼吸道、泌尿道、软组织感染及脑膜炎、败血症等。

氧头孢烯类

氧头孢烯类（oxacephems）主要包括拉氧头孢和氟氧头孢，其抗菌谱、抗菌作用强度与第三代头孢菌素相似，对β-内酰胺酶稳定性高。本类药物在脑脊液、痰液中浓度高，可用于脑膜炎、呼吸道感染、尿路感染、妇科疾病、胆道感染及败血症等的治疗。不良反应以皮疹最为多见，偶见凝血酶原减少或血小板功能障碍而致出血。

β-内酰胺酶抑制剂

β-内酰胺酶抑制剂（β-lactamase inhibitors）包括克拉维酸（棒酸）、舒巴坦、他唑巴坦等。本类药物本身没有或只有很弱的抗菌活性，但可抑制多种 β-内酰胺酶，从而保护一些不耐酶的抗生素免遭破坏，与 β-内酰胺类抗生素联合应用或组成复方制剂，可增强抗菌作用。

β-内酰胺类抗生素的复方制剂

绝大部分 β-内酰胺类抗生素制剂都是单独使用，某些药物的优点非常突出，临床应用广泛，但使用时间不长细菌就产生了耐药性，使其抗菌效果下降。也有些药物单独使用会出现不良反应，为了加强 β-内酰胺类抗生素的疗效和克服某些缺点，组成了复方制剂（表14-3）。

表14-3 临床常用 β-内酰胺类抗生素的复方制剂

分类	复方制剂	抗菌药物	辅助药
广谱青霉素与 β-内酰胺酶抑制剂	舒他西林（unasyn）	氨苄西林	舒巴坦
	奥格门汀（augmentin）	阿莫西林	克拉维酸
抗铜绿假单胞菌广谱青霉素与 β-内酰胺酶抑制剂	特治星（tazocin）	哌拉西林	他唑巴坦
	特灭菌	哌拉西林	舒巴坦
	替门汀（timentin）	替卡西林	克拉维酸
第三代头孢菌素与 β-内酰胺酶抑制剂	舒普深（sulperazone）	头孢哌酮	舒巴坦
	头孢哌酮钠他唑巴坦钠	头孢哌酮	他唑巴坦
	新治菌（newcefatoxin）	头孢噻肟	舒巴坦
碳青霉烯类与脱氢肽酶抑制药	泰能（tienam）	亚胺培南	西司他丁
碳青霉烯类与氨基酸衍生物	克倍宁（carbenin）	帕尼培南	倍他米隆
广谱青霉素与耐酶青霉素	氨唑西林（ampicloxacillin）	氨苄西林	氯唑西林
	凯力达	阿莫西林	双氯西林
	新灭菌（biflocin）	阿莫西林	氟氯西林

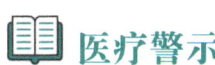
医疗警示

医生给一个心力衰竭合并尿路感染的患者开具了以下处方：

1. 头孢唑林注射液 0.5 g×6 支

【用法】0.5 g，一日 2 次，肌注

2. 呋塞米注射液 20 mg

5% 葡萄糖氯化钠注射液 500 mL

【用法】一日1次,静滴

【分析】此用药是否合理?为什么?

二、氨基糖苷类抗生素

氨基糖苷类抗生素(aminoglycosides)包括两大类:①天然类,如链霉素(streptomycin)、庆大霉素(gentamicin)、妥布霉素(tobramycin)、大观霉素(spectinomycin)等;②半合成类,如奈替米星(netilmicin)、阿米卡星(amikacin)等。庆大霉素、妥布霉素和阿米卡星是目前应用最广泛的氨基糖苷类抗生素。临床常用剂型有片剂、粉针剂和注射剂。

处方示例

患者,女,48岁。3日前突然出现高热,咳嗽,咳痰,痰液黏稠带有脓血。无药物过敏史。经实验室检查,诊断为:肺炎杆菌肺炎。处方如下:

Rp.

硫酸庆大霉素注射液　80 mg×12支

【用法】80 mg　每日3次肌内注射

【分析】此患者为何用庆大霉素治疗?用药时要注意哪些问题?

(一)氨基糖苷类抗菌药物共性

【抗菌作用及特点】

(1)抗菌作用机制:氨基糖苷类抗菌药物通过抑制细菌蛋白质合成的起始、延伸及终止3个阶段,破坏细菌胞质膜的完整性而发挥抗菌作用。

(2)抗菌谱:氨基糖苷类抗菌药物对需氧革兰氏阴性杆菌如大肠埃希菌、铜绿假单胞菌、克雷伯菌属、肠杆菌属、志贺菌属等有强大的抗菌活性;对沙雷菌属、沙门菌属、产碱杆菌属、不动杆菌属及嗜血杆菌属也有一定抗菌作用,对革兰氏阴性球菌和革兰氏阳性杆菌作用差;对肠球菌和厌氧菌不敏感。链霉素和卡那霉素对结核分枝杆菌有效。

(3)氨基糖苷类抗菌药物有部分或完全交叉耐药性。

(4)氨基糖苷类抗菌药物的极性和解离度较大,口服难吸收,仅用于肠道感染、肠道术前准备等;全身感染需注射用药。本类药物主要以原形由肾小球滤过排泄,尿液中药物浓度高,因此可用于尿路感染的治疗,临床应用时,用碳酸氢钠碱化尿液,可提高抗菌效果，增强疗效。

（5）氨基糖苷类抗菌药物血浆蛋白结合率低。其穿透力弱，主要分布于细胞外液，在肾皮质和内耳内、外淋巴液有高浓度聚积，是肾毒性和耳毒性的产生原因。且在内耳外淋巴液中浓度下降很慢；不易透过血-脑屏障，甚至在脑膜发炎时也难在脑脊液达到有效浓度。

【临床应用】

氨基糖苷类抗菌药物主要用于敏感革兰氏阴性杆菌所致全身感染。对脑膜炎、败血症、细菌感染性肺炎等严重感染，需联合其他抗菌药物同时使用。利用该类药物口服不吸收的特点，可用于治疗消化道感染、肠道术前准备、肝昏迷用药等。链霉素及卡那霉素可用于结核的治疗。此外，本类药物制成软膏、洗液或眼膏可用于局部感染的治疗。

【不良反应】

氨基糖苷类抗菌药物主要的不良反应为耳毒性和肾毒性，尤其在老年人和儿童更易引起。其毒性的产生与药物种类、用药剂量及用药疗程有关。

（1）耳毒性。可引起前庭功能障碍和耳蜗神经损害。前庭功能障碍主要表现为眩晕、恶心、呕吐、头晕、视力减退、眼球震颤、共济失调等。耳蜗神经损害表现为耳鸣、听力减退甚至耳聋等。该毒性也会影响子宫内胎儿，孕妇避免使用。

（2）肾损害。表现为蛋白尿、管型尿、血尿等，严重时可导致无尿、氮质血症和肾衰竭。停药后一般可恢复。

（3）变态反应。可见发热、皮疹、口周发麻、血管神经性水肿等过敏反应。

（4）神经肌肉阻滞。表现为四肢无力、呼吸困难甚至呼吸停止。抢救时应立即静脉注射新斯的明和钙剂，并配合其他抢救措施。

（二）临床常用氨基糖苷类抗菌药物

链霉素

链霉素为最早用于临床的氨基糖苷类药物，也是第一个用于临床的抗结核药。对结核分支杆菌、革兰氏阴性杆菌作用强大，对铜绿假单胞菌无效，易产生耐药性。临床应用：①对兔热病与鼠疫有特效，常作为首选药，特别是与四环素联合用药是目前治疗鼠疫最有效的手段；②治疗结核病，常与利福平、异烟肼等合用，以增强疗效，延缓耐药性的产生；③与青霉素合用治疗溶血性链球菌、草绿色链球菌及肠球菌等所致的心内膜炎。

庆大霉素

庆大霉素为临床治疗革兰氏阴性杆菌感染的常用药物。对革兰氏阴性杆菌包括铜绿假单胞菌作用强，尤其对于沙雷菌属作用更强，为氨基糖苷类中首选药。可与青霉素或其他抗生素合用，协同治疗严重的肺炎球菌、铜绿假单胞菌、肠球菌或草绿色链球菌感染，亦可局部用于皮肤、黏膜及五官的感染等。

阿米卡星

阿米卡星是卡那霉素的半合成衍生物，为氨基糖苷类中抗菌谱最广的抗菌药物，对革兰氏阴性杆菌和金黄色葡萄球菌有较强的抗菌活性，但作用较庆大霉素弱。其突出优点是对肠道革兰氏阴性杆菌和铜绿假单胞菌所产生的多种氨基糖苷类灭活酶稳定，耐药性产生较慢。临床主要用于治疗革兰氏性杆菌、葡萄球菌所致感染。

妥布霉素

妥布霉素抗菌谱与庆大霉素相似，对肺炎杆菌、肠杆菌属、变形杆菌的作用较庆大霉素强 2~4 倍；对铜绿假单胞菌的作用比庆大霉素强 2~5 倍；对耐庆大霉素菌株和耐葡萄球菌株有较好的抗菌作用。临床常与抗铜绿假单胞菌的青霉素类或头孢菌素类药物合用治疗铜绿假单胞菌引起的心内膜炎、烧伤、败血症、骨髓炎等。

大观霉素

大观霉素对淋病奈瑟球菌有强大的杀灭作用，对青霉素耐药的淋病奈瑟球菌也有良好疗效。主要用于耐青霉素或对青霉素过敏的淋病患者的治疗。

【注意事项】

（1）与 β-内酰胺类抗生素有协同作用，但有配伍禁忌，不可混于同一容器注射，以免影响疗效。

（2）避免同时使用有耳毒性的药物（呋塞米、依他尼酸、红霉素、甘露醇、镇吐药、顺铂等）；避免与能掩盖其耳毒性的镇静催眠药及抗组胺药（苯海拉明、美克洛嗪等）合用。

（3）避免同时应用能增加肾毒性的药物（第一代头孢菌素、右旋糖酐、环丝氨酸、万古霉素、多黏菌素、杆菌肽、两性霉素 B 等）。

（4）肾功能不全者、老年人及幼儿、哺乳期妇女慎用，重症肌无力患者禁用，孕妇禁用。

情景案例

患者，男，41岁。出现尿频、尿急、尿痛和发热等症状3天，尿细菌培养为大肠埃希菌，选用头孢拉定进行治疗。此用药是否合理？为什么？

【解析】不合理。因为头孢拉定主要作用于G^+菌，大肠埃希菌为G^-菌，庆大霉素抗菌谱广，对G^-菌效果好，且以原形经肾排泄，对尿路感染疗效好。故对该病例应选择庆大霉素。

【任务实施】

(1) 用药前护理评估：

①询问既往病史、用药史及过敏史，确认患者有无药物过敏、血钙过低或重症肌无力等禁用或慎用氨基糖苷类抗菌药物的情况；儿童、老年人、孕妇、哺乳期妇女及肾功能不全者尽量避免使用。

②做好抢救准备。可发生过敏性休克反应，尤其是链霉素，发生率仅次于青霉素，防止措施同青霉素，抢救时除首选肾上腺素外，尚需使用钙剂静脉注射。

(2) 用药期间的护理措施：

①氨基糖苷类抗菌药物与β-内酰胺类抗生素联用有协同作用，但有配伍禁忌，联用时必须分瓶滴注，也不宜与其他药物同瓶滴注。

②注意剂量和疗程，一般用药疗程以7～10日为限。

③用药过程中严密观察眩晕、耳鸣等早期中毒症状，观察肾功能状态，观察有无小便带血、水肿，精确测量体重、每日液体出入量。

(3) 用药后护理评价：长期用药应定期监测肾功能及听力。

三、其他类抗生素

(一) 大环内酯类

大环内酯类（macrolides）是一类含有14、15和16元环的窄谱抗生素。20世纪50年代发现了第一代药物红霉素（erythromycin），因其抗菌谱窄、不良反应大、耐药性等问题，20世纪70年代起又发展了第二代半合成大环内酯类抗生素，代表药有阿奇霉素（azithromycin）、罗红霉素（roxithromycin）和克拉霉素（clarithromycin），由于其具有良好的抗生素后效应,现已广泛用于治疗呼吸道感染。然而,由于细菌对大环内酯类耐药性日益严重,促使人们加紧开发第三代大环内酯类,代表药有泰利霉素(telithromycin)和喹红霉素(cethromycin)。

本类药物通过与细菌核糖体的50S亚基结合,抑制转肽作用和抑制信息核糖核酸(mRNA)的移位,从而阻止细菌的蛋白质合成而起到快速抑菌作用。本类药物之间存在不完全的交叉耐药性。

抗菌谱与青霉素G相似,对G^+菌有较强的抗菌作用,如金黄色葡萄球菌、链球菌等;对G^-菌如脑膜炎奈瑟球菌、淋病奈瑟菌、百日咳鲍特菌、流感嗜血杆菌、弯曲菌及军团菌等高度敏感;对某些螺旋体、支原体、衣原体、立克次体也有抑制作用。同类药物之间有不完全交叉耐药性。

处方示例

患者,女,14岁。受凉后出现寒战、高热伴胸痛、咳嗽5天入院就诊。查体:肺部呼吸音稍弱,上肺叶可闻及少许哮鸣音。诊断:支原体肺炎。医嘱如下:

Rp.

罗红霉素片　150 mg×12片

【用法】　300 mg　一日2次,饭后口服

【分析】　对该患者用药期间有哪些护理注意事项?

红霉素

【临床应用】

临床常用于耐青霉素的轻、中度金黄色葡萄球菌感染及对青霉素过敏的患者;也可用于其他G^+菌感染,如肺炎球菌引起的大叶性肺炎,溶血性链球菌引起的扁桃体炎、猩红热等;还可作为治疗支原体肺炎、军团菌病、弯曲菌所致肠炎、白喉带菌者的首选药物。

> **重点提示**
> 对G^+菌感染的青霉素过敏患者,可用红霉素替代治疗。

【不良反应】

主要为恶心、呕吐、腹痛、腹泻等胃肠道反应,静脉滴注时可发生静脉炎;少数患者

可发生肝肾害，如转氨酶升高、黄疸等；个别患者可出现过敏反应、耳鸣等。

【注意事项】

（1）红霉素易被胃酸破坏，常采用肠溶片。肌内注射局部刺激性大，可引起疼痛及硬结，因此不宜肌内注射。滴注速度要缓慢，浓度不宜大于0.1%，以减少静脉炎的发生。

（2）大环内酯类抗生素由于与林可霉素类和氯霉素等的作用机制相同或相近，合用可发生拮抗作用而降低抗菌活性，故不能联合用药。与β-内酰胺类合用会发生拮抗作用，故两药不能联合用药。

（3）及时观察感染症状是否减轻、消失，监测体温、脉搏、血象，定期检查肝功能。肝功能不良患者禁用。

【用药护理】

（1）用药前护理评估：

①通过询问既往用药史和过敏史，确认患者是否对红霉素等大环内酯类抗生素过敏，过敏者禁用。

②红霉素多为口服，口服药有肠溶片（整片吞服）、嚼服片剂、冲剂和混悬液等，指导患者正确的服药方法。红霉素可通过乳汁排泄，哺乳期妇女应暂停哺乳。

③红霉素等大环内酯类抗生素不宜与抗组胺药如特非那定等同时服用，以免引起心脏毒性。

（2）用药期间的护理措施：

①药液配制：粉针剂不能直接用生理盐水溶解或稀释，否则发生沉淀；应先用注射用水配制成100 mg/mL溶液，再用5%葡萄糖注射液或0.9%氯化钠注射液稀释至1～2 mg/mL后静脉滴注。不宜与其他药物在同一容器混合应用。

> **重点提示**
>
> 红霉素注射剂不可用0.9%氯化钠注射液溶解，应用5%葡萄糖注射液溶解。

②消化道症状：主要表现为恶心、厌食，可采取饭后服药缓解。

（3）用药后护理评价：长期用药应定期监测肝功能，大剂量用药应监测心电图和血药浓度水平。

罗红霉素

罗红霉素抗菌谱与红霉素相似，对肺炎支原体、衣原体作用较强。口服吸收好，体内分布广泛，在扁桃体、中耳、肺、前列腺及泌尿生殖组织可达到有效治疗浓度。主要用于敏感菌所致的呼吸道感染、泌尿生殖道感染、皮肤软组织感染和五官科感染。不良反应轻，对胃肠道刺激小。

阿奇霉素

阿奇霉素耐酸，口服吸收快，组织中药物浓度高，半衰期长达35～48小时，每日仅需给药1次。抗菌谱与红霉素相似，作用强。对肺炎支原体、军团菌、流感嗜血杆菌的作用是本类药中最强的。临床主要用于敏感菌所致呼吸道、皮肤软组织及泌尿生殖系统感染。不良反应轻，可有轻度胃肠道反应。

克拉霉素

克拉霉素抗菌谱与红霉素相似，抗菌活性较红霉素强，对G^+菌、军团菌、肺炎衣原体作用强大。对酸稳定，口服吸收迅速完全，且不受进食影响；但首过消除明显，生物利用度仅有55%。临床主要用于敏感菌所致呼吸道感染、皮肤软组织感染及泌尿生殖系统感染，也可用于幽门螺杆菌引起的胃、十二指肠溃疡。主要不良反应有胃肠道反应，偶见皮疹、头痛等。

泰利霉素

泰利霉素口服吸收好，进食不影响吸收，生物利用度57%，有较好的组织渗透性，特别在白细胞、呼吸道组织及上皮组织中有较高浓度。对肺炎球菌、流感、黏膜炎莫拉菌等有强力活性，对副流感、酿脓链球菌、衣原体、支原体、军团菌等也具有较高活性。主要用于治疗呼吸道感染。常见不良反应有轻中度腹泻、恶心、头晕和呕吐。

喹红霉素的抗菌机制同红霉素，抗菌范围同泰利霉素，但抗菌活性更强。

（二）林可霉素类

林可霉素类包括林可霉素（lincomycin）和克林霉素（clindamycin），由于克林霉素的口服吸收、抗菌活性和临床疗效均优于林可霉素，且毒性小，故临床常用。

【作用与应用】

抗菌谱、抗菌机制与红霉素相似，为快速抑菌药，主要作用于G^+菌及厌氧菌感染，易渗透进入骨组织和关节腔，是治疗金黄色葡萄球菌引起的急、慢性骨髓炎的首选药。也可用于治疗厌氧菌或其他耐青霉素厌氧菌的严重感染。

【不良反应及注意事项】

口服、注射均可引起胃肠道反应，主要表现不同程度腹泻。剂量过大或静脉注射过快可引起血压下降，甚至心跳和呼吸暂停。应缓慢静脉滴注，不可静脉推注。用药前应详细询问药物过敏史，与麻醉药、肌松药联合应用时应调整用量。

（三）多肽类抗生素

万古霉素与去甲万古霉素

万古霉素类属糖肽类抗生素，包括万古霉素（vancomycin）、去甲万古霉素（norvancomycin）和替考拉宁（teicoplanin）。

本类药物通过抑制细菌细胞壁合成而呈现快速杀菌作用，对G^+菌产生强大杀菌作用，包括耐甲氧西林葡萄球菌、肠球菌、难辨梭状芽孢杆菌等，对G^-菌无效。细菌对其不易产生耐药性，且与其他抗生素无交叉耐药性。临床主要用于治疗耐甲氧西林和耐青霉素肠球菌所致的严重感染，如败血症、心内膜炎、骨髓炎等。毒性较大，长期大剂量应用可出现较严重的耳毒性及肾毒性，老年人更易发生。

多黏菌素B与多黏菌素E

本类药物系窄谱慢效杀菌药，对繁殖期和静止期细菌均有杀菌作用。对多数G^-杆菌，尤其是对铜绿假单胞菌有强大的杀菌作用。因毒性较大，临床主要局部用于敏感菌所致的眼、耳、皮肤、黏膜感染及烧伤后的铜绿假单胞菌感染，还可用于大肠埃希菌、肺炎杆菌等G^-杆菌引起的全身感染。口服用于肠道术前准备和消化道感染。主要不良反应为肾毒性，如蛋白尿、血尿等，肾功能不全者慎用；亦可发生神经系统损害，导致眩晕、乏力、共济失调等，停药后可消失。

（四）四环素类

四环素类可分为三代：第一代天然四环素类，代表药是四环素（tetracycline）、土霉素（terramycin）、金霉素（chlortetracycline）和地美环素（demeclocycline）；第二代半合成四环素类，代表药是多西环素（doxycycline，强力霉素）、米诺环素（minocycline）；第三代四环素类，代表药是替加环素（tigecycline）。

本类药物口服易吸收，属广谱抗生素，对G^+菌、G^-菌、立克次体、支原体、衣原体、螺旋体、放线菌均有抑制作用，还能间接抑制阿米巴原虫，但对铜绿假单胞菌、结核分枝杆菌、病毒与真菌无效。

本类药物曾广泛应用于临床，因常见病原菌耐药性普遍升高及不良反应多见，临床应用受到限制，但对于立克次体感染、衣原体感染、支原体感染、回归螺旋体所致的回归热、布鲁斯菌病、霍乱、鼠疫，仍主张作为首选药使用。使用本类药物时首选多西环素。

四环素

四环素由链霉菌培养液分离获得，临床常用其盐酸盐。口服易吸收但不完全，空腹吸收好，食物中的Fe^{2+}、Ca^{2+}、Mg^{2+}、Al^{3+}等易与本药形成络合物而抑制其吸收；抗酸药、H_2受体拮抗剂可降低药物的溶解度而妨碍其吸收。

【作用与应用】

对G^+的抑制作用强于G^-菌，对G^+的抑制作用不如青霉素类和头孢菌素类，对G^-菌的作用不如氨基糖苷类和氯霉素类。由于耐药菌株日益增多和药物的不良反应，四环素一般不作首选药。

【不良反应】

（1）局部刺激：口服常见恶心、呕吐、厌食、腹胀等症状；静脉滴注易引起静脉炎。

（2）二重感染（菌群失调症）：机体若长期或大量使用广谱抗生素，使敏感菌受到抑制，数量减少，不敏感菌乘机大量生长繁殖，造成新的感染。

较常见的二重感染有两种：①真菌病，如白念珠菌引起的鹅口疮（图14-3）、肠炎等；②难辨梭菌所致的假膜性小肠结肠炎，表现为剧烈的腹泻、发热、肠壁坏死、体液渗出，休克甚至死亡。

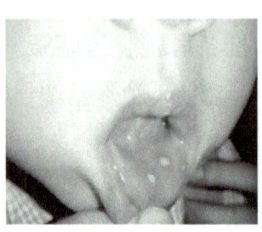 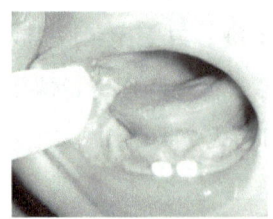

图14-3　鹅口疮

（3）影响骨骼和牙齿的生长：四环素可进入胎儿血循环及乳汁中，并可沉积于新形成的牙齿和骨骼中，造成恒齿永久性棕色色素沉着、牙釉质发育不全，抑制胎儿、婴幼儿骨骼发育。

（4）其他：长期大剂量使用，可致肝肾损害或加重原有的肾损伤，多见于孕妇特别是肾功能异常的孕妇。

【任务实施】

（1）用药前护理评估：

①询问既往用药史和过敏史，确认患者是否对四环素过敏；孕妇、哺乳期妇女及8岁以下儿童禁用四环素类药物。四环素肌内注射给药吸收差且有局部刺激作用，不宜肌内

注射。

②四环素类宜饭后口服，不能用茶叶水送服。乳制品、碳酸氢钠和多价金属离子均能减少四环素类吸收，不能同服。确需合用时，应间隔3小时以上。因刺激性大，不宜肌内注射。静脉滴注应稀释后缓慢滴注。

③嘱咐患者服药期间避免日光直射或紫外线照射。

（2）用药期间的护理措施：

①静脉滴注时宜用低浓度（0.1%），缓慢滴注，以减轻局部反应；不宜与氢化可的松、钙制剂等配伍，以免引起沉淀、混浊或降低疗效。

②用药期间，注意清洁口腔。严密观察口腔情况和排便情况，观察患者有无鹅口疮、剧烈腹泻、发热等症状，如有上述症状应立即停药并报告医师。如患者出现鹅口疮，可用碳酸氢钠溶液漱口，严重者同时给予抗真菌药物治疗；假膜性肠炎可选择万古霉素或甲硝唑进行治疗。

（3）用药后护理评价：观察患者感染症状是否减轻、消失，监测体温、脉搏、血象。

多西环素

抗菌谱、作用机制与四环素相似，但作用较后者强。大部分药物随胆汁进入肠腔排泄，肠道中的药物多以无活性的结合型或络合型存在，故不易引起二重感染。由于该药具有强效、速效、长效的优点，目前临床上较为常用，尤其适合肾外感染伴肾衰竭者，以及胆道系统感染。

米诺环素

米诺环素在四环素类中抗菌活性最强。抗菌谱与四环素相似，但对四环素或青霉素耐药的细菌较为敏感。主要用于治疗耐药菌引起的泌尿生殖系统、呼吸道、胆道、耳鼻咽喉部感染，也可用于酒糟鼻、痤疮及脓皮病的治疗。不良反应与其他四环素类相似，但可产生特有的前庭反应，出现恶心、呕吐、眩晕、运动失调等症状，首剂服药可迅速出现，女性多于男性。用药期间不宜从事高空、驾驶和机器操作。

（五）氯霉素类

【作用与应用】

氯霉素（chloramphenicol）对革兰氏阴性菌作用强于革兰氏阳性菌。对伤寒、副伤寒杆菌作用最强，对流感嗜血杆菌、脑膜炎奈瑟菌和百日咳杆菌作用也较强，对衣原体、支原体和立克次体也有较好疗效。抑制细菌蛋白质的合成而产生抑菌作用，属广谱快效抑菌药。

因不良反应严重，现已少用，可用于治疗伤寒杆菌和其他沙门菌属感染；局部用药可治疗敏感菌所致的眼部感染及沙眼。

【不良反应】

（1）抑制骨髓造血功能：表现为白细胞与血小板减少，并伴贫血，严重者可导致再生障碍性贫血，发生率低，但死亡率高。

（2）灰婴综合征：新生儿、早产儿大剂量应用氯霉素可引起恶心、呕吐、腹胀、呼吸困难、皮肤苍白等循环衰竭症状，称为灰婴综合征。一般用药2~9日内发生，症状出现后2~3日内，病死率高达40%。较大儿童和成人在用药剂量过大或肝功能不全时也可发生类似中毒症状。

（3）其他：口服用药时出现胃肠道反应，少数患者有视神经炎、视力障碍、皮疹、药物热等。还可出现二重感染、溶血性贫血（葡萄糖-6-磷酸脱氢酶缺陷者）。

【注意事项】

（1）氯霉素是药酶抑制药，与口服抗凝药及口服降血糖药等合用时应监测凝血酶原时间、血糖，注意调整药物剂量。

（2）用药前后及用药过程中监测血象，若发现异常及时停药。用药时间不宜过长。

（3）药物相互作用：氯霉素不宜与大环内酯类、克林霉素合用，以免产生药效学方面的拮抗。

（4）新生儿及2岁以内的早产儿禁用。

（王 砚）

任务三 人工合成抗菌药

一、喹诺酮类

喹诺酮类（quinolones）是以含4-喹诺酮为基本结构的人工合成类抗菌药。第一代喹诺酮类药物萘啶酸问世于20世纪60年代，因疗效不佳现已不用。第二代是1973年合成的吡哌酸，对多数G⁻菌有效，主要用于治疗泌尿道和肠道感染。氟喹诺酮类（fluoroquinolones）是第三代药物，包括诺氟沙星（norfloxacin）、环丙沙星（ciprofloxacin）、氧氟沙星（ofloxacin）、左氧氟沙星（levofloxacin）、洛美沙星（lomefloxacin）、氟罗沙星（fleroxacin)、司帕沙星（sparfloxacin）等，抗菌谱广、活性强。

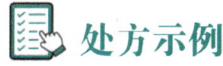

处方示例

> 患者，女，26岁。婚后1个月出现发热、尿频、尿急、尿痛3天就诊，经实验室检查，诊断为支原体引起的尿路感染，给予氧氟沙星治疗，处方如下：
> Rp.
> 氧氟沙星注射液　0.3 g×6瓶
> 【用法】0.3 g　一日2次，静脉滴注
> 【分析】为何给患者用氧氟沙星治疗？用氧氟沙星有何护理注意事项？

大部分喹诺酮类药物口服吸收迅速而完全。喹诺酮类可与二价、三价金属离子发生络合反应，如Ca^{2+}、Mg^{2+}、Al^{3+}、Zn^{2+}等，故药物不能与含有这些离子的食品同服。

【药理作用】

本类药物的抗菌机制为抑制敏感菌的DNA回旋酶，阻止细菌DNA复制。属广谱杀菌药，对静止期和生长繁殖期细菌均有明显作用。第二代药物抗菌谱窄，仅对G^-菌有效。第三代药物除对G^-菌，如大肠杆菌、变形杆菌、伤寒杆菌、沙门菌属、志贺菌属的部分菌株等作用进一步增强外，对铜绿假单胞菌也有效，且抗菌谱扩大到金黄色葡萄球菌、肺炎链球菌、溶血性链球菌、肠球菌等G^+球菌，以及立克次体、衣原体、支原体、军团菌及结核分支杆菌。

【临床应用】

（1）泌尿生殖道感染。用于多种细菌引起的单纯性、复杂性尿路感染，细菌性前列腺炎、尿道炎和宫颈炎。

（2）肠道感染。治疗多种细菌所致的腹泻、胃肠炎和细菌性痢疾，也可治疗伤寒、副伤寒及腹泻。

（3）呼吸道感染。常用于治疗支气管炎、肺炎和鼻窦炎。可替代大环内酯类用于军团菌所致的肺炎。

（4）骨骼系统感染。用于G^-杆菌所致的骨髓炎和关节感染。

（5）皮肤软组织感染。用于G^-杆菌所致的五官科和外科伤口感染。

（6）其他。培氟沙星治疗化脓性脑膜炎、败血症；也可作为β-内酰胺类治疗全身感

染的替代药。

【不良反应】

（1）胃肠道反应。最常见味觉异常、食欲减退、恶心、呕吐、腹痛、腹泻及便秘等。

（2）神经系统反应。表现为头晕、头痛、失眠、眩晕及情绪不安等，以失眠最多见；严重时出现精神异常、抽搐、惊厥等。

（3）光敏反应。表现为光照部位的皮肤出现瘙痒性红斑，严重者出现皮肤糜烂、脱落。其中，洛美沙星、氟罗沙星、司帕沙星诱发光敏反应最常见。

（4）软骨损害。儿童用药后部分患者可出现关节疼痛和水肿。

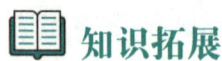知识拓展

小儿为什么不能服用氧氟沙星？

氟喹诺酮类药物可影响软骨发育，引起关节痛，使儿童生长发育变慢。女孩12岁以前、男孩14~15岁以前，骨骺线细胞十分活跃，身体长高。儿童服用氟喹诺酮类药物后，骨骺线提前形成，易出现身材矮小。故儿童不宜服用喹诺酮类药物。

（5）其他。少数患者有肌无力、肌肉疼痛、肝肾损害等，停药后可恢复。药物可经乳汁分泌，用药期间暂停哺乳。

【注意事项】

（1）抑制咖啡因、口服抗凝血药和茶碱类在肝的代谢，同服时可增加它们的血药浓度而引起不良反应。

（2）与含钙、镁、铝等金属离子药物和抗酸药合用会减少其在肠道的吸收，应避免同服。

（3）不能与茶碱类或非甾体类抗炎镇痛药同用，可增加中枢系统的毒性反应。

【任务实施】

（1）用药前护理评估：

①询问既往病史和用药过敏史，确认患者是否对喹诺酮类药物过敏，过敏者禁用；孕妇、哺乳期妇女禁用；不宜常规用于儿童，不宜用于有精神病或癫痫病史者。消化性溃疡、肝肾功能不良者慎用。

②宣传教育：喹诺酮类药物口服易吸收且吸收完全，用药时应补充足量水分，以利于药物吸收；本类药物应避免与抗酸药及含金属离子的药物同服，以免影响吸收。

（2）用药期间的护理措施：

①用药期间应多喝水，避免阳光或紫外线直接照射，用药30日以上应注意观察有无关节肿胀等症状出现。

②喹诺酮类药物静脉滴注应缓慢，以免发生不良反应。

③喹诺酮类药物可使茶碱类药物的肝脏清除明显减少，消除半衰期延长，血药浓度升高，出现茶碱中毒的症状（如恶心、呕吐、震颤、不安、激动、抽搐、心悸等），故同用时应测定茶碱类药的血药浓度并调整剂量。

④密切观察患者是否有胃肠不适、关节疼痛等不良反应发生。

（3）用药后护理评价：患者的症状是否缓解，检查体征是否转阴，是否出现药物不良反应（表14-4）。

表14-4　常用喹诺酮类药物的作用特点与临床应用

常用药物	作用特点	临床应用
诺氟沙星（norfloxacin）	口服生物利用度偏低，抗菌谱广，作用强	主要用于敏感菌引起的肠道、泌尿道等感染，对支原体、衣原体无临床价值
环丙沙星（ciprofloxacin）	口服吸收不完全，必要时静脉滴注。组织穿透力强，在同类药中抗菌作用最强、对铜绿假单胞菌作用强	临床用于呼吸道、消化道、泌尿道、盆腔和前列腺等部位的感染。可作为铜绿假单胞菌尿道炎的首选药
氧氟沙星（ofloxacin）	口服吸收迅速而完全，体内分布广，在尿液、脑脊液及胆汁中具有较高浓度。对部分厌氧菌、结核分枝杆菌及沙眼衣原体有较强的抗菌作用	临床用于呼吸道、泌尿生殖道、胆道、皮肤软组织和耳鼻喉等部位的感染。与抗结核药联合用于耐药结核分支杆菌感染的治疗
左氧氟沙星（levofloxacin）	口服吸收完全，抗菌活性是氧氟沙星的2倍	临床用于敏感的革兰氏阳性菌和革兰氏阴性菌所致的各种急慢性感染、难治性感染。对支原体、衣原体及军团菌感染也有很好的治疗作用
莫西沙星（moxifloxacin）	口服吸收完全，为广谱抗菌药，对革兰氏阳性菌与阴性菌、支原体、衣原体等均有较高抗菌活性	临床用于敏感菌所致慢性支气管炎急性发作、社区获得性肺炎、急性鼻窦炎，也用于泌尿生殖系统及皮肤软组织感染

二、磺胺类药与甲氧苄啶

磺胺类药是20世纪30年代发现的用于治疗全身细菌感染性疾病的人工合成抗菌药，现部分用途已被抗生素和喹诺酮类取代。但由于其抗菌谱广，对某些感染性疾病如流行性脑脊髓膜炎、鼠疫、肺孢子菌肺炎等有显著疗效，特别是与甲氧苄啶（TMP）合用后抗菌活性显著增强，故在抗感染治疗中仍有一定位置。

磺胺药分为三大类：

（1）用于全身性感染的肠道易吸收类如磺胺嘧啶（sulfadiazine，SD）、磺胺甲噁唑（sulfamethoxazole，SMZ）等。

（2）用于肠道感染的磺胺类药在肠道内难吸收，如柳氮磺吡啶（sulfasalazine，SASP）。

（3）外用磺胺类药如磺胺米隆（sulfamylone，SML）、磺胺嘧啶银（sulfadiazine silver，SD-Ag）和磺胺醋酰（sulfacetamide，SA）。

用于全身性感染的磺胺类药物口服吸收快而完全；用于肠道感染时口服不吸收，在肠内保持高浓度。磺胺嘧啶可透过血-脑屏障进入脑脊液中，脑膜炎时透过率可达血药浓度的90%；也可通过胎盘屏障进入胎儿体内。磺胺类药物以原形及其代谢产物由肾排出。口服难吸收的磺胺类药物主要经肠道排出。

【作用和应用】

磺胺类药是慢速抑菌剂，对大多数G⁺菌和G⁻菌、部分放线菌及沙眼衣原体、弓形体、疟原虫等病原体均有较好的抗菌活性，但对病毒、螺旋体、支原体、立克次体无效。磺胺米隆和磺胺嘧啶银对铜绿假单胞菌有效。

磺胺类药物通过抑制细菌二氢叶酸合成酶而产生抑菌作用（图14-4）。

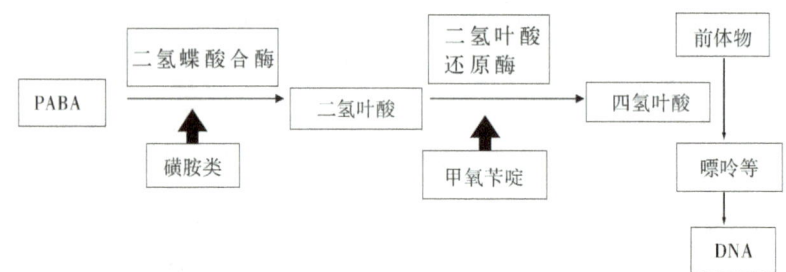

图14-4　磺胺类与甲氧苄啶类药物抗菌机制示意

细菌对磺胺类药物易产生耐药性，且各种磺胺药物见有交叉耐药性。常用磺胺类药、作用特点和临床应用见表14-5。

表14-5　常用磺胺类药作用特点和临床应用

分类药物	作用特点及应用
全身性感染药物	
磺胺嘧啶（SD）	口服易吸收，血浆蛋白结合率低，脑脊液浓度高，为治疗流行性脑脊髓膜炎的首选药，也可治疗敏感菌所致的急、慢性尿路感染
磺胺甲噁唑（SMZ）	口服易吸收，血浆蛋白结合率高，尿中药物浓度高，主要用于泌尿道、呼吸道、肠道感染，常用甲氧苄啶（TMP）合用

续表

分类药物	作用特点及应用
肠道感染药物	
柳氮磺吡啶（SASP）	口服难吸收，大部分在直肠内分解出磺胺吡啶和5-氨基水杨酸，具有抗菌、抗炎和抑制免疫作用，临床主要用于治疗溃疡性和局限性结肠炎
局部感染药物	
磺胺米隆（SML）	抗菌作用不受脓液和坏死组织的影响，且能渗入创面及焦痂中，适用于烧伤和大面积创伤后的感染
磺胺嘧啶银（SD-Ag）	具有SD的抗菌作用和硝酸银的收敛作用，对铜绿假单胞菌作用强大，临床用于烧伤和烫伤
磺胺醋酰（SA）	局部应用穿透力强，可渗入眼部晶体及眼内组织，适用于治疗沙眼、结膜炎、角膜炎

【不良反应】

（1）泌尿系统损害。磺胺类药的乙酰化代谢产物在尿中溶解度较低，尤其在尿液偏酸性时易析出结晶而损害肾脏，出现结晶尿、血尿、尿少、尿闭等症状。

（2）过敏反应。以皮疹、药疹较常见，偶见剥脱性皮炎和多形性红斑。本类药物间有交叉过敏反应。

（3）血液系统反应。偶见粒细胞减少、血小板减少甚至再生障碍性贫血等。对葡萄糖-6-磷酸脱氢酶缺乏的患者可致溶血性贫血，应禁用。

（4）新生儿可致脑核黄疸和溶血。尚可引起恶心、呕吐、头痛、乏力、精神不振等。

【注意事项】

应用磺胺类药物时必须注意严格掌握适应证、使用足够的剂量和疗程，或与甲氧苄啶（TMP）合用增强疗效及延缓耐药性的发生。

【任务实施】

（1）用药前评估：通过询问既往病史和用药过敏史，确认患者是否对磺胺药过敏；肝肾功能减退者、婴幼儿、孕妇、哺乳期妇女避免使用。

（2）用药期间的护理措施：

①为充分发挥药物疗效，口服应首剂加倍；服用磺胺嘧啶（SD）、磺胺甲噁唑（SMZ）期间应同服碳酸氢钠碱化尿液和适当增加饮水，可以减少尿液中结晶析出而预防肾损害。长期用药者应定期检查血常规和肝功能。

②治疗中应持续用药至治愈以防止复发；但应注意预防骨髓抑制的发生。

③用药期间避免高空作业和驾驶，注意观察有无过敏反应症状。

（3）用药后观察患者症状是否缓解，检查血象及肾功能。

甲氧苄啶（TMP）

甲氧苄啶（trimethoprim，TMP）是二氢叶酸还原酶抑制剂，抗菌谱与磺胺药相似，属抑菌药。单用易产生耐药性，与磺胺类药或某些抗生素合用有增效作用，又称磺胺增效剂或抗菌增效剂。与磺胺类药物合用，可使细菌的核酸合成受到双重阻断，使磺胺类药物的抗菌作用增强数倍至数十倍，甚至出现杀菌作用，并可延缓耐药性的产生。TMP口服吸收迅速而完全，$t_{1/2}$约10小时，体内分布广，易透过血-脑屏障，炎症时脑脊液中药物浓度接近血药浓度。

常与SMZ或SD合用或制成复方制剂，用于治疗敏感菌引起的呼吸道、泌尿道和肠道感染（包括伤寒、副伤寒）。

可引起恶心、过敏性皮疹等；大剂量长期用药或原有叶酸缺乏（营养性或吸收不良、孕妇等）可出现轻度可逆性血象变化，如白细胞减少、血小板减少、巨幼红细胞性贫血。必要时可注射四氢叶酸治疗。严重肝、肾功能不良、骨髓造血功能不全者、孕妇、新生儿禁用。

三、硝基呋喃类

硝基呋喃类（nitrofurans）抗菌谱广，对多数G^+菌、G^-菌都有抑制或杀灭作用。细菌对其不易产生耐药性，且与其他抗菌药物无交叉耐药性。（见表14-6）

表14-6 硝基呋喃类药物及其作用特点

药物名称	作用及应用	主要不良反应
呋喃妥因 （nitrofurantoin，呋喃坦啶）	口服吸收迅速，血药浓度低，半衰期约30分钟，给药量的40%~50%以原形自肾脏迅速排泄，主要用于尿路感染	恶心、呕吐、腹泻，偶见皮炎、药物热，大剂量引起头痛、头昏和嗜睡等，甚至引起周围神经炎。葡萄糖-6-磷酸脱氢酶缺陷者、肾衰患者禁用
呋喃唑酮 （furazolidone，痢特灵）	口服不易吸收，肠内药物浓度高，主要用于治疗肠炎、细菌性痢疾、伤寒、副伤寒及胃、十二指肠溃疡	同呋喃妥因

四、硝基咪唑类

甲硝唑

【作用及应用】

甲硝唑（metronidazole，灭滴灵）属硝基咪唑类药物，其分子中的硝基在细胞内无氧环境中被还原为氨基,从而抑制病原体DNA合成,发挥抗厌氧菌作用,对脆弱类杆菌尤为敏感。对滴虫、阿米巴滋养体以及破伤风梭菌具有很强的杀灭作用,但对需氧菌无效;临床作为治疗厌氧菌感染、滴虫性阴道炎和抗阿米巴原虫的首选药,适用于治疗口腔、腹腔和盆腔厌氧菌感染、滴虫性阴道炎、肠内外阿米巴原虫病和贾地鞭毛虫病。

【不良反应】

(1) 胃肠道反应。恶心、厌食、口腔金属味、腹泻、腹痛等。

(2) 神经系统。大剂量使用时,出现头痛、头晕、四肢麻木及感觉异常等。

(3) 过敏反应。少数患者可出现皮疹、白细胞减少等。

(4) 其他。本药可干扰乙醇代谢,用药期间饮酒可导致"双硫仑"样反应。长期大量口服有致癌、致畸可能。

【注意事项】

(1) 可口服或静脉滴注,宜饭后服用。

(2) 用药期间及停药1周内应忌酒并减少钠盐摄入量。

(3) 发生感觉异常或四肢麻木应立即停药。

(4) 妊娠早期及哺乳期妇女禁用。

替硝唑

替硝唑(tinidazole)与甲硝唑的作用相似,半衰期长,口服一次,有效血药浓度可维持72小时,对阿米巴痢疾和肠外阿米巴病的疗效与甲硝唑相似而毒性较低,也可用于治疗阴道滴虫病。毒性较轻。

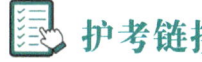

护考链接

治疗厌氧菌感染的急性盆腔炎时常用的抗生素是 ( )
A. 阿奇霉素 B. 阿莫西林 C. 克拉霉素 D. 甲硝唑 E. 四环素
【分析】选D。厌氧菌感染首选甲硝唑。

(王 砚)

任务四 抗结核药

情景案例

患者，男，23岁。3日前感冒后出现咳嗽、咯血，伴有午后低热、盗汗。体温37.8°，双肺呼吸音正常。胸片左上肺斑片状阴影，有空洞形成，诊断为左上肺结核。医嘱：

1. 利福平片　　　　　0.45 g　　　1次/日口服清晨空腹顿服
2. 异烟肼片　　　　　0.3 g　　　　1次/日口服清晨空腹顿服
3. 盐酸乙胺丁醇片　　0.75 g　　　1次/日口服清晨空腹顿服

试分析：
（1）三种药物联合应用的目的是什么？
（2）对该患者如何进行用药护理？

结核病是由结核分枝杆菌引起的慢性传染病，可累及多个脏器，以肺部感染最多见。临床常用的抗结核药分为两类，即抗结核一线药和二线药，一线抗结核药有异烟肼、利福平、乙胺丁醇、链霉素、吡嗪酰胺等，其疗效高，毒性小、患者容易接受，为常规首选药。而对氨基水杨酸钠、丙硫异烟胺、阿米卡星等，一般疗效较差、毒性大，属二线抗结核药，仅在一线药物产生耐药或患者不能耐受时使用。氧氟沙星等氟喹诺酮类药对耐药结核分枝杆菌也有效。

一、常用抗结核药

异烟肼

异烟肼（isoniazid，INH）是异烟酸的肼类衍生物，水溶性好且性质稳定。异烟肼与其他药物相比具有杀菌力强、不良反应少、可以口服且价格低廉的特点，是一线抗结核药。

【药理作用】

本品对生长旺盛的活动期结核分支杆菌有强大的杀灭作用，是治疗活动性结核的首选药物。对静止期结核分枝杆菌有抑菌作用,故清除药物后,结核分支杆菌可恢复正常的增殖活动。本药对细胞内、外的结核分枝杆菌均有杀灭作用,被称为全效杀菌药。单用易产生耐药性,与其他抗结核药无交叉耐药现象,联合用药可增强疗效并延缓耐药性的产生。

【临床应用】

异烟肼是预防和治疗各种类型结核病的首选药。对早期轻症肺结核或预防用药时可单独使用,规范化治疗时必须联合使用其他抗结核药,以防止或延缓耐药性的产生。对血行播散型结核和结核性脑膜炎应加大剂量,延长疗程,必要时注射给药。

【不良反应】

(1) 神经系统反应。常见周围神经炎,表现为手脚麻木、肌肉震颤和步态不稳等。大剂量可出现头痛、头晕、兴奋和视神经炎,严重时可导致中毒性脑病和精神病。发生原因可能是异烟肼使维生素 B_6 排泄增加,导致体内维生素 B_6 的缺乏。

(2) 肝毒性。异烟肼可损伤肝细胞,使转氨酶升高,少数患者可出现黄疸,严重者可出现肝小叶坏死。

(3) 其他。可发生皮疹、药热、胃肠道反应、粒细胞减少、血小板减少和溶血性贫血,用药期间亦可能出现脉管炎及关节炎综合征。

【注意事项】

(1) 给药须在饭前1小时或饭后2小时服用,现常采用清晨空腹顿服。嘱患者按时用药,不可自行停药,用药期间不能饮酒,注意休息。静脉注射宜加5%葡萄糖或0.9%氯化钠注射液20~40 mL缓慢推注。

(2) 不可与氢氧化铝或复方氢氧化铝(胃舒平)同服,否则会影响吸收。

(3) 异烟肼为肝药酶抑制剂,可抑制香豆素、苯妥英钠、三环类抗抑郁药等药物的代谢;合用利福平或饮酒可加重肝毒性;合用肼屈嗪可使异烟肼代谢受阻,毒性增加。

(4) 肝功能不良者、孕妇、癫痫及精神病患者慎用。

利福平

利福平(rifampicin,RFP)是利福霉素SV(rifamycin SV)的人工半合成品,橘红色结晶粉末。

【作用与应用】

利福平抗菌谱广且作用强大,对静止期和繁殖期的细菌均有作用,能增加链霉素和异烟肼的抗菌活性。特点为:①抗菌谱广,对结核分枝杆菌、麻风杆菌、G^+菌尤其是耐药性金葡菌均有较强的抗菌作用;②穿透力强,分布广;③抗结核病疗效与异烟肼相近,单用易产生耐药性,与异烟肼、乙胺丁醇等合用有协同作用,并能延缓耐药性的产生。

临床上常与其他抗结核药联用,治疗各种类型的结核病。对耐药金葡菌及其他敏感菌引起的感染也有效,也可用于沙眼等眼部感染。

【不良反应】

常见消化道反应;少数患者可出现黄疸、转氨酶升高、肝大等肝毒性,严重时可致死。原有肝病、嗜酒患者或与异烟肼合用时易发生。个别患者可出现皮疹、药物热,偶见嗜睡、头昏、运动失调等。

利福平是肝药酶诱导剂,可使肾上腺皮质激素、口服避孕药、口服抗凝剂、洋地黄毒苷等药物的代谢加快,疗效降低,合用时应注意调整剂量。

利福定

利福定(rifandin)为我国首先应用于临床的人工合成利福霉素的衍生物,抗菌作用强大,抗菌谱广。其抗结核分支杆菌能力强于利福平,对麻风杆菌的抑制作用也优于利福平。主要用于结核病的治疗,与异烟肼、乙胺丁醇合用,能延缓耐药性的产生。不良反应与利福平相似。利福定与利福平有交叉耐药现象,故不适用于后者治疗无效患者。

利福喷汀

利福喷汀(rifapentine)也是利福霉素的衍生物,抗菌强度为利福平的7倍。其$t_{1/2}$为26小时,每周只需给药2次。利福喷汀具有一定的抗艾滋病(AIDS)能力,显示了较好的应用前景。由于其在临床使用的时间不长,对其疗效和不良反应的认识尚需要更多的病例观察和评价。

乙胺丁醇

乙胺丁醇(ethambutol,EMB)是人工合成的乙二胺衍生物。对繁殖期结核分支杆菌有较强的抑制作用,对耐链霉素、异烟肼的结核菌仍敏感,单用易产生耐药性,常与其他抗结核药联合用药,主要用于治疗各型结核病,特别是经链霉素和异烟肼治疗无效或对氨基水杨酸钠不能耐受的结核病患者。

长期大剂量使用可致球后视神经炎,表现为视力下降、红绿色盲、视野缩小等,一旦出现应及时停药,用药期间定期检查视力。若出现视力障碍应及时停药,13岁以下患者不主张使用。偶见消化道反应、过敏反应和高尿酸血症。

链霉素

链霉素(streptomycin,SM)在体内对结核分支杆菌仅有抑菌作用,疗效不及异烟肼和利福平,且穿透力弱,不易渗入细胞、纤维化、干酪样病灶,也不易透过血-脑屏障,因此对结核型脑膜炎疗效最差。单用可迅速耐药,临床主要与其他抗结核药联合应用,治疗浸润性肺结核、粟粒性结核等。长期使用易产生耐药性和严重的耳毒性,儿童禁用。

吡嗪酰胺

吡嗪酰胺(pyrazinamide,PZA)口服易吸收,$t_{1/2}$为6小时。体内分布广泛,细胞内和脑脊液中浓度较高。在酸性环境下对结核分枝杆菌有较强的抑制和杀灭作用。单用易产生耐药性,但与其他抗结核药之间无交叉耐药性。与利福平、异烟肼合用有协同作用,主要用于各型结核病的联合用药,以缩短疗程。

长期、大剂量使用可产生严重的肝损害,出现转氨酶升高、黄疸甚至肝坏死。

对氨基水杨酸钠

对氨基水杨酸钠(sodium para-aminosalicylate)为二线抗结核药。口服吸收良好,$t_{1/2}$为1小时,可分布于全身组织和体液(脑脊液除外)。抗菌谱窄,仅对细胞外的结核分枝杆菌有较弱的抑菌作用,但其不易产生耐药性,目前在临床上,主要与异烟肼和链霉素联合使用,延缓耐药性的产生,增强疗效。对氨基水杨酸钠不宜与利福平合用,因其可影响利福平的吸收。

常见消化道反应及过敏反应,长期大量使用可出现肝功能损害。对氨基水杨酸钠水溶液不稳定,见光可分解变色,故应用时应新鲜配制,并在避光条件下使用。

二、抗结核药的注意事项

(1)口服异烟肼须在饭前1小时或饭后2小时服用,常采用清晨空腹顿服。嘱患者按时用药,不可自行停药,用药期间不能饮酒,注意休息。静脉注射宜加5%葡萄糖或0.9%氯化钠注射液20~40 mL缓慢推注。应同时服用维生素B_6可防止周围视神经炎的发生。癫痫或精神病患者慎用该药。

(2)异烟肼为肝药酶抑制剂,可抑制香豆素、苯妥英钠、三环类抗抑郁药等药物的代谢;合用利福平或饮酒可加重肝毒性;合用肼屈嗪可使异烟肼代谢受阻,毒性增加。

(3)利福平可激活肝微粒体酶,加速皮质激素和雌激素等的代谢,因而它能降低肾上腺皮质激素、口服避孕药、双香豆素和甲苯磺丁脲等的作用。动物实验证实该药有致畸胎作用,妊娠早期(前3个月)禁用。肝功能不良者、老年人、幼儿、嗜酒者慎用。

(4)长期使用异烟肼、利福平及吡嗪酰胺等药物者应定期检查肝功能。

(5)长期使用乙胺丁醇者应定期检查视力。

（6）吡嗪酰胺可抑制尿酸盐排泄，诱发痛风，故痛风者慎用。

三、任务实施

1. 用药前护理评估

（1）对患者及其家属进行结核病知识的宣传，使其克服恐惧心理，树立治疗信心，积极配合医护人员完成治疗方案。嘱咐患者治疗期间注意饮食调整，加强富含蛋白及维生素食物的摄入，尽量做到不抽烟、不喝酒。

（2）告知患者坚持正规服药95%以上的患者可以获得治愈，如果自行停药或间断用药，结核分支杆菌对抗结核药物容易产生耐药性，致使结核病难以治愈。因此，抗结核治疗必须坚持早期、适量、联合、规律及全程用药的原则。

2. 用药期间的护理措施

（1）嘱咐患者遵医嘱按时按量服药，不可自行随意调整，以免影响疗效，产生不良反应。

（2）告知患者空腹服药利于药物吸收，胃肠反应较重时可改为饭后服药。

（3）牛奶、豆浆、米酒、麦乳精、茶等均可降低利福平的肠道吸收，因此利福平不宜与上述食物同服；告知患者服用利福平后，尿、唾液、汗液等排泄物可呈橘红色，但要与血尿区分。

3. 用药后护理评价

（1）密切关注有无胃肠不适、视觉障碍、手足麻木、厌食、厌油、乏力、巩膜发黄及肝区不适等症状。

（2）定期监测肝功能、肾功能、血尿酸水平及视力。

四、抗结核药的应用原则

1. 早期用药　早期结核病变主要是渗出性炎症反应，病灶局部血液循环没有明显障碍，药物容易渗入而发挥抗菌作用；加之早期病灶内的结核分枝杆菌正处在代谢旺盛、繁殖最快的时期，易被药物抑制或杀灭，所以早期用药可获得较好疗效。

2. 联合用药　两种或两种以上抗结核药联合使用可以延缓耐药性的产生，提高疗效，降低毒性，因此一般在异烟肼的基础上加用其他敏感的抗结核药。联合用药两联、三联或四联则取决于疾病的严重态度、以往用药情况及结核分枝杆菌对药物的敏感性，一般至少应两种药物合用，但毒性相似的药物不宜合用。

3. 适量用药　药量不足，组织内药物难以达到有效浓度，达不到治疗效果，且可诱发细菌产生耐药性而使治疗失败；剂量过大，则易产生严重不良反应而使治疗无法继续，因此用药剂量要适当。

4. 规律用药　结核分枝杆菌是一种分裂周期长、杀灭困难大的顽固细菌。治疗过程中患者一定要在专科医生指导下规律用药，按规定疗程完成治疗方案。患者随意改变药物的种类、剂量或过早停药均可使被抑制的细菌再度繁殖或迁延，导致治疗失败。

5. 全程督导　治疗WHO提出督导治疗，是当今控制结核病的首要策略。即患者的病情、用药、复查等均应在医务人员的监督之下，在全程化疗期间（一般为6～12个月，耐药结核病疗程更长）均由医护人员指导，确保在不住院的情况下得到规范治疗。

药疗警示

> 患者，女，32岁。因患肺结核在医院治疗3个月后，带药回家继续治疗，并定期到医院复查。患者回家服药1个月后自觉病情痊愈，没有继续服药。之后1个月又出现剧烈干咳、低热、盗汗。请问：患者发生了什么？是什么原因所致？

（王　砚）

任务五　抗真菌药与抗病毒药

处方示例

患者，女，35岁。因阴道瘙痒，分泌物多、有异味1个月就诊。经分泌物涂片检查，诊断为：真菌性阴道炎。处方如下：

Rp.

克霉唑栓0.15 g×14枚

【用法】每次1枚　每晚1次　阴道给药

【分析】对该患者有哪些用药注意事项？

一、抗真菌药

真菌一般分为浅表真菌感染和深部真菌感染。前者常由各种癣菌引起，主要侵犯皮肤、毛发、指（趾）甲、口腔或阴道黏膜等，发病率高；后者多由白念珠菌和新型隐球菌引起，主要侵犯内脏器官和深部组织，发病率低，病死率高。临床常用的抗真菌药有抗生素类抗真菌药如两性霉素B（amphotericin B）、灰黄霉素（grifulvin）和制霉菌素（nystatin）等；唑类抗真菌药如酮康唑（ketoconazole）、咪康唑（miconazole）、克霉唑（clotrimazole）等；丙烯胺类抗真菌药如特比萘芬（terbinafine）等；嘧啶类抗真菌药如氟胞嘧啶（flucytosine）等。（见表14-7）

表14-7 临床常用人工合成抗真菌药

药物	作用与应用	主要不良反应
克霉唑	口服吸收少而不规则，仅局部用于治疗浅表真菌感染	局部用药毒性少
酮康唑	口服用于治疗全身、皮下及浅部真菌感染；外用治疗各种癣等浅部真菌感染	常见恶心、呕吐、厌食等。严重者可出现肝毒性。服药期间禁酒
氟康唑	对多种真菌抗菌活性强，脑脊液中浓度高，口服吸收好，体内分布广，主要用于各种念珠菌、阴性菌等引起的深部真菌感染	少，常见恶心、腹痛、腹泻等轻度消化道反应；肝毒性较小
伊曲康唑	对多种浅表、深部真菌有较强抑制作用，是治疗罕见真菌如组织胞浆菌、芽生菌感染的首选药	小，常见消化道反应、头痛、头昏、低血钾等，肝毒性较小
特比萘芬	口服吸收好，主要分布于皮肤角质层。用药特点是高效、速效、低毒、低复发率。外用或口服用于治疗体癣、股癣、手足癣及甲癣等。另外，也可用于念珠菌病	小，消化道反应多见
氟胞嘧啶	口服吸收好，体内分布广，用于治疗隐球菌、念珠菌和着色菌引起的严重感染	消化道反应及肝损伤

两性霉素 B

【作用与应用】

广谱抗真菌药，对多种真菌如新型隐球菌、白念珠菌、皮炎芽生菌、荚膜组织胞浆菌等具有良好抗菌作用，是治疗深部真菌病的首选药。主要用于真菌性肺炎、心包膜炎、脑膜炎及尿路感染等。

口服和肌内注射均难吸收，治疗深部真菌感染性疾病采用静脉注射给药；脑脊液中浓度低，治疗脑膜炎时需鞘内注射；口服仅用于肠道真菌感染；外用治疗皮肤、指甲及黏膜等浅表真菌感染。

【不良反应及注意事项】

不良反应多且严重。静脉滴注时可出现寒战、高热、头痛、恶心、呕吐等，静脉滴注过快可引起惊厥、低血压、呼吸困难、心律失常；可出现肾损害，表现为蛋白尿、管型尿、血尿酸氮升高。静脉滴注宜用注射用水或5%的葡萄糖溶液配制，不宜用0.9%氯化钠注射液或含酸含盐的溶媒配制；患者用药初期须住院严密观察，定期检查血钾、血尿常规及肝肾功能和心电图检查。

灰黄霉素

【作用与应用】

口服易吸收，在脂肪、皮肤、毛发等组织中分布较多，能渗入并储存在皮肤角质层、毛发及指（趾）甲角质内，抵御真菌继续入侵。对各种皮肤癣菌有较强的抑制作用，但对深部真菌无效。主要用于头癣、体癣、股癣、甲癣等癣病的治疗。其中以头癣疗效最好，对指（趾）甲癣疗效较差。

本药不能直接杀死真菌，需服用数月直至被感染的皮肤、毛发或指（趾）甲脱落方可治愈。不易透过表皮角质层，故外用无效。

【不良反应】

常见恶心、腹泻、皮疹、头痛、白细胞减少等。孕妇、哺乳期妇女禁用。

制霉菌素

制霉菌素对白念珠菌等有抑制作用。局部外用可防治皮肤、口腔及阴道念珠菌感染；口服用于治疗胃肠道感染；亦可用于长期使用广谱抗生素患者，防治真菌引起的二重感染。毒性较大，不良反应有胃肠道反应，个别阴道给药可见白带增多。

二、抗病毒药

抗病毒药物研究始于20世纪50年代。1959年发现碘苷（idoxuridine）对某些DNA病毒有抑制作用，但很快因其严重的骨髓抑制作用而被禁止全身使用。1962年碘苷局部治疗疱疹性角膜炎获得成功，后沿用至今。病毒严格的胞内寄生特性及病毒复制时依赖宿主细胞的许多功能，且病毒在不断的复制中产生错误而形成变异，使理想抗病毒药物的研发相对缓慢。

阿昔洛韦

阿昔洛韦（aciclovir）为人工合成的嘌呤核苷类衍生物，是广谱高效抗病毒药。对单纯性疱疹病毒、带状疱疹、水痘等均有效，是治疗单纯疱疹病毒感染的首选药，局部应用治疗疱疹病毒性角膜炎、皮肤黏膜感染、生殖器疱疹和带状疱疹等。

最常见不良反应为胃肠道功能紊乱、头痛和斑疹。饭后服药可减轻胃肠道反应；滴眼和外用可出现局部轻微疼痛；静脉滴注可发生静脉炎，不宜肌内注射。孕妇禁用，肾功能减退者慎用。

> **护考链接**
>
> 治疗水痘首选的药物是（　　）
> A.青霉素　　B.红霉素　　C.利巴韦林　　D.阿昔洛韦　　E.头孢噻肟
> 【分析】阿昔洛韦是治疗单纯疱疹病毒感染的首选药，故选D。

金刚烷胺

金刚烷胺（amantadine）能特异性地抑制甲型流行性感冒病毒，主要用于甲型流感的防治，亦可治疗帕金森病。不良反应有恶心、厌食、头晕、失眠等。孕妇慎用。

利巴韦林

利巴韦林（ribavirin）为广谱抗病毒药，对多种DNA和RNA病毒均有抑制作用，包括疱疹病毒、腺病毒、痘病毒、甲型与乙型流感病毒、呼吸道合胞病毒、麻疹病毒等。可采用口服、滴鼻、气雾吸入和静脉滴注等方式，主要用于防治甲型与乙型流感、流行性出血热、疱疹、小儿腺病毒肺炎、甲型肝炎和角膜炎、结膜炎等。

不良反应有头痛、乏力、腹泻和血清胆红素增加等。大剂量使用可导致白细胞减少及溶血性贫血等，用药期间应定期检查血象。有致畸作用，孕妇禁用。

碘苷

碘苷（idoxuridine）可抑制单纯疱疹病毒、水痘带状疱疹病毒。全身作用毒性大，临床仅限于局部短期用药，治疗疱疹性角膜炎及其他疱疹性眼病。

长期应用可出现角膜混浊或染色小点。局部有瘙痒、疼痛、水肿，甚至眼睫毛脱落等。对碘过敏者禁用。

齐多夫定

齐多夫定（zidovudine）口服吸收快，可透过血-脑屏障，体内分布广。是用于治疗艾滋病的首选药，可减轻艾滋病相关症候群。联合用药可降低艾滋病感染者的发病率，延长其存活期,降低母婴传播率。可抑制乙型肝炎病毒,是目前治疗乙型肝炎病毒感染常用药之一。

主要不良反应有骨髓移植,表现为贫血、中性粒细胞和血小板减少等,用药期间要定期检查血象。治疗初期常出现头痛、恶心、呕吐、味觉改变、肌痛等,继续用药可自行消退。

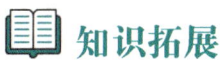

知识拓展

鸡尾酒疗法

鸡尾酒疗法即"高效联合抗反转录病毒疗法(HAART)"。该疗法由美籍华裔科学家何大一于1996年提出,是指像鸡尾酒一样,根据一定的规律把2~3种药组合在一起使用,通常是把蛋白酶抑制药与其他抗病毒药联合使用。联合使用的药物分别作用于病毒生存周期的不同环节,在HIV刚刚侵入人体时给药,迅速阻止病毒破坏人体的免疫系统。该疗法的应用可以减少单一用药产生的抗药性,最大限度地抑制病毒的复制,使被破坏的机体免疫功能部分甚至全部恢复,从而延缓病程进展,延长患者生命,提高生活质量。

干扰素

干扰素(interferon)有α、β、γ三种类型。目前临床常用的是利用基因重组技术生产的α-干扰素,口服无效,需注射给药。具有广谱抗病毒作用,通过使未受感染的细胞产生抗病毒蛋白而干扰病毒的复制和增殖,对RNA和DNA病毒均有效。临床主要用于防治病毒性肝炎、呼吸道病毒感染、疱疹性角膜炎、带状疱疹、单纯疱疹、巨细胞病毒感染;此外,还具有抗恶性肿瘤的作用等。不良反应少,注射部位可出现硬结,偶见可逆性骨髓抑制。

(王 砚)

任务六 消毒防腐药

消毒药指能迅速杀灭微生物的药物；防腐药指能抑制病原微生物的生长繁殖的药物。两者无严格界限，低浓度消毒药有防腐作用，防腐药在高浓度时也可能有杀菌作用，故统称为消毒防腐药。消毒防腐药对各种生物机体（包括微生物、病原微生物和人体组织）无明显选择性，对人体往往具有强烈毒性，故不能作全身用药。脓性分泌物可降低消毒防腐药的效果，用药前注意创面或物品上的脓血。主要用于体表（皮肤、黏膜、伤口）、器械、患者排泄物和周围环境的消毒。临床常用消毒防腐药的应用见表14-8。

表14-8 临床常用消毒防腐药的应用

类别及药物	作用与应用	注意事项
醇类		
乙醇	作用强，对芽孢、肝炎病毒无效；过高浓度使菌体蛋白质凝固妨碍杀菌效果。75%用于皮肤及器械表面消毒等；50%用于预防压疮，20%~30%用于高热患者物理退热擦浴	有刺激，不能用于破损皮肤及糜烂渗液的部位，使用时避免接触眼睛。稀释后使用
酚类		
甲酚	作用强，腐蚀性及毒性较小；2%溶液用于皮肤、橡胶手套消毒；3%~5%溶液用于器械消毒；5%~15%溶液用于环境及排泄物消毒。甲酚皂溶液为常用消毒液	有臭味，对黏膜有刺激性。一般不用于食具和厨房的消毒
醛类		
甲醛	杀菌作用强，对细菌、芽孢、真菌、病毒均有效；10%福尔马林溶液用于固定标本及保存疫苗等；2%福尔马林溶液用于器械消毒	挥发性较强，对黏膜和呼吸道有强烈刺激性，可引起流泪、咳嗽等
酸类		
苯甲酸	毒性小，抑制细菌和真菌，用于体癣、手足癣；也可用于食物和药品防腐	酸性环境中作用增强，忌与含重金属盐合用
卤素类		
碘酊	含2%碘及1.5%碘化钾的乙醇溶液，杀菌力强，对细菌、芽孢、真菌、病毒、阿米巴原虫菌有效；2%的碘酊用于皮肤消毒10%浓碘酊可治疗甲癣	碘过敏者禁用；有刺激性，皮肤、黏膜可出现烧灼感；碘酊消毒后须用乙醇脱碘
聚维酮（碘附）	作用强、持久，能杀死细菌、病毒、芽孢、真菌、原虫等；0.5%用于手术部位的皮肤消毒；5%~10%用于治疗烫伤；0.05%用于餐具和食具的消毒	刺激性小，毒性低，碘过敏者禁用，不宜用于20%以上的大面积烧伤
表面活性剂		
次氯酸钠	对细菌、病毒、芽孢均有杀灭作用；84消毒液由次氯酸钠+表面活性剂组成，具有广谱、高效、快速、去污性强等特点，用于各种用具、排泄物及不锈钢医疗器械消毒	有腐蚀性，避免与眼睛接触，金属器械消毒后及时取出擦干存放

续表

类别及药物	作用与应用	注意事项
苯扎溴铵	对革兰氏阳性菌强，对铜绿假单胞菌和芽孢无效，杀菌和去污作用快而强，渗透力强、无刺激性。0.05%～0.1%用于外科手术前洗手（浸泡5分钟）；0.01%～0.05%用于黏膜和创面消毒；0.1%用于食具及器械消毒（浸泡30分钟）	毒性低，不宜用于膀胱镜等器械消毒以及痰、粪便排泄物的消毒。忌与肥皂、洗衣粉等合用。金属器械需加0.5%亚硝酸钠以防锈
氯己定	作用快而强、对芽孢、真菌和病毒无效，无刺激性。0.02%溶液用于手术前洗手消毒（浸泡3分钟）；0.05%溶液用于冲洗伤口及牙龈炎、牙周炎；0.1%溶液用于器械消毒；0.5%醇溶液用于手术前皮肤消毒；1%氯己定软膏用于烧伤、创伤表面消毒	毒性小，不可与碘酊、高锰酸钾、红汞配伍以免沉淀。不可与肥皂、合成洗涤剂同用。高温时易分解
染料类		
甲紫	对革兰氏阳性菌、念珠菌、皮肤真菌有杀灭作用；对铜绿假单胞菌有效。对革兰氏阴性菌无效；本品有收敛作用，无刺激性及毒性，1%～2%溶液用于皮肤、黏膜、创伤感染、烫伤及真菌感染，也可用于小面积烧伤	不宜在黏膜或开放的创面上使用。脓血、坏死组织等可降低其效力
重金属类		
红汞	杀菌作用弱，无刺激性，穿透力弱，对芽孢无效；2%溶液用于皮肤及表面、创面消毒	不可与碘酊同涂一处
氧化剂		
过氧乙酸	强氧化剂，对细菌、芽孢、真菌、病毒均有较强的杀灭作用。0.1%～0.2%溶液用于手的消毒，浸泡1分钟；0.3%～0.5%溶液用于器械消毒，浸泡15分钟；0.04%溶液喷雾或熏蒸用于食具、空气、地面、墙壁、家具及垃圾消毒；1%溶液用于衣服、被单消毒，浸泡2小时	禁用于金属器械消毒；气温低时应延长消毒时间；现配现用，存于阴凉干燥处
过氧化氢	杀菌力弱，对细菌、芽孢、病毒均有效，作用时间短，遇有机物放出氧分子产生气泡，可机械消除脓块、血痂及坏死组织，除臭。3%用于清除创伤、松动痂皮尤其是厌氧菌感染的伤口；1%用于化脓性中耳炎和口腔炎、扁桃炎和坏死性牙龈炎等局部冲洗	遇光、热易分解变质，避光保存。高浓度对皮肤、黏膜有刺激性灼伤，形成疼痛性"白痂"。连续漱口可出现舌头肥厚，停药可恢复
高锰酸钾	为强氧化剂，杀菌力强，有收敛作用。0.1%～0.5%溶液用于膀胱及创面洗涤；0.01%～0.02%溶液用于某些药物中毒时洗胃；0.0125%用于阴道冲洗或坐浴；0.01%用于足癣浸泡；0.02%溶液用于口腔科冲洗感染；0.1%用于蔬菜、水果消毒（浸泡5分钟）	临用时用凉开水配制；高浓度溶液有刺激性，易损伤皮肤；避光保存
其他		
环氧乙烷	是一种广谱、高效的气体消毒剂，穿透力强，可透过深部杀灭细菌、芽孢、病毒和真菌。常用于其他方法不能消毒的如皮革、棉织品、精密仪器、纸张、生物制品、书籍、文件、橡皮制品等	消毒时必须在密闭容器内进行，常用的有固定容器消毒法、消毒袋消毒法

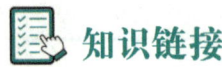
知识链接

84消毒液

　　84消毒液是北京第一传染病医院（现北京地坛医院）于1984年研制的一种消毒液，能迅速杀灭各类肝炎病毒。这是以次氯酸钠为主的无色或淡黄色高效液体消毒剂，主要成分为次氯酸钠，有效氯含量5.5%～6.5%。广泛用于宾馆、旅游、医院、食品加工行业、家庭等卫生消毒。

（王　砚）

任务七　抗寄生虫药

一、抗肠蠕虫药

　　肠道蠕虫包括钩虫、蛔虫、蛲虫、绦虫、鞭虫和姜片虫等。抗肠蠕虫药是驱除或杀灭肠道蠕虫的药物。不同蠕虫对药物的敏感性不同，必须依据感染蠕虫的类别正确选择药物。近年来高效、低毒、广谱的驱肠蠕虫药不断问世，使多数肠道蠕虫病得到有效治疗和控制。临床常用抗蠕虫药的作用特点和用药注意事项分别见表14-9和表14-10。

表14-9　临床常用抗肠蠕虫药的作用特点

药物	蛔虫	钩虫	蛲虫	鞭虫	绦虫	不良反应
阿苯达唑	+++	+++	+++	++	++	腹痛、腹泻、恶心、头痛
甲苯达唑	+++	+++	+++	++	+	腹痛、腹泻、转氨酶升高
左旋咪唑	+++	++	++			轻微、短暂的头痛和恶心
噻嘧啶	+++	++	++			胃肠道反应、转氨酶升高
哌嗪	++		++			过量引起眩晕、共济失调
吡喹酮					+++	轻度胃肠道反应
氯硝柳胺					+++	头晕、胸闷、恶心等

表14-10 临床常用抗肠蠕虫药的用药注意事项

药物	注意事项
甲苯达唑（甲苯咪唑）	孕妇、2岁以下婴幼儿及对本品过敏者禁用。蛔虫感染较重者应与左旋咪唑等合用以防蛔虫游走引起腹痛、吐蛔虫或胆道蛔虫病。除习惯性便秘者外不必服泻药。本品可使氨基转移酶及尿素氮增高
阿苯达唑（肠虫清）	孕妇、哺乳妇女及2岁以下婴幼儿禁用。有药物过敏史、癫痫病史、蛋白尿、化脓性皮炎及各种急性病者不宜用
左旋咪唑	肝肾功能不良及肝炎活动期患者、妊娠早期或原有血吸虫病的患者禁用。类风湿关节炎患者服用后易诱发粒细胞减少。干燥综合征患者慎用
噻嘧啶	孕妇、1岁以下婴儿、肝功能不良者禁用。冠心病、严重溃疡病、肾病患者慎用。本品与哌嗪合用有拮抗作用
哌嗪（驱蛔灵）	本品有潜在的神经肌肉毒性，不宜长期或过量服用。对本品过敏者、肝肾功能不良者、有杀菌系统疾病或癫痫病史患者禁用。本品对化验诊断有干扰，化验前应停服。不能与氯丙嗪或噻嘧啶合用
吡喹酮	广谱抗吸虫和驱绦虫药，对多种吸虫及绦虫有杀灭作用，可治疗囊虫病，是各种绦虫病的首选药。治疗脑囊虫病时可致颅内压升高，宜同时使用脱水药和糖皮质激素
氯硝柳胺	在服药前加服止吐药，少喝水，服药后2小时服硫酸镁导泻，以防节片被消化后，散出的虫卵因呕吐倒流入胃及十二指肠，诱发囊尾蚴病

二、抗阿米巴病药和抗滴虫病药

处方示例

患者，男，14岁。腹痛、腹泻2日。3日前因饮食不当逐渐出现腹部不适，继而出现腹痛、腹泻，排便由每日4~5次增多到10余次，大便呈暗红色糊状，呈果酱色，有腥臭味。粪便检查发现有大量阿米巴滋养体。诊断为：急性阿米巴痢疾。处方示例：

Rp.

甲硝唑片 0.2 g×27片

【用法】0.6 g 一日3次 口服

【分析】用甲硝唑治疗有哪些不良反应？如何进行用药护理？

（一）抗阿米巴病药

阿米巴病是由溶组织阿米巴原虫感染引起的疾病（图14-5）。根据感染部位的不同分为肠内和肠外感染。肠内感染可表现为急、慢性阿米巴痢疾；肠外感染有阿米巴脓肿、肺脓肿和脑脓肿，以阿米巴肝脓肿常见。抗阿米巴病药的选用主要根据感染部位和类型。临床常用抗阿米巴病药的作用特点见表14-11。

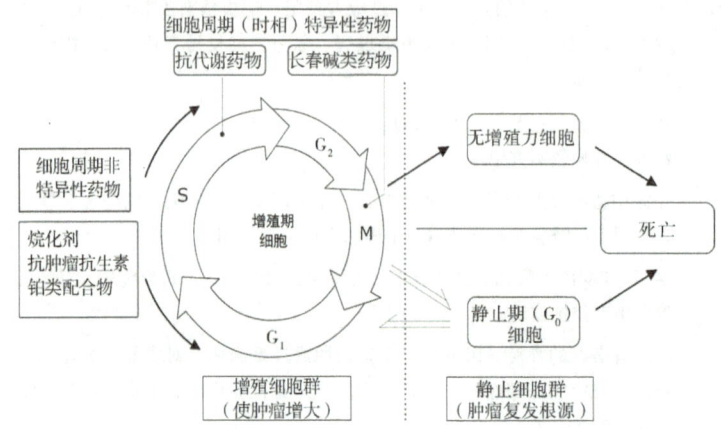

图14-5　溶组织阿米巴原虫生活史及阿米巴病示意

表14-11　临床常用抗阿米巴病药的作用特点

药物	包囊	小滋养体	大滋养体（肠内）	大滋养体（肠外）	临床用途	不良反应
甲硝唑（灭滴灵）			√	√	是治疗急性阿米巴痢疾和肠外阿米巴病的首选药，宜用肠内抗阿米巴药。治疗阴道滴虫病为首选；治疗厌氧菌感染	头晕、恶心、呕吐和口腔金属味，偶见白细胞减少，服药期间应禁酒；孕妇及哺乳期妇女禁用
氯喹				√	用于甲硝唑无效或禁忌的阿米巴肝炎或肝脓肿患者	见抗疟药
卤化喹啉类双碘喹啉		√			治疗慢性阿米巴痢疾和无症状排包囊者	本品毒性低，主要反应是腹泻，儿童则毒性大
二氯尼特	√	√			是目前最有效的杀阿米巴包囊药，对无症状或症状轻微的排包囊者有较好疗效。对慢性阿米巴痢疾也有效，对急性阿米巴痢疾须与甲硝唑合用，可预防复发	偶有呕吐和皮疹等。大剂量时可导致孕妇流产

（二）抗滴虫病药

滴虫病是由阴道毛滴虫感染所致的一种常见的性传播疾病，可累及泌尿生殖道系统，主要是阴道、尿道及前列腺。最常见的是阴道毛滴虫引起的滴虫性阴道炎，表现为阴道口灼痒、泡沫型白带等。甲硝唑是治疗滴虫病首选药，对已婚患者应告知需夫妇同时服药。耐药者用乙酰胂胺局部给药治疗。

乙酰胂胺

复方制剂,称滴维净,以其片剂至于阴道后穹隆部有直接杀滴虫作用。有局部刺激作用,使阴道分泌物增加。

案例分析

患者,女,31岁,已婚。日常爱好游泳,今日自觉外阴瘙痒,白带增多,呈黄色稀薄泡沫状来医院就诊。妇科查体:阴道分泌物较多,黏膜充血,有散在出血点。用0.9%氯化钠注射液悬滴法镜检滴虫(+)。诊断为:滴虫性阴道炎。

【分析】该病如何防治?用药时应注意哪些问题?

三、抗血吸虫病药和抗丝虫病药

(一)抗血吸虫病药

吡喹酮

为广谱抗蠕虫病药,是治疗血吸虫病的首选药,具有疗效高,疗程短(急性4日、慢性2日)、毒性小、可口服的优点。其次对绦虫病、囊尾蚴病及肝、肺吸虫病均有效。

本品毒性低,主要不良反应有腹部不适、腹痛、恶心、腹泻以及头昏、头痛、肌束颤动等,一般不需处理,停药数小时或1~2天消失。少数患者出现心悸、胸闷、心电图改变。孕妇禁用。

(二)抗丝虫病药

枸橼酸乙胺嗪

对微丝蚴和成虫均有杀灭作用,为抗丝虫病首选药,用于治疗各种丝虫病。将本品掺拌于食盐中制成药盐,以作流行区全民防治用。

不良反应较少,可引起厌食、恶心、呕吐、头痛、眩晕等,一般不严重,用药数日后可消失。但因杀死的丝虫释放出大量异性蛋白可引起过敏反应及淋巴管炎,表现为畏寒、发热、皮疹、支气管痉挛或哮喘、血管神经性水肿、淋巴结肿大和淋巴管炎等,可用抗过敏药或激素治疗。

四、抗疟药

处方示例

患者，男，35岁。突发寒战高热，进而剧烈头痛、全身大汗，口唇、指甲发绀，面色苍白，持续约20分钟后，冷感消失，面色转红，发绀消失，体温迅速上升达39℃。高热后期全身大汗淋漓，约3小时体温降至35.5℃，患者感觉舒适，活动自如，正常2日后又同样发作。家属送入院，经诊断为：疟疾。处方示例：

Rp.

磷酸氯喹片 0.5 mg×4片

【用法】0.5 mg 一日1次，首剂加倍

磷酸伯氨喹片 13.2 mg×16片

【用法】26.4 mg 一日1次

【分析】此患者为何用这两种药治疗？用药时有何不良反应？用药时要注意哪些问题？

疟疾，俗称"打摆子""冷热病""发疟子"等，是由疟原虫感染引起，经按蚊传播的一种疾病。典型临床表现为周期性、规律性寒战、高热和汗出热退。致病疟原虫有恶性疟、间日疟和三日疟。后两者又称良性疟。抗疟药作用于疟原虫生活史的不同环节（图14-6），是防治疟疾的重要手段。临床常用抗疟药作用特点及主要不良反应见表14-12。

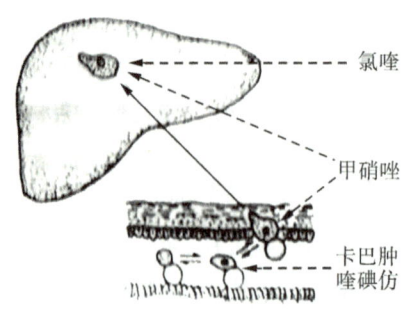

图14-6 疟原虫生活史及抗疟药的作用环节示意

表14-12 临床常用抗疟药

药物	作用环节	临床应用	不良反应及注意事项
氯喹	红细胞内期	是控制疟疾症状发作首选药物,用于治疗各种疟疾	轻度头晕、头痛、胃肠不适和皮疹等。禁止静脉推注,不宜肌内注射;孕妇禁用
奎宁	红细胞内期	控制疟疾症状发作,主要用于耐氯喹或耐多药的恶性疟,尤其是脑型疟,静脉滴注,作用强,疗效显著	①金鸡纳反应,停药后可恢复;②先天缺乏G-6-PD者可出现溶血反应;③能抑制心脏、兴奋子宫,孕妇禁用
青蒿素	红细胞内期	控制疟疾症状发作,用于治疗各型疟疾,尤其是耐氯喹的恶性疟疾及抢救脑型疟疾	偶见四肢麻木感和心动过速。浅部注射可引起局部疼痛及硬块,应深部肌内注射。孕妇慎用
伯氨喹	①继发性红细胞外期 ②雌按蚊体内有性生殖阶段	是根治间日疟(阻止复发)和控制疟疾传播的首选药物	①头晕、乏力、恶心、呕吐、发绀、腹痛;②先天缺乏G-6-PD者可出现急性溶血和高铁血红蛋白症,应注意观察尿液颜色,如变黑色,为溶血的表现,应及时处理
乙胺嘧啶	①原发性红细胞外期 ②雌按蚊体内有性生殖阶段	是病因性预防的首选药,还具有阻断传播作用	大剂量久服导致叶酸缺乏,引起巨幼红细胞性贫血及消化系统症状,定期检查血象

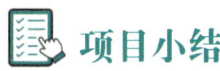

项目小结

β-内酰胺类抗生素主要作用于革兰氏阳性菌及有关敏感菌,为繁殖期杀菌药。青霉素G为治疗革兰阳性敏感菌感染的首选药;半合成青霉素弥补了天然青霉素不耐酸、不耐酶、抗菌谱窄等的缺点。头孢菌素抗菌谱较广,对β-内酰胺酶更稳定、过敏反应少,临床应用广泛,但第一、二代药有一定的肾毒性。红霉素主要用于耐青霉素的金葡菌感染和对青霉素过敏者。氨基糖苷类对需氧革兰阴性杆菌有强大杀灭作用,为静止期杀菌药,耳毒性、肾毒性大,临床应用应密切关注。四环素类和氯霉素类虽是广谱抗生素,但不良反应多,且大多细菌对其已产生耐药性,临床现已少用。喹诺酮类抗菌药具有广谱、高效、口服吸收好、体内分布广、不良反应较少、与其他抗菌药无交叉耐药性等优点,临床主要用于治疗肠道感染、泌尿生殖道感染、呼吸道感染、骨与关节感染等。磺胺类药与TMP合用后,其抗菌活性大大提高,可用于敏感菌所致的泌尿道、呼吸道感染等,还能用于烧伤创面感染等。甲硝唑抗厌氧菌作用强,主要用于口腔厌氧菌感染、外科手术及预防术后厌氧菌感染等,也可用于治疗阴道滴虫病和肠内、肠外阿米巴病等。

一线抗结核药是目前临床常用的抗结核药，单用均易产生耐药性，联合用药可提高疗效、延缓耐药性的产生。异烟肼、利福平作用强、穿透力强，可用于全身各部位、各种类型的结核病的治疗。异烟肼仅用于预防和治疗结核病，主要不良反应为周围神经炎及肝毒性。利福平为广谱抗菌药，除抗结核病外还可用于其他敏感菌感染所致疾病。应用抗结核药时，应遵循早期用药、联合用药、适量用药及全程规律用药的原则。

抗深部真菌感染常用药有两性霉素B、酮康唑、伊曲康唑等，两性霉素B是广谱抗真菌药；抗浅部真菌感染常用药有灰黄霉素、制霉菌素、克霉唑、咪康唑等，克霉唑对皮肤真菌作用强，对头癣无效。

由于病毒的特性，尚难找到疗效确切、安全低毒、选择性高的抗病毒药。目前常用药有利巴韦林、阿昔洛韦、干扰素等。

消毒防腐药是一类能杀灭或抑制病原体的药物。本类药物一般毒性较大，选择性低，故通常不用于体内，而只用于体表、环境、排泄物的处理消毒，以防止感染的发生或治疗体表的感染。目前，临床使用的消毒防腐药共有10类，使用时应注意浓度、用法及其他影响因素。

甲苯达唑、阿苯达唑、左旋咪唑、噻嘧啶等为广谱驱虫药。驱绦虫首选吡喹酮，用氯硝柳胺要与止吐药、导泻药合用；驱蛔虫或钩虫首选阿苯达唑、甲苯达唑；驱蛔虫次选哌嗪、噻嘧啶、左旋咪唑。

急性阿米巴痢疾和肠外阿米巴病首选甲硝唑；氯喹用于甲硝唑无效或禁忌的肠外阿米巴病。甲硝唑或替硝唑是治疗滴虫病最有效的药物，且服用方便；偶遇抗甲硝唑滴虫感染时，可考虑改用乙酰胂胺局部给药。

氯喹是控制疟疾症状的首选药物；青蒿素注射给药用于抢救脑型疟具有良效；奎宁、咯萘啶等主要用于耐氯喹的恶性疟；伯氨喹用于控制疟疾的复发和传播，与氯喹合用可根治间日疟；乙胺嘧啶可控制疟疾的流行和传播，是病因预防的首选药。

（王 砚）

思考与练习

A₁型题

1. 抗菌药抑制或杀灭病原微生物的能力称为 （　　）
   A．抗菌药物　　B．抗菌谱　　C．耐受性　　D．抗菌活性　　E．抗菌后效应

2. 下列关于抗菌药合理应用的叙述不合理的为 （　　）
   A．尽早预防性使用抗菌药　　　　　B．尽早确定病原菌
   C．根据患者的肝、肾功能合理选择用药　　D．根据患者的感染部位选择用
   E．尽量避免局部使用抗菌药

3. 抗微生物药物的抗菌范围称为 （　　）
   A．抗菌谱　　B．抗菌活性　　C．耐药性　　D．抗菌机制　　E．化疗指数

4. 青霉素G的抗菌作用机制是 （　　）
   A．抑制细菌蛋白质合成　　　　　B．抑制细菌细胞壁合成
   C．抑制细菌叶酸合成　　　　　　D．影响细菌叶酸代谢
   E．以上都不是

5. 头孢菌素类药物的主要不良反应是 （　　）
   A．恶心　　B．肾损害　　C．过敏反应　　D．二重感染　　E．肝损害

6. 急性扁桃体炎首选的药物是 （　　）
   A．青霉素G　　B．阿莫西林　　C．庆大霉素　　D．红霉素　　E．头孢他啶

7. 头孢菌素用于抗铜绿假单胞菌感染的药物是 （　　）
   A．头孢氨苄　　B．头孢哌酮　　C．头孢呋辛　　D．头孢羟氨苄　　E．头孢拉定

8. 青霉素过敏的患者可选用 （　　）
   A．头孢唑啉　　B．阿莫西林　　C．氨苄西林　　D．苯唑西林　　E．红霉素

9. 红霉素的主要不良反应是 （　　）
   A．胃肠刺激性　　B．肾损害　　C．骨髓移植　　D．灰婴综合征　　E．过敏反应

10. 最适于治疗金黄色葡萄球菌引起的急性、慢性骨髓炎的药物是 （　　）
    A．红霉素　　B．氨苄西林　　C．青霉素　　D．多黏菌素　　E．克林霉素

11. 庆大霉素与呋塞米合用时会引起 （　　）
    A．抗菌作用增强　　B．肾毒性增强　　C．耳毒性加重　　D．利尿作用增强　　E．肾毒性减轻

12. 氨基糖苷类药物过敏性休克发生率最高的是 （　　）
    A．阿米卡星　　B．奈替米星　　C．链霉素　　D．庆大霉素　　E．妥布霉素

13. 下列关于氨基糖苷类抗生素的叙述，正确的是 （　　）
    A．口服吸收良好
    B．氨基糖苷类抗生素之间无交叉耐药性

C. 为繁殖期杀菌药

D. 所有氨基糖苷类对铜绿假单胞菌均有效

E. 氨基糖苷类抗生素的主要不良反应为耳毒性和肾毒性

14. 喹诺酮类药最适用于 （　　）

  A. 尿路感染　　　B. 呼吸道感染　C. 肠道感染　　D. 胆道感染　　E. 骨关节感染

15. 适用于创伤面铜绿假单胞菌感染的药物是 （　　）

  A. 磺胺醋酰　　　B. 磺胺嘧啶银　C. 甲氧苄啶　　D. 磺胺嘧啶　　E. 磺胺甲噁唑

16. 能竞争性对抗磺胺类药的物质是 （　　）

  A. GABA　　　　B. PABA　　　C. 维生素C　　D. 甲氧苄啶　　E. 乙胺嘧啶

17. 磺胺嘧啶的主要特点是 （　　）

  A. 杀菌药　　　　　　　　　　　B. 血浆蛋白结合率高

  C. 脑脊液中药物浓度高　　　　　D. 与TMP合用产生拮抗作用

  E. 抑制二氢叶酸还原酶

18. 局部应用治疗眼部感染的药物是 （　　）

  A. 磺胺嘧啶　　　B. 磺胺甲噁唑　C. 磺胺嘧啶银　D. 磺胺醋酰　　E. 磺胺米隆

19. 服用磺胺类药物加用碳酸氢钠的主要目的是 （　　）

  A. 减少胃肠道反应

  B. 增强抗菌活性

  C. 碱化尿液，增加磺胺类药及其代谢产物在尿中溶解度

  D. 促进磺胺类药的吸收

  E. 促进磺胺类药的分布

20. 下列药物中，易引起新生儿黄疸的是 （　　）

  A. 青霉素　　　　B. 磺胺甲噁唑　C. 头孢氨苄　　D. 庆大霉素　　E. 红霉素

21. 氯霉素最严重的不良反应是 （　　）

  A. 抑制骨髓造血功能　　　　　　B. 消化道反应

  C. 灰婴综合征　　　　　　　　　D. 二重感染

  E. 血管神经性水肿

22. 关于四环素类的叙述，错误的是 （　　）

  A. 二价金属离子如Fe^{2+}等可影响其从胃肠道吸收

  B. 易引起二重感染

  C. 长期应用可使牙齿黄染

  D. 可与β-内酰胺类抗生素同时合用

  E. 对G^+菌、G^-菌均有抑制作用

23. 米诺环素的独有不良反应是 （　　）

  A. 肾毒性　　　　B. 肝损害　　　C. 骨髓移植　　D. 过敏反应　　E. 前庭反应

24. 应用异烟肼时，常加服维生素B_6的目的是 （ ）
   A. 防治周围神经炎　　　　　　　　　B. 增强疗效
   C. 减轻肝毒性　　　　　　　　　　　D. 防止过敏反应
   E. 延缓耐药性的产生
25. 各类型的结核病首选药是 （ ）
   A. 异烟肼　　　B. 利福平　　　C. 链霉素　　　D. 乙胺丁醇　　　E. 吡嗪酰胺
26. 连续大量使用导致球后视神经炎的药物有 （ ）
   A. 异烟肼　　　　　　　　　　　　　B. 利福平
   C. 链霉素　　　　　　　　　　　　　D. 乙胺丁醇
   E. 对氨基水杨酸
27. 兼有抗结核病及麻风病的药物是 （ ）
   A. 异烟肼　　　B. 乙胺丁醇　　C. 利福平　　　D. 链霉素　　　E. 丙硫异烟胺
28. 对浅部和深部真菌感染都有效的抗真菌药物是 （ ）
   A. 灰黄霉素　　B. 氟胞嘧啶　　C. 两性霉素B　D. 克霉唑　　　E. 咪康唑
29. 碘苷主要用于治疗 （ ）
   A. 甲型流感　　B. 甲型肝炎　　C. 乙型肝炎　　D. 病毒性脑膜炎　E. 疱疹性角膜炎
30. 单纯疱疹病毒感染的首选药是 （ ）
   A. 金刚烷胺　　B. 奥司他韦　　C. 齐多夫定　　D. 阿昔洛韦　　E. 干扰素
31. 疗效高、起效快，控制疟疾症状首选药是 （ ）
   A. 氯喹　　　　B. 伯氨喹　　　C. 甲氟喹　　　D. 奎宁　　　　E. 乙胺嘧啶
32. 对肠内外阿米巴病都有效的药物是 （ ）
   A. 氯喹　　　　B. 依米丁　　　C. 卡巴胂　　　D. 甲硝唑　　　E. 红霉素
33. 既能控制疟疾复发又能阻断疟疾传播的药物是 （ ）
   A. 磺胺类药　　B. 伯氨喹　　　C. 乙胺嘧啶　　D. 氯喹　　　　E. 奎宁
34. 治疗厌氧菌感染的首选药物是 （ ）
   A. 乙胺丁醇　　B. 两性霉素B　C. 甲硝唑　　　D. 酮康唑　　　E. 制霉菌素
35. 皮肤按摩防止压疮常用的乙醇浓度是 （ ）
   A. 20%~30%　　B. 40%~50%　　C. 70%~75%　　D. 80%~85%　　E. 50%~60%
36. 常用于洗胃、水果消毒冲洗的氧化剂是 （ ）
   A. 含氯石灰水　　　　　　　　　　　B. 高锰酸钾溶液
   C. 苯扎氯铵溶液　　　　　　　　　　D. 碘酊
   E. 乳酸

A_2型题

37. 患儿，3岁。因发热伴意识丧失3天入院，查体：皮肤黄染，囟门饱满，双侧病理反射阳性，脑脊液提示大量中性粒细胞，宜首选 （ ）

A. 青霉素　　　　B. 四环素　　　　C. 氯霉素　　　　D. 庆大霉素　　　E. 红霉素

38. 患者，女，40 岁，突发寒战、高热，剧烈头痛入院，给予青霉素治疗 4 日无明显好转，第 5 日于背、肩、胸等处可见红色丘疹，诊断为斑疹伤寒，请问患者应改用何药　　　　　　（　　）

A. 青霉素　　　　B. 四环素　　　　C. 氯霉素　　　　D. 庆大霉素　　　E. 红霉素

39. 患者，女，23 岁，不明原因发热两月余入院，查体：贫血貌，杵状指，皮肤黏膜有多处小出血点，入院时，心脏三尖瓣听诊区有Ⅲ级吹风样杂音，近日消失，脾轻度肿大，有压痛，血液细菌培养为草绿色链球菌，拟用青霉素 G 与下列哪药合用　　　　　　　　　　　　　　　　　　　（　　）

A. 阿奇霉素　　　B. 庆大霉素　　　C. 苯唑西林　　　D. 羧苄西林　　　E. 红霉素

40. 患儿，5 岁。咳嗽，高热，呼吸困难，肺部散在水泡音，诊断为支气管肺炎，青霉素皮试（+），宜选用何药治疗　　　　　　　　　　　　　　　　　　　　　　　　　　　　　　　　（　　）

A. 头孢唑啉　　　B. 氯霉素　　　　C. 红霉素　　　　D. 磺胺嘧啶　　　E. 四环素

41. 患者，女，25 岁。肺炎链球菌肺炎入院，对青霉素过敏，下列药物中首选的是　　　（　　）

A. 庆大霉素　　　B. 链霉素　　　　C. 林可霉素　　　D. 左氧氟沙星　　E. 阿米卡星

42. 患者，男，35 岁，大肠埃希菌性尿路感染，下列药物中首选的抗菌药是　　　　　（　　）

A. 环丙沙星　　　B. 青霉素　　　　C. 阿莫西林　　　D. 克拉霉素　　　E. 红霉素

43. 患者，女，35 岁。现患浸润型肺结核，有癫痫病史，在选择抗结核药物时应避免选用何药　　　　　　　　　　　　　　　　　　　　　　　　　　　　　　　　　　　　　　　（　　）

A. 乙胺丁醇　　　B. 异烟肼　　　　C. 吡嗪酰胺　　　D. 对氨基水杨酸　E. 利福平

44. 患者，男，8 岁。原发性肺结核入院，以下药物中不宜选用的是　　　　　　　　　（　　）

A. 利福平　　　　B. 异烟肼　　　　C. 利福喷汀　　　D. 乙胺丁醇　　　E. 吡嗪酰胺

45. 患儿，女，3 月龄。口腔黏膜白色块状物 4 天，诊断为鹅口疮，合理的处理措施是　（　　）

A. 酮康唑局部涂抹　　　　B. 克霉唑局部涂抹

C. 氟康唑口服　　　　　　D. 制霉菌素局部涂抹

E. 咪康唑口服

46. 患者，女，30 岁。滴虫性阴道炎，首选的药物是　　　　　　　　　　　　　　　（　　）

A. 庆大霉素　　　B. 氯喹　　　　　C. 甲硝唑　　　　D. 酮康唑　　　　E. 制霉菌素

实践 14-1　青霉素过敏性休克的抢救及用药护理

【实训目的】

（1）能准确判断青霉素药物过敏的症状。

（2）能掌握青霉素过敏性休克抢救措施。

（3）能对患者做好用药指导。

【实训准备】

（1）临床用药案例：青霉素过敏性休克及其防治的影音资料。

（2）药品及设备：青霉素G、0.9%氯化钠注射液、0.1%盐酸肾上腺素注射液、地塞米松、注射器若干、吸氧设备如面罩与氧气瓶等。

（3）环境：药物实训室、模拟药房。

【实训方法】

（1）学生观看青霉素过敏性休克及抢救的录像片。

（2）案例讨论及角色扮演：

①案例：患者，女，28岁。因患支气管炎而采用青霉素治疗，给药后约1分钟，患者出现面色苍白、冷汗、烦躁不安、脉搏细弱、血压下降至65/40 mmHg，并伴有呼吸困难、四肢麻木。诊断：青霉素过敏性休克。

②讨论问题：诊断依据是什么？如何预防和处理？

③学生分成若干组，每组由1名学生扮演患者、1名学生扮演护士。

④学生模拟护士按医嘱给患者注射青霉素，做好用药指导。

⑤患者表演发生过敏性休克的症状表现。

⑥学生模拟医师表演预防过敏性休克及抢救处理的措施。

【结果与评价】

（1）选取2~3组学生为全班进行模拟扮演，同学之间进行评判。

（2）教师对小组代表和全班活动进行点评。

实训项目	结果	学生评价 （优、良、一般、差）	教师评价 （优、良、一般、差）	总评 （优、良、一般、差）
情景演练	演示效果及用药指导			
案例分析	用药合理性及分析			

（王 砚）

实践14-2 氨基糖苷类药物的用药护理

【实训目的】

（1）能准确判断氨基糖苷类药物中毒及过敏的症状。

（2）能完成链霉素过敏性休克抢救的用药护理。

（3）能对患者做好用药指导。

【实训准备】

（1）药品及设备：链霉素、0.9%氯化钠溶液、氯化钙、肾上腺素、注射器若干、吸氧设备如面罩与、氧气瓶等。

（2）环境：药物实训室、模拟药房。

【实训方法】

（1）组织学生温习教材相关内容，请学生回答下列问题：

①链霉素的毒性反应有哪些？如何处理？

②链霉素过敏性休克的处理措施与青霉素有何不同？

（2）案例讨论及角色扮演：

①案例：患者，女，37岁，结核病，患者10分钟前注射链霉素后出现烦躁不安、面色苍白等现象。查体：血压80/50 mmHg，呼吸24次/分，诊断为过敏性休克。

②讨论问题：该患者应立即予以什么药物抢救？该药可能会导致哪些不良反应？

③学生分成若干组，每组由1名学生扮演患者、每组由1名学生扮演护士。

④学生模拟护士按医嘱给药，观察用药后的临床表现及处理措施。

⑤对患者进行用药指导。

【结果与评价】

（1）选取2~3组学生为全班进行角色扮演，由同学进行评判。

（2）教师对小组代表和全班活动进行点评。

实训项目	结果	学生评价 （优、良、一般、差）	教师评价 （优、良、一般、差）	总评 （优、良、一般、差）
情景演练	演示效果及用药指导			
案例分析	用药合理性及分析			

（王 砚）

项目十五 抗恶性肿瘤药

学习目标

知识目标

1. 熟悉抗恶性肿瘤药的分类。
2. 熟悉抗肿瘤药物的共同不良反应及用药护理。
3. 了解常用抗肿瘤药物的作用、应用、不良反应及用药护理特点。

技能目标

1. 能对恶性肿瘤患者进行用药护理。
2. 关爱患者,能与患者进行合理有效沟通,观察患者病情变化及用药反应,做好用药指导。

恶性肿瘤(malignancy)是严重威胁人类健康的疾病,是目前造成人类死亡的主要原因之一。治疗恶性肿瘤的方法有手术切除、放射治疗、化学治疗、免疫治疗、病毒疗法、基因治疗、干细胞治疗、中医药治疗等。但手术切除、放射治疗和化学治疗仍为临床综合治疗的重要方法。抗恶性肿瘤药对肿瘤细胞和人体正常细胞的选择性小,因而应用过程中的不良反应广泛而严重。近年来在分子生物学、细胞动力学、免疫学、恶性肿瘤发病机制等理论指导下,抗恶性肿瘤药正从细胞毒类药物向针对恶性肿瘤发病机制的多环节作用的新型抗恶性肿瘤药发展,如生物反应调节剂(干扰素)、肿瘤细胞诱导分化剂(维A酸)、肿瘤细胞凋亡诱导剂(亚砷酸)、抗肿瘤侵袭及转移药、新生血管生成抑制剂、肿瘤耐药性逆转剂以及肿瘤基因治疗药物等，使恶性肿瘤化学治疗的疗效显著提高，并减少了不良反应及耐药性的发生。

任务一 恶性肿瘤及肿瘤细胞增动力学

正常组织细胞通过分裂的方式进行增殖。细胞从一次分裂结束到下一次细胞分裂完成所需要的时间称为细胞增殖周期。细胞增殖动力学是研究细胞群体的生长、繁殖及死亡的动态规律的科学。根据肿瘤细胞生长、繁殖的特点，可将肿瘤细胞群分为：

1. 增殖细胞群 肿瘤增殖细胞群与全部肿瘤细胞群的比称生长比率（growth fraction，GF）。肿瘤细胞从一次分裂结束到下一次分裂结束的时间为细胞周期，此期经历：DNA合成前期（G_1期）、DNA合成期（S期）、DNA合成后期（G_2期）和有丝分裂期（M期）4个时相。

2. 非增殖细胞群 为静止期（G_0期）细胞，有增殖能力但暂不进行分裂，对药物不敏感，当增殖期中对药物敏感的肿瘤细胞被杀灭后，处于G_0期的细胞可进入增殖期，是肿瘤复发的根源。

3. 无增殖能力细胞群 与药物治疗关系不大。

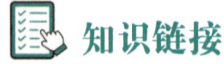
知识链接

癌症的超能力

1. 在没有任何正常"生长命令"情况下继续生长。
2. 无视邻近细胞发出的"停止命令"而继续生长。
3. 绕过体内细胞自杀机制。
4. 刺激血管生成。
5. 有效的永久性。
6. 侵入其他组织并向其他器官扩散。

（王　昕）

任务二 抗恶性肿瘤药的分类

根据药物作用的生化机制和药物作用的周期或时相特异性，可将抗恶性肿瘤药物分为以下几类。

一、根据抗恶性肿瘤药作用的生化机制分类

1. 干扰核酸（DNA、RNA）生物合成的药物
（1）阻止嘧啶类核苷酸形成的抗代谢药，如氟尿嘧啶等。
（2）阻止嘌呤类核苷酸形成的抗代谢药，如6-巯基嘌呤等。
（3）二氢叶酸还原酶抑制剂，如氨甲蝶呤等。
（4）DNA多聚酶抑制剂，如阿糖胞苷。
（5）核苷酸还原酶抑制剂，如羟基脲。
2. 直接影响DNA结构并阻止其复制的药物　如烷化剂、丝裂霉素C、博来霉素等。
3. 干扰转录过程和阻止RNA合成的药物　如放线菌素D、柔红霉素、阿霉素等。
4. 影响蛋白质合成的药物
（1）微管蛋白活性抑制剂，如长春碱类类。
（2）干扰核糖体功能的药物，如三尖杉酯碱。
（3）影响氨基酸供应的药物，如L-门冬酰胺酶。
5. 影响激素平衡发挥抗癌作用的药物　肾上腺皮质激素、雄激素、雌激素等。

二、根据抗恶性肿瘤药物作用的周期或时相特异性分类

抗恶性肿瘤药通过影响细胞周期的生化事件或细胞周期调控，对不同周期或时相的肿瘤细胞产生细胞毒作用并延长细胞周期的时相过渡（见图15-1）。

根据对细胞周期不同阶段作用的不同，抗恶性肿瘤药物可分为：
1. 细胞周期非特异性药物（cell cycle nonspecific agents，CCNSA）　主要杀灭增殖细胞群中各期细胞，如烷化剂、抗肿瘤抗生素等。
2. 细胞周期特异性药物（cell cycle specific agents，CCSA）　仅对增殖周期中的某一期细胞有较强的杀灭作用。
（1）主要作用于S期的药物，如氨甲蝶呤、6-巯基嘌呤、氟尿嘧啶等。
（2）主要作用于M期的药物，如长春碱、长春新碱。

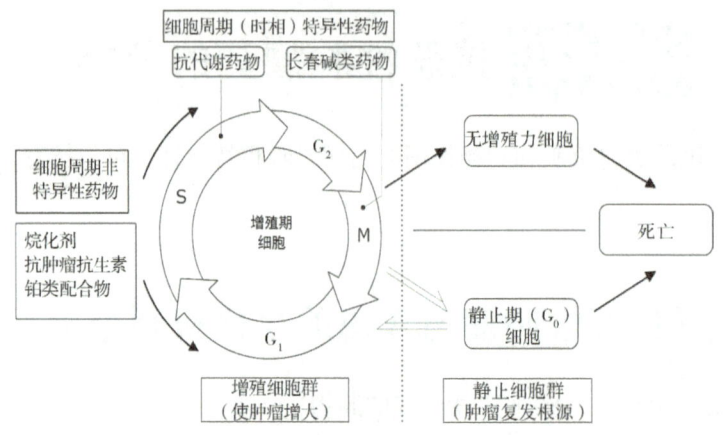

图15-1 细胞增殖周期与抗肿瘤药作用示意

（王　昕）

任务三　抗恶性肿瘤药常见不良反应及用药护理

目前抗恶性肿瘤药物对肿瘤细胞和正常细胞选择性低，在抑制或杀灭肿瘤细胞的同时，对正常组织细胞特别是增殖旺盛的组织细胞，如骨髓、消化道黏膜、淋巴组织、毛囊、性腺等易产生不同程度的损害。

1. 抑制骨髓造血功能　骨髓抑制是肿瘤化疗的最大障碍之一，大多数抗肿瘤药均有不同程度的骨髓抑制作用。主要表现为白细胞、红细胞、血小板减少及全血细胞下降，甚至发生再生障碍性贫血，其中白细胞和血小板的改变常作为用药剂量的指标。对此，用药期间应定期检查血象，观察有无出血和继发感染等情况。当 WBC $< 4.0 \times 10^9$/L 和（或）PLT $< 100 \times 10^9$/L 时，应停用药物，采取必要措施，如严格执行无菌操作，进行保护性隔离，预防交叉感染等。

2. 消化道反应　可出现食欲减退、恶心、呕吐、腹痛、腹泻、口腔甚至肠黏膜溃疡等，严重者可引起消化道出血。

（1）恶心、呕吐是抗恶性肿瘤药最常见的毒性反应。防治措施：①观察呕吐物性状；②鼓励患者进食，可给随意饮食并记录出入量；③必要时输液，维持水电解质平衡；④使用镇吐药。

（2）口腔溃疡。防治措施：①注意口腔清洁卫生；②使用漱口药液；③药物治疗，如复合维生素，进食前给以 0.5%～1% 利多卡因漱口减轻疼痛。

（3）腹痛、腹泻、肠黏膜溃疡甚至出血。防治措施：①注意观察大便情况；②药物治

疗 如止痛、止血、止泻；③如发生严重溃疡，应立即停药。

3. 静脉炎　防治措施：①合理选择利用静脉；②严格执行静脉穿刺及药液滴注的操作要求；③如发生静脉炎，可局部热敷。

4. 药液外漏引起局部红肿、热痛，甚至组织坏死　治疗措施：①24小时内冷敷以防药液扩散，24小时后热敷促使药液吸收；②用生理盐水及0.5%普鲁卡因局部皮下封闭；③外用可的松软膏以防局部组织溃烂。

5. 抑制免疫　大剂量应用时，可抑制机体免疫功能，易诱发感染。防治措施：注意观察患者有无发热、咽痛等感染的表现，发现问题及时处理。

6. 肝、肾损害　肝损害表现为肝大、黄疸、肝功能不全等；肾损害表现为蛋白尿、管型尿、血尿甚至肾功能不全等。环磷酰胺可引起急性出血性膀胱炎，尤其在大剂量静脉注射时易出现。

7. 神经毒性　长春新碱、顺铂具有周围神经毒性，可引起手足麻木、腱反射消失及末梢神经感觉障碍；长春新碱还有自主神经毒性，可引起便秘、直立性低血压或肠梗阻等；氨甲蝶呤鞘内注射可引起头痛及延迟性脑膜炎。

8. 其他　损伤毛囊引起脱发，引起闭经、精子减少等内分泌系统紊乱，致畸、致癌、致突变等。博来霉素、氨甲蝶呤引起肺纤维化，表现为干咳、呼吸困难，严重者可致死；阿霉素、丝裂霉素、顺铂、环磷酰胺等可引起心肌损伤、心肌炎、心肌缺血、心电图改变和充血性心功能不全等。

9. 耐药性　化疗过程中，肿瘤细胞对抗肿瘤药产生耐药性，是肿瘤化疗失败的重要原因，也是肿瘤化疗急需解决的难题。根据抗肿瘤药特性和肿瘤类型设计联合化疗方案，可以提高疗效、减轻毒性，并延缓耐药性的产生。

（王　昕）

任务四　常用抗恶性肿瘤药

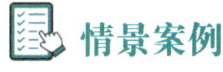

情景案例

> 患者，女，23岁。苍白、乏力10天。淋巴结与脾肿大，白细胞计数33.0×10⁹/L，非特异性酯酶阴性，糖原染色阳性，中性粒细胞碱性磷酸酶增加，骨髓中原始细胞占83.5%，过氧化物酶染色阴性。诊断：急性淋巴细胞白血病。

【分析】适宜选择什么药物治疗？如何指导患者用药？

一、影响核酸生物合成的药物

又称抗代谢药，其化学结构与体内某些代谢物质如叶酸、嘌呤碱、嘧啶碱等的化学结构相似，特异性拮抗有关代谢物质的作用，干扰核酸（尤其是DNA）的生物合成，阻止肿瘤细胞的分裂繁殖。是细胞周期特异性药物，主要作用于S期。

5-氟尿嘧啶

5-氟尿嘧啶（fluorouracil，5-FU）在细胞内转变为5-氟尿嘧啶脱氧核苷酸（5F-dUMP）而抑制脱氧胸苷酸合成酶，阻止脱氧尿苷酸（dUMP）甲基化为脱氧胸苷酸（dTMP），从而影响DNA的合成；其次，5-FU在体内转化为5-氟尿嘧啶核苷（5-FUR）后，能掺入RNA中干扰蛋白质合成而发挥抗肿瘤作用。口服吸收不规则，常静脉给药。分布于全身体液，易透过血-脑屏障，在肿瘤组织中的浓度较高。对消化道癌症和乳腺癌疗效较好；对卵巢癌、宫颈癌、绒毛膜上皮癌、膀胱癌等也有效。不良反应有消化道反应如恶心、呕吐、胃肠黏膜出血，骨髓抑制，脱发，肝、肾损害，膀胱炎，静脉炎或动脉内膜炎等。

用药注意：①评估患者机体状况，营养状况差、严重感染、妊娠等慎用；②药液置于10~27℃并避光保存；③部分患者用药后有光敏反应，告诉患者用药后避免暴露于强阳光和紫外线下。

6-巯基嘌呤

6-巯基嘌呤（mercaptopurine，6-MP）在体内干扰嘌呤代谢、阻碍DNA合成。对S期细胞作用最明显。

口服吸收良好，可分布到全身各组织。首选用儿童急性淋巴性白血病，大剂量用于治疗绒毛膜上皮癌。不良反应主要是消化道反应及骨髓抑制。对儿童的副作用一般少于成人。

用药注意：①应记录出入水量，鼓励患者多饮水、促进药物排泄，防止高尿酸血症，出现尿量过少及时报告医生；②注意患者肝功能及血象改变，白细胞计数急剧下降应立即停药；③别嘌醇（抗痛风药）能增强6-MP的抗肿瘤作用及毒性，合用时应注意减量。

氨甲蝶呤

氨甲蝶呤（methotrexate，MTX）化学结构与叶酸相似，竞争性抑制二氢叶酸还原酶，使四氢叶酸合成障碍,影响DNA合成;其次MTX还影响RNA和蛋白质合成。口服吸收良好,不易透过血-脑屏障。用于儿童急性白血病和绒毛膜上皮癌。不良反应多,如消化道、口腔溃疡,严重骨髓抑制,肝脏损害,肾损害,脱发,生殖毒性等。

用药注意:①肠道外给药的粉针剂只能用不含防腐剂的注射用水配制;②应密切观察骨髓象及肝、肾功能,如出现严重黏膜溃疡、腹泻(每日5次以上)、便血、白细胞或血小板明显减少等严重反应,应立即停药;③大剂量应用时需配合用亚叶酸钙;④碱化尿液;⑤肝、肾功能不全者及孕妇禁用。

阿糖胞苷

阿糖胞苷(cytarabine,Ara-C)抑制DNA多聚酶的活性而影响DNA合成;也可掺入DNA中干扰其复制,使细胞死亡。属周期特异性药物,对S期细胞最敏感。口服易破坏,一般静脉给药。是治疗成人急性粒细胞或单核细胞白血病的有效药物。不良反应有消化道反应、严重骨髓抑制,静脉注射可致静脉炎,对肝功能有一定影响。

羟基脲

羟基脲(hydroxycarbamide,HU)抑制核苷酸还原酶,阻止胞苷酸转变为脱氧胞苷酸,从而抑制DNA的合成。选择性杀伤S期细胞。对慢性粒细胞白血病有显著疗效,对黑色素瘤有暂时缓解作用。用药后可使瘤细胞集中于G_1期,故可作为同步化药物以提高肿瘤对化疗或放疗的敏感性。主要毒性为骨髓抑制,轻度消化道反应。

二、直接影响DNA结构和功能的药物

(一)烷化剂

烷化剂(alkylating agents)是一类化学性质很活泼的化合物,其具有的烷化基团能与细胞中DNA、RNA或蛋白质中亲核基团(氨基、巯基、羟基和磷酸基等)形成交叉联结或引起脱嘌呤作用,使DNA链断裂,在下一次复制时,又可使碱基配对错码,造成DNA结构和功能的损害,甚至细胞死亡。属于细胞周期非特异性药物。

环磷酰胺

环磷酰胺(cyclophosphamide,CTX)在体外无活性,进入体内在肿瘤细胞内转化成磷酰胺氮芥而发挥作用。其抗肿瘤谱较广,对恶性淋巴瘤疗效显著,对多发性骨髓瘤、急性淋巴细胞白血病、卵巢癌、乳腺癌、肺癌等也有效。常见不良反应有骨髓抑制、恶心、呕

吐、脱发、致畸胎等，大剂量可引起出血性膀胱炎。鼓励患者多饮水，密切观察小便情况，出现排尿困难或血尿，应及时报告医师。

护考链接

患儿，男，10岁。患急性淋巴细胞白血病入院。治疗方案中有环磷酰胺。在化疗期间要特别加强监测的项目是（　　）

A. 体温　　B. 血压

C. 脱发　　D. 血常规

E. 食欲

【解析】环磷酰胺抑制骨髓，故用药期间需加强监测血常规，本题选 D。

噻替哌

噻替哌（thiotepa，TSPA）结构中含三个乙撑亚胺基，能与细胞内 DNA 的碱基结合，影响肿瘤细胞的分裂。其选择性较高，抗瘤谱较广，主要用于乳腺癌、卵巢癌、肝癌和恶性黑色素瘤等。对骨髓有抑制作用，胃肠反应少见。局部刺激小，可做静脉注射、肌内注射、动脉内注射与胸（腹）腔内给药。

白消安

白消安（busulfan）又名马利兰，在体内解离后起烷化作用。小剂量即可明显抑制粒细胞生成。对慢性粒细胞白血病疗效显著，对慢性粒细胞白血病急性变无效。主要不良反应是胃肠反应，骨髓抑制。久用还可致闭经、睾丸萎缩。

（二）顺铂及卡铂

顺铂

顺铂（cisplatin，DDP）进入癌细胞后解离形成具有烷化功能的阳离子水化物，与 DNA 链上的碱基形成交叉联结，从而破坏 DNA 的结构和功能。属周期非特异性药物。抗瘤谱广，对非精原细胞性睾丸瘤最有效，对卵巢癌、淋巴肉瘤、膀胱癌、肺癌、前列腺癌有较好疗效。不良反应有胃肠反应、骨髓抑制等，大剂量或连续用药可引起严重而持久的肾毒性。

卡铂（carboplatin）的抗癌作用与顺铂相似，但活性较强、毒性较低。不良反应主要是骨髓抑制。

（三）抗生素类

丝裂霉素C

丝裂霉素C（mitomycin C，MMC）化学结构中有乙撑亚胺及氨甲酰酯基团，具有烷化作用，能与DNA的双链交叉联结，从而抑制DNA复制，也能使部分DNA链断裂，属周期非特异性药物。抗瘤谱广，可用于胃癌、肺癌、乳腺癌、慢性粒细胞性白血病、恶性淋巴瘤等。主要不良反应是骨髓抑制，其次是消化道反应。

博来霉素

博来霉素（bleomycin，BLM）为含多种糖肽的复合抗生素，能与铜或铁离子络合，使氧分子转化为氧自由基，使DNA单链断裂而组织DNA的复制。属周期非特异性药物，主要用于头、颈、口腔、食管、阴茎、外阴、宫颈等鳞状上皮癌。不良反应有发热、脱发、过敏、骨髓抑制、肺毒性等。其中肺毒性最为严重，在部分患者可引起间质性肺炎或肺纤维化。

（四）拓扑异构酶抑制剂

鬼臼毒素衍生物

鬼臼毒素（podophyllotoxin）是植物西藏鬼臼的有效成分，其衍生物依托泊苷（etoposide，VP-16）和替尼泊苷（teniposide，VM-26）通过抑制DNA拓扑异构酶Ⅱ活性，从而阻止DNA复制。属周期非特异性药物。临床用于治疗肺癌及睾丸肿瘤，恶性淋巴瘤。不良反应有骨髓抑制、胃肠反应等。

三、干扰转录过程和阻止RNA合成的药物

放线菌素D

放线菌素D属多肽类抗恶性肿瘤抗生素，能嵌入DNA双螺旋链中相邻的碱基对（鸟嘌呤和胞嘧啶）之间，与DNA结合成复合体，阻碍RNA多聚酶的功能，阻止RNA特别是mRNA的合成。属周期非特异性药物。抗瘤谱较窄，对恶性葡萄胎、绒毛膜上皮癌、恶性淋巴瘤、肾母细胞瘤、横纹肌肉瘤及神经母细胞瘤等疗效较好。不良反应有消化道反应如恶心、呕吐，骨髓抑制（表现为血小板先减少，后出现全血细胞减少），脱发等。

多柔比星

多柔比星（doxorubicin，ADM，阿霉素）为蒽环类抗生素，能嵌入DNA碱基对之间，阻止RNA转录过程，抑制RNA合成，也能阻止DNA复制。属周期非特异性药物。抗瘤谱广，疗效高，用于非霍奇金淋巴瘤、乳腺癌、卵巢癌、小细胞肺癌、胃癌、肝癌、膀胱癌、急性淋巴细胞白血病、粒细胞白血病等。不良反应有骨髓抑制、消化道反应、脱发、心脏毒性等，其中心脏毒性最严重，可引起心肌间质水肿和心肌退行性病变。

柔红霉素

柔红霉素（daunorubicin，DNR）抗恶性肿瘤作用和机制与多柔比星相同。主要用于急性淋巴细胞白血病和急性粒细胞白血病。主要不良反应有骨髓抑制、消化道反应、心脏毒性等。

四、影响蛋白质合成的药物

长春碱类

长春碱（vinblastine，VLB）及长春新碱（vincristine，VCR）与纺锤丝微管蛋白结合，使纺锤丝不能形成，抑制细胞的有丝分裂而发挥抗肿瘤作用。都属于细胞周期特异性药物。VLB主要用于急性白血病、恶性淋巴瘤及绒毛膜上皮癌；VCR对儿童急性淋巴细胞白血病疗效较好。长春碱类主要不良反应为神经症状、消化道反应、骨髓抑制、脱发、注射局部刺激等。VCR外周神经毒性较大。

紫杉醇类

紫杉醇（taxol）及紫杉特尔（docetaxel）能促进微管聚合，同时抑制微管的解聚，使纺锤体失去正常功能。对卵巢癌和乳腺癌有独特疗效。紫杉醇的不良反应主要有心脏毒性、骨髓抑制、神经毒性；紫杉特尔不良反应相对较少。

三尖杉酯碱

三尖杉酯碱（harringtonine）是从三尖杉属植物提取的生物碱，可抑制蛋白质合成的起始阶段，并使核蛋白体分解，蛋白质合成及有丝分裂停止。对急性粒细胞白血病疗效较好，对急性单核细胞白血病及慢性粒细胞白血病也有效。不良反应有消化道反应、骨髓抑制、脱发等。

L-门冬酰胺酶

L-门冬酰胺是重要氨基酸，某些肿瘤细胞自身不能合成，需从细胞外摄取。L-门冬酰胺酶（L-asparaginase，L-Asp）可将血清中门冬酰胺水解而使肿瘤细胞缺乏门冬酰胺供应，生长受抑。正常细胞能合成门冬酰胺，受影响较少。主要用于急性淋巴细胞白血病，常见不良反应为消化道反应等，偶见变态反应，应做皮试。

五、影响激素平衡的药物

临床发现乳腺癌、前列腺癌、甲状腺癌、宫颈癌、卵巢肿瘤及睾丸肿瘤等与相应的激素失调有关。故应用某些激素或其拮抗药改变相应的激素失调状态，以抑制这些激素依赖肿瘤的生长。

肾上腺糖皮质激素类

肾上腺糖皮质激素类药能抑制淋巴组织，使淋巴细胞溶解。对急性淋巴细胞白血病及恶性淋巴瘤的疗效较好，对慢性淋巴细胞白血病除降低淋巴细胞数目外，还可缓解伴发的自身免疫性溶血性贫血、血小板减少症，对其他肿瘤无效，并且因抑制免疫功能可能助长癌瘤扩展。临床常用的有泼尼松和泼尼松龙等。

雌激素

雌激素（estrogens）抑制下丘脑及垂体，减少促间质细胞激素的分泌，从而使睾丸间质细胞与肾上腺皮质分泌雄激素减少，直接拮抗雄激素促前列腺组织生长发育。用于前列腺癌。临床常用己烯雌酚。

雄激素

雄激素（androgens）抑制脑垂体前叶分泌促卵泡激素，使卵巢分泌雌激素减少，并拮抗雌激素的作用。对晚期乳腺癌，尤其是骨转移者疗效佳。

他莫昔芬

他莫昔芬（tamoxifen，TAM）为雌激素受体部分激动药，在体内雌激素水平较高时表现为抗雌激素效应，抑制雌激素依赖性肿瘤细胞生长。主要用于治疗晚期乳腺癌，尤其对雌激素受体阳性患者效果较好。

处方示例

患者，男，33岁。乏力伴左上腹饱胀感1个月。体格检查：浅表淋巴结无肿大，肝肋弓下未触及，脾肋下4 cm。血象：Hb 90 g/L，白细胞$170×10^9$/L，血小板$300×10^9$/L，原始粒细胞百分比1%，晚幼粒细胞百分比40%，分叶粒细胞百分比10%，嗜碱性粒细胞百分比2%，中性粒细胞碱性磷酸酶（NAP）（-），经骨髓检查确诊为慢性粒细胞白血病。处方如下：

Rp.

羟基脲片0.5 g×30片

【用法】3 g 每天2次，口服

【分析】羟基脲的用药护理注意事项有哪些？

六、任务实施：抗恶性肿瘤的应用与护理程序

（一）用药前护理评估

（1）病史及机体状况：确定患者肿瘤的病理诊断，了解患者营养状况、心理状态。

（2）用药史：有无药物过敏史。

（3）相关临床资料：了解肝、肾、心、肺功能检查情况，了解血常规、电解质检查结果。

（4）患者及其家属具有的与抗恶性肿瘤药及恶性肿瘤有关的知识的程度。

（二）用药期间的护理措施

（1）用药前的指导：合理地向患者及其家属讲解有关抗恶性肿瘤药及恶性肿瘤的知识，为患者提供心理支持，增强其抗癌信心。

（2）加强病室管理。

（3）合理选择静脉穿刺部位。

（4）药物不良反应的诊断及护理措施。

（三）用药护理评价

患者症状是否改善，相关的体检显示病情是否好转，有无严重的药物不良反应发生，生存质量是否提高等。

项目小结

使用抗恶性肿瘤药是肿瘤综合治疗中治疗手段之一。根据患者的机体状况、肿瘤的病理诊断、抗恶性肿瘤药的特性合理设计联合化疗方案,可以提高肿瘤化疗的疗效、降低抗恶性肿瘤药毒性、延缓肿瘤细胞产生耐药性,最终提高肿瘤治愈率、提高患者生存率,改善患者的生存质量。

医师、护师、患者之间通过有效的沟通与交流,达成共同预期治疗目标,既可使联合化疗方案顺利执行,又可提高患者的依从性。

(王 昕)

思考与练习

1. 治疗慢性粒细胞白血病首选药物是 ( )
   A.白消安　　　B.羟基脲　　　C.柔红霉素　　　D.α-干扰素　　　E.博来霉素
2. 临床应用环磷酰胺时应警惕的是 ( )
   A.肝肾损害　　B.口腔溃疡　　C.出血性膀胱炎　　D.继发感染　　E.脱发
3. 治疗肾病综合征宜选用的细胞毒性药物是 ( )
   A.环孢素A　　B.环磷酰胺　　C.长春新碱　　D.氨甲蝶呤　　E.阿霉素
4. 下列药物中易引起心肌及心脏传导系统损害的药物是 ( )
   A.环磷酰胺　　B.泼尼松　　　C.长春新碱　　D.氨甲蝶呤　　E.柔红霉素
5. 下列属于烷化剂的药物是 ( )
   A.紫杉醇　　　B.氨甲蝶呤　　C.环磷酰胺　　D.顺铂　　　　E.放线菌素
6. 化疗药物静脉注射时发生药液外渗,下列处理错误的是 ( )
   A.普鲁卡因局部注射　　　　　B.24小时内热敷
   C.硫代硫酸钠局部封闭　　　　D.立即停止给药
   E.等渗盐水局部注射
7. 烷化剂中易发生出血性膀胱炎的是 ( )
   A.氮芥　　　　B.环磷酰胺　　C.白消安　　　D.长春新碱　　E.卡莫司汀
8. 儿童急性淋巴细胞白血病宜选用 ( )
   A.长春新碱　　B.阿糖胞苷　　C.巯嘌呤　　　D.丝裂霉素　　E.环磷酰胺
9. 不抑制骨髓造血功能的抗肿瘤药是 ( )
   A.烷化剂　　　B.抗代谢药　　C.抗生素类药　　D.植物来源抗癌药　E.激素类药

10. 患者，女，14岁，确诊为肾病综合征2年，对肾上腺糖皮质激素耐药，现给予环磷酰胺冲击治疗，护理人员应特别注意观察的不良反应是　　　　　　　　　　　　　　　　　　　（　　）
    A．静脉炎　　　　　　　　　　　　B．出血性膀胱炎
    C．闭经　　　　　　　　　　　　　D．骨质疏松
    E．高血压

11. 主要用于S期的抗癌药　　　　　　　　　　　　　　　　　　　　　　　　　　　（　　）
    A．环磷酰胺　　　　B．氨甲蝶呤　　C．长春新碱　　　D．激素类　　　E．阿霉素

12. 环磷酰胺发挥抗肿瘤作用的作用机制主要是　　　　　　　　　　　　　　　　　（　　）
    A．影响DNA结构和功能　　　　　　B．阻止DNA合成
    C．影响激素水平　　　　　　　　　D．干扰蛋白质合成和功能
    E．干扰转录过程和阻止RNA合成

13. 氨甲蝶呤的骨髓抑制毒性可用下列哪种药物减轻　　　　　　　　　　　　　　　（　　）
    A．亚叶酸钙　　　　　　　　　　　B．维生素B_6
    C．维生素B_{12}　　　　　　　　　D．硫酸亚铁
    E．红细胞生成素

14. 下列哪种药物对肉瘤疗效好　　　　　　　　　　　　　　　　　　　　　　　　（　　）
    A．博来霉素　　　　B．阿糖胞苷　　C．环磷酰胺　　　D．氨甲蝶呤　　E．丝裂霉素

项目十六 激素类药

学习目标

知识目标

1. 掌握糖皮质激素、硫脲类药物、胰岛素、磺酰脲类药物的作用、临床应用和不良反应及用药护理。
2. 熟悉甲状腺激素、双胍类药的药理作用特点。
3. 了解碘及碘化物、放射性碘、性激素及避孕药的临床应用和用药护理。

技能目标

1. 能正确评价药物的疗效。
2. 能运用护理程序正确观察和处理药物不良反应。
3. 能合理指导患者合理使用药物。

激素是由机体的内分泌腺或内分泌细胞合成和分泌的生物活性物质，如肾上腺皮质激素、生长激素、性激素、甲状腺素等，对维持机体正常的生理功能和内环境的稳定发挥着重要的作用。任何一种激素增多或减少，均会导致机体生理功能和代谢活动的紊乱，甚至引起疾病。激素类药包括天然激素、人工合成激素及抗激素药。

任务一　肾上腺皮质激素类药

肾上腺皮质激素是肾上腺皮质合成和分泌的甾体激素的总称,肾上腺皮质由内到外依次为网状带、束状带、球状带,网状带细胞合成和分泌性激素主要为雄激素,还有少量的雌激素;束状带细胞合成和分泌糖皮质激素(glucocorticoids,GC),包括可的松(cortisone)、氢化可的松(hydrocortisone)等;球状带细胞主要合成和分泌盐皮质激素(mineralocorticoids),包括去氧皮质酮(desoxycortone)、醛固酮(aldosterone)。通常所指的皮质激素一般不包括性激素,临床常用的皮质激素类药物是指糖皮质激素类。

一、糖皮质激素

【体内过程】

口服、注射均易吸收。口服可的松或氢化可的松后1~2小时血药浓度达峰值,一次给药持续时间为8~12小时。药物主要在肝脏代谢,与葡糖醛酸或硫酸结合后自尿中排出。可的松和泼尼松原形无活性,需在肝脏中分别转化为氢化可的松和泼尼松龙而起效,故严重肝功能不全者宜选用氢化可的松或泼尼松龙。

处方示例

患者,女,17岁。3个月以来,患者晨起时双眼睑轻度水肿且间断出现双下肢水肿,可自行消退,未在意。近半个月感四肢无力,食欲减退,未明确诊治入院。经检查,确诊为:肾病综合征。处方如下:

Rp.

泼尼松片 20 mg×60片

【用法】20 mg　每天3次　口服

氢氯噻嗪片　25 mg×60片

【用法】25 mg　每天3次　口服

【分析】此患者为何用泼尼松治疗?糖皮质激素类药使用过程中应注意哪些问题?

【常用药物】

常用的糖皮质激素类药作用特点比较见表16-1。

表16-1 常用的糖皮质激素类药作用特点比较

类别	药物	糖代谢（比值）	水盐代谢（比值）	抗炎作用（比值）	等效剂量/mg	作用持续时间/小时	半衰期/分钟
短效	可的松	0.8	0.8	0.8	25.00	8～12	30
	氢化可的松	1.0	1.0	1.0	20.00	8～12	90
中效	泼尼松	4.0	0.8	3.5	5.00	12～36	60
	泼尼松龙	4.0	0.8	4.0	5.00	12～36	200
长效	地塞米松	20～30	0	30	0.75	36～54	100～300
	倍他米松	20～30	0	25～35	0.60	36～54	100～300
外用	氟氢可的松		125	12			
	氟氢松			40			

注：比值为与氢化可的松比较的相对强度。

【药理作用】

（1）抗炎作用：能抑制多种原因（如物理性、化学性、免疫性及病原生物性等）所引起的炎症反应，对炎症各个时期都有强大的抑制作用：在炎症早期可增高血管的紧张性、降低毛细血管通透性、抑制炎性细胞浸润及吞噬反应，减少各种炎性介质的释放，因此减轻渗出、水肿，从而缓解红、肿、热、痛等症状；炎症后期可抑制毛细血管和成纤维细胞的增生，延缓肉芽组织生成，防止粘连及瘢痕形成，减轻后遗症。

> 重点提示
>
> 糖皮质激素在炎症早期抑制白细胞的游走、活化则降低了机体的非特异性免疫，使机体的抵抗力降低，可致感染扩散；在炎症后期抑制肉芽组织生成又会导致伤口愈合延迟。

（2）抗免疫作用：糖皮质激素对免疫过程的许多环节都有抑制作用。①小剂量主要抑制细胞免疫，大剂量可抑制体液免疫；②干扰淋巴组织在抗原作用下的分裂和增殖，阻断致敏T淋巴细胞所诱发的单核细胞和巨噬细胞的聚集等，从而抑制组织器官的移植排异反应和皮肤迟发性过敏反应。对于自身免疫性疾病也能发挥一定的近期作用。

（3）抗毒素作用：提高机体对细菌内毒素的耐受力，减轻其对机体的损害，减少内热原的释放和直接作用于下丘脑体温调节中枢，降低体温调节中枢对致热原的敏感性，在感染毒血症中有解热和缓解中毒症状的作用。但不能中和或破坏内毒素，对细菌外毒素无效。

> **重点提示**
>
> 发热诊断未明前，不可滥用激素，以免掩盖症状使诊断发生困难。

（4）抗休克作用：大剂量可用于各种严重休克，特别是感染中毒性休克的治疗。其作用机制可能是：①糖皮质激素能降低血管对某些缩血管活性物质的敏感性，从而扩张痉挛收缩的血管，改善微循环；②糖皮质激素能减少心肌抑制因子（MDF）的形成，加强心肌收缩力；③糖皮质激素具有抗炎、抗毒、抗抑制等药理作用。因此大剂量的糖皮质激素广泛用于各种严重休克，特别是中毒性休克的治疗。

（5）对血液与造血系统的影响：皮质激素能刺激骨髓的造血机能，表现为：①红细胞、血红蛋白增多；②中性粒细胞增多，但却抑制其游走和吞噬作用；③大剂量的糖皮质激素也能使血小板数量增加、纤维蛋白原浓度升高，因而缩短凝血时间。但血液中淋巴细胞、嗜碱性粒细胞和嗜酸性粒细胞数量减少。

（6）影响代谢：糖皮质激素在生理剂量下主要就是参与物质代谢的调节，有利于保障机体供能及应激。它能促进糖原分解，抑制机体组织对糖的利用，使血糖升高；促进蛋白质分解，抑制合成；促进脂肪分解，抑制合成。长期大剂量时表现为四肢脂肪分解，重新分布到脸部、背部、腹部等部位，形成向心性肥胖；影响水盐代谢，产生保钠、排钾、排钙作用，该作用在生理剂量下影响比较小，当超生理剂量应用时，对物质代谢的影响明显增强，会引起低血钾、骨质疏松等。

（7）其他作用：

①对中枢神经系统作用：糖皮质激素可提高中枢神经系统兴奋性，出现欣快、激动、失眠等反应，偶可诱发精神失常，大剂量可致儿童惊厥或癫痫发作。

②对消化系统作用：糖皮质激素能促进胃酸和胃蛋白酶分泌，增进食欲，促进消化，但长期超生理剂量应用可诱发或加重溃疡病。

③对体温的影响：糖皮质激素能减少内源性致热原的释放并降低体温调节中枢对其敏感性，因而使体温降低。

④对骨骼系统的影响：糖皮质激素能促进骨中胶原和骨基质的分解，抑制成骨细胞的活力，致使骨质形成障碍，此外糖皮质激素还可以促进钙自尿中的排出致低钙血症，因此长期大剂量应用糖皮质激素可出现骨质疏松，尤以脊椎骨为甚，故常致腰背痛甚至发生压缩性骨折。

> **重点提示**
>
> 糖皮质激素不可与排钾利尿药合用，在用药期间给予低盐、低糖、低脂、高蛋白饮食，多食含维生素D、钙和钾盐丰富的食物。

【临床应用】

（1）替代或补充疗法：治疗急、慢性肾上腺皮质功能不全症、腺垂体功能减退症及肾上腺炎全切除术后等。

（2）严重感染性疾病：主要用于中毒性感染或同时伴有休克者，如中毒性菌痢、暴发性流行性脑膜炎及败血症等，在应用有效抗菌药物治疗感染的同时，可用糖皮质激素做辅助治疗。因其能增加机体对有害刺激的耐受性，减轻中毒反应，有利于争取时间，进行抢救。目前缺乏有效抗病毒药物，因此，病毒性感染一般不用激素，以免因用后机体防御能力降低而使感染扩散而加剧。

对于多种结核病的急性期，特别是渗出为主的结核病，在早期应用抗结核药的同时辅以短程糖皮质激素，可迅速退热，减轻炎症渗出，使积液消退，减少愈合过程中发生的纤维增生及粘连。但剂量宜小，一般为常规剂量的1/3～1/2。

（3）治疗炎症并防止其后遗症：可用于结核性脑膜炎、脑炎、心包炎、胸膜炎、风湿性心瓣膜炎、睾丸炎、关节韧带损伤性炎症和烧伤等，早期应用糖皮质激素可减轻炎症渗出和瘢痕形成，预防或减轻后遗症。

（4）过敏性疾病和自身免疫性疾病：

①过敏性疾病：如荨麻疹、花粉症、血清病、血管神经性水肿、过敏性鼻炎、支气管哮喘和过敏性休克等，应以肾上腺素受体激动药和抗组胺药治疗，病情严重或无效时也可合用糖皮质激素。吸入型糖皮质激素防治哮喘效果好且安全可靠，副作用少。

②自身免疫性疾病：如风湿热、风湿性心肌炎、风湿性或类风湿关节炎、肾病综合征和系统性红斑狼疮等，应用糖皮质激素后可缓解症状。对多发性皮肌炎，糖皮质激素为首选药。一般采用综合疗法，不宜单用，以免引起不良反应。

③器官移植：常与环孢素等合用于预防器官移植排斥反应。

（5）各型休克：各种原因引起的休克在综合治疗的同时，早期足量使用糖皮质激素有利于患者度过危险期。对感染性休克，须与足量有效的抗菌药合用，停药时先停激素后停抗菌药。对过敏性休克，糖皮质激素为次选药，可与首选肾上腺素合用。对低血容量性休克，在补液补电解质或输血后效果不佳者，可合用超大剂量糖皮质激素。

（6）血液系统疾病：对急性淋巴细胞白血病、再生障碍性贫血、血小板减少症和白细胞减少症等有一定疗效。目前采用与抗肿瘤药物联合的多药并用方案，停药后易复发。

（7）其他方面：可以用于肌肉和关节劳损、严重天疱疮、剥脱性皮炎、甲状腺危象等。

(8) 局部应用：治疗接触性皮炎、湿疹、肛门瘙痒、银屑病等，多采用氢化可的松、泼尼松龙或氟轻松等软膏、霜剂或洗剂局部用药；也用于眼结膜炎、角膜炎、虹膜炎等。

【不良反应】

(1) 长期超生理剂量应用引起的不良反应：

①类肾上腺皮质功能亢进症（库欣综合征）：表现为满月脸、水牛背、向心性肥胖、局部多毛、痤疮、皮肤变薄、高血压、糖尿、骨质疏松等（图16-1）。一般不需特殊处理，停药后可自行消失。

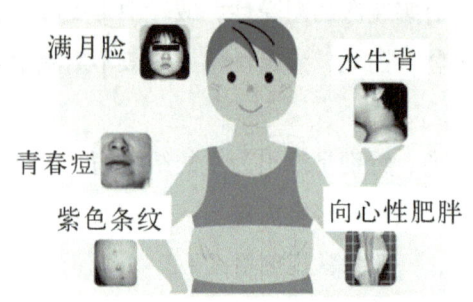

图16-1　库欣综合征

②诱发或加重感染：长期应用可诱发感染或使体内潜在病灶扩散，加重或出现新的感染，特别是原有疾病已使抵抗力降低者如肾病综合征、系统性红斑狼疮、结核病等更易发生。

③诱发或加重溃疡病：糖皮质激素可使胃酸、胃蛋白酶等损伤胃黏膜的因素增加，胃黏液等保护胃黏膜的因素减少，故可诱发或加重消化性溃疡，此类溃疡一般较表浅，但出血或穿孔发生率高。

④心血管系统并发症：长期用药可致高血压和动脉粥样硬化。

⑤神经系统症状：偶可诱发精神失常或癫痫，大剂量可致儿童惊厥。

⑥骨骼系统的症状：长期用药可致骨质疏松，多见于儿童、老年人和绝经妇女，严重者可引起自发性骨折，甚至发生股骨颈坏死。

⑦肌肉萎缩、创口愈合延迟：糖皮质激素促进蛋白质分解，抑制其合成，故可致肌肉萎缩、创口愈合延迟。

⑧对生长发育的影响：因负氮平衡且抑制生长素的分泌，故可致儿童生长迟缓。孕妇早期应用可致畸胎或新生儿皮质功能低下。

(2) 停药反应：

①药源性肾上腺皮质功能不全：长期应用超生理剂量的糖皮质激素，通过负反馈机制

使垂体分泌促皮质激素（ACTH）减少，导致肾上腺皮质萎缩和功能不全（图16-2）。如撤药太快或停药后遇到感染、创伤、手术、出血等严重应激情况，可出现恶心、呕吐、乏力、低血压，甚至休克等表现，称为肾上腺危象。因此长期用药应缓慢停药，并在停药前给予一定量的ACTH促进皮质功能恢复。皮质功能完全恢复需6～9个月，因此在停药后的半年内如遇应激状态（创伤、感染、手术等）应给予足量糖皮质激素。

②反跳现象：长期用药后若症状未完全控制，突然停药或减量太快，致使原有疾病复发或加重，称为反跳现象。常需加大剂量再行治疗，因此长期用药应待症状缓解后再逐渐减量、停药。

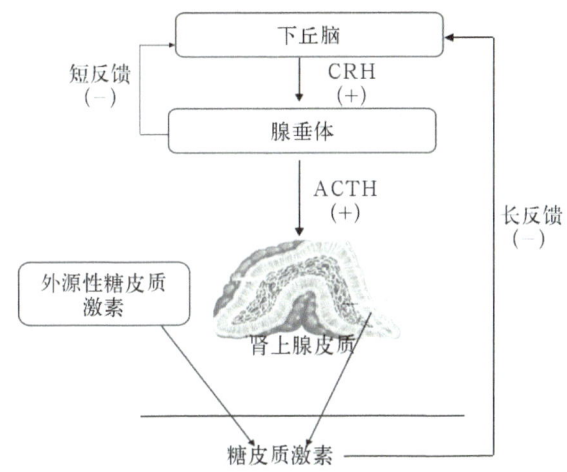

图16-2　下丘脑-腺垂体-肾上腺皮质轴

【禁忌证】

肾上腺皮质功能亢进症、严重高血压、糖尿病、抗菌药物不能控制的感染、活动性结核病、活动性消化性溃疡、精神病、癫痫、骨折、骨质疏松症、手术和创伤修复期、角膜溃疡、孕妇。

当适应证与禁忌证并存时，应充分权衡利弊，慎重决定。

【注意事项】

（1）用药方法：口服用药宜餐时给药，以减轻胃肠道症状；肌内注射宜选用臀大肌做深部注射，并经常更换注射位置，以免发生肌肉萎缩；静滴氢化可的松注射液（醇型）时应以25倍的5%葡萄糖注射液或生理盐水充分稀释至0.2 mg/mL，因其含有50%乙醇，注射后注意观察患者是否有乙醇所致的反应。

（2）药物的相互作用：与非选择性甾体抗炎药合用，可使消化性溃疡发生率增高；与强心苷合用，可致强心苷中毒；与降糖药合用，可致降糖效果减弱；与排钾利尿药合用，可致血钾降低更甚；与口服避孕药，可使糖皮质激素作用时间延长。

【用法及疗程】

（1）大剂量突击疗法：短期内给予大剂量的糖皮质激素，如氢化可的松首次剂量 200～300 mg 静脉滴注，1 日量可达 1 g 以上，甚至可用每次 1 g，每日 4～6 次的超大剂量。但疗程一般不超过 3 天。常用于抢救危重患者如严重中毒性感染及各种休克。

（2）一般剂量长期疗法：常选用泼尼松口服，每次 10～20 mg，每日 3 次，症状控制后，逐渐减药，直至最小维持量。糖皮质激素的分泌具有生理节律性，每日上午 8～10 时为分泌高峰，此时给药对肾上腺皮质的负反馈抑制作用最小，利用该节律，维持量的给药方法主要有两种：①每日晨给法，每晨 7～8 时给药 1 次，选择短效类药物；②隔日疗法，将两日的总药量在隔日早晨 7～8 时一次给予，常选择中效制剂如泼尼松等。常用于自身免疫性疾病或某些血液病的治疗。

（3）小剂量替代疗法：可的松每日 12.5～25 mg 或氢化可的松 10～20 mg，用于肾上腺皮质功能不全症、垂体前叶功能减退症及肾上腺皮质次全切除术后，以补充自身分泌量的不足。

（4）局部用药：常用于治疗皮肤病和眼部疾病。

药疗警示

> 患者，男，71 岁。因发热、恶心、呕吐，呕吐物为咖啡样，精神差，急诊入院。经检查，诊断为：肺部感染；急性胃炎。给予抗感染、抗酸药物治疗。在静脉滴注甲泼尼龙琥珀酸钠（40 mg 加入 0.9% 氯化钠 100 mL）20 分钟后患者出现精神兴奋，胡言乱语，手脚不安，不愿卧床。立即停用甲泼尼龙琥珀酸钠，肌注地西泮 10 mg 后症状逐渐消失，患者恢复正常精神状态。

二、盐皮质激素

盐皮质激素主要包括醛固酮和去氧皮质酮。在维持机体正常的水、盐代谢方面发挥着重要作用，能促进肾远曲小管和集合管对钠、水的重吸收和钾的排出，呈现出保钠排钾的作用。临床常与糖皮质激素类药物合用治疗慢性肾上腺皮质功能减退症。

三、任务实施

（一）用药前护理评估

1. 病史及机体状况　确定患者目前病情、适应证。了解既往病史，确认患者是否患过高血压、糖尿病、动脉粥样硬化、胃及十二指肠溃疡、结核病、骨质疏松；有无精神病或癫痫病史；是否处于妊娠期或哺乳期。测定患者的血压、心率、体液出入量、血糖、血钾的基础水平。

2. 用药史　详细询问患者近日是否用过激素，查看有无药物过量和不足的体征和症状，并了解使用激素的剂量、疗程和时间。

3. 相关临床资料　血常规、肝功能、肾功能、血钾与血糖水平。

4. 指导患者及家属　患者及其家属对应用激素类药物的治疗及引起不良反应和需要治疗的疗程知识的理解程度。

（二）用药期间的护理措施

1. 体液容量过高　与糖皮质激素引起的水钠潴留导致血容量增加有关；告知患者采用低盐、低糖、高蛋白、高纤维素饮食并多食含钾丰富的水果和蔬菜。

2. 血糖增高　与皮质激素过量有关；长期使用糖皮质激素时，要注意监测患者的血压、心率、体重、血糖、血钾等指标，并可作为调整用药剂量的依据。

3. 睡眠形态改变　与糖皮质激素中枢兴奋有关，必要时给予地西泮治疗。

4. 感染　与皮质激素抗免疫有关，要密切注意患者的感染体征，必要时与足量有效的抗菌药合用。

5. 消化道反应　与皮质激素刺激胃酸分泌有关，注意有无胃部疼痛、有无柏油样便，可加服硫糖铝、铋制剂等胃黏膜保护剂，必要时减药或停药并对症处理。

6. 损伤的危险　与皮质激素导致的脱钙、骨质疏松、肌肉萎缩有关，要注意观察患者有无腰背痛及其他部位骨痛，长期用药可加服维生素D和钙片预防骨质疏松和骨折。

7. 组织完整性损伤　与激素作用引起的伤口愈合延缓有关。

8. 指导患者　告知患者糖皮质激素有其明确的禁忌证和适应证，不可滥用，长期用药时不可擅自停药或减药；在长期用药时要采取措施尽量避免感染，减少意外碰撞；提前告知患者向心性肥胖等库欣综合征是常见的症状，在停药后会逐渐消失，以免患者恐慌或擅自停药。

（三）用药护理评价

观察患者病情的变化，判断症状是否改善；在停药后半年内如遇到感染、创伤、大失血或手术等应激情况时，应提醒医生补充足量的糖皮质激素。

> **护考链接**
>
> 患者，女，32岁。印刷厂彩印车间工人，因特发性血小板减少性紫癜住院。应用糖皮质激素治疗半月后好转出院。护士进行出院前的健康指导时，错误的是
> A．必须调换工种　　　　　B．坚持饭后服药
> C．避免到人多聚集的地方　D．注意自我病情监测
> E．若无新发出血可自行停药
> 【解析】长期用糖皮质激素时不可擅自停药或减药，故应选E。

（宋金玲）

任务二 甲状腺激素和抗甲状腺药

一、甲状腺激素

甲状腺激素由甲状腺上皮细胞合成和分泌，是维持机体正常代谢和生长发育必需的生物活性物质，包括三碘甲状腺原氨酸（3，5，3′-triiodothyronine，T_3）和四碘甲状腺原氨酸（3，5，3′-tetriodothyrenine，T_4，甲状腺素）。药用甲状腺激素为人工合成品。T_4脱碘可以转化为T_3，T_3的生物学活性比T_4大5倍。

甲状腺激素的合成过程包括碘的摄取和氧化、酪氨酸的碘化、碘化酪氨酸的缩合及T_3、T_4的释放（图16-3）。甲状腺激素分泌过多或过少均可导致相应疾病。

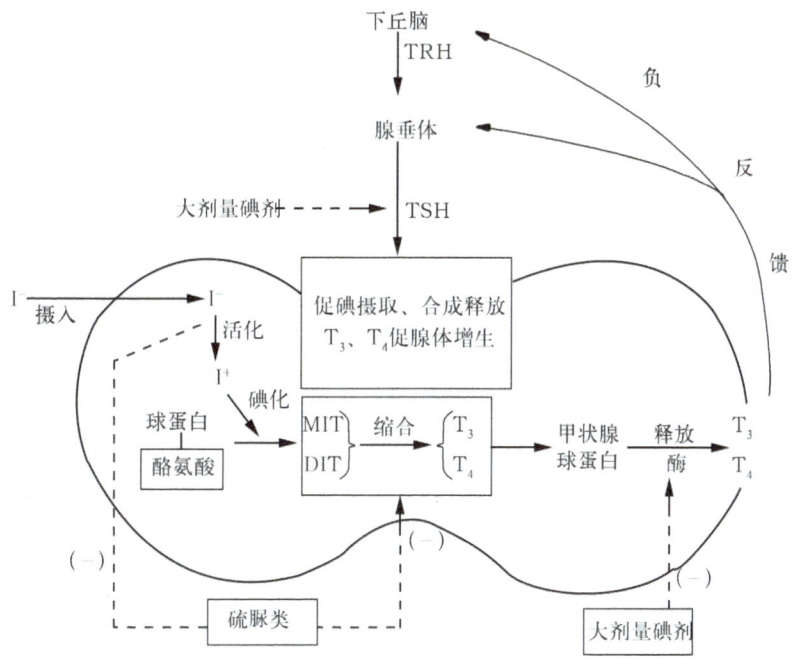

图16-3 甲状腺素的合成过程及抗甲状腺药作用部位示意

【药理作用】

(1) 维持正常生长发育：适量的甲状腺激素能促进蛋白质的合成、骨骼生长及中枢神经系统的发育。若婴幼儿时期甲状腺素分泌不足，则可引起呆小病，表现为身材矮小、智力低下；成人甲状腺功能不全时，可致黏液性水肿。

(2) 促进代谢：甲状腺激素能促进物质氧化分解，提高基础代谢率，使产热增多，故甲亢时出现多食善饥、消瘦、怕热、多汗等症状。

(3) 维持神经系统的兴奋性：甲状腺素维持中枢神经与交感神经的兴奋性，提高机体对儿茶酚胺的敏感性，故甲状腺功能亢进时，患者常易烦躁易怒、多疑、失眠、震颤、腱反射亢进等；心血管系统出现心率加快、心排出量增加及血压升高等症状。

【临床应用】

(1) 呆小病：治疗越早越好，尽早诊治，可使发育正常；诊治过晚，躯体可发育正常，但智力仍将低下。

(2) 黏液性水肿：一般从小剂量开始，逐渐增大用量至足量，症状控制后改为维持量。一般病情口服甲状腺素片，昏迷者立即静注大剂量T_3，清醒后改为口服。

(3) 单纯性甲状腺肿：碘缺乏所致者应主要补碘；但对于原因不明者，给予适量甲状腺素可补充体内甲状腺素的不足并抑制促甲状腺素（TSH）的过多分泌，缓解甲状腺代偿性肥大所致的压迫症状。

【不良反应】

过量出现甲状腺功能亢进症状，表现为怕热、多汗、心悸、震颤、烦躁、易怒等症状。心脏病患者可致心绞痛甚至心肌梗死，一旦出现应立即停药并对症处理。孕妇、哺乳期妇女慎用。高血压、冠心病、过速型心律失常患者禁用。

二、抗甲状腺药

抗甲状腺药是指用于治疗甲状腺功能亢进症的药物。甲亢是由于甲状腺素分泌过多导致的一组代谢紊乱性临床综合征，甲亢的治疗主要包括手术治疗和药物治疗，治疗甲亢的药物主要包括硫脲类、碘及碘化物、放射性碘及β受体阻断药四类。

处方示例

> 患者，女，29岁。出现怕热、多汗、心慌、手抖、乏力等症状1年，查体：甲状腺双侧Ⅱ度肿大，眼球轻度突出，双手震颤，诊断为甲状腺功能亢进症。处方如下：
>
> Rp.
> 甲巯咪唑片 10 mg ×30片
> 【用法】10 mg 一日3次 口服
> 【分析】此患者为何用甲巯咪唑治疗？抗甲状腺药有哪些不良反应？使用时要注意什么问题？

（一）硫脲类

本类药物是目前最常用的抗甲状腺药，主要包括硫氧嘧啶类如甲硫氧嘧啶（methylthiouracil，MTU）、丙硫氧嘧啶（propylthiouracil，PTU）和咪唑类如甲巯咪唑（thiamazole，他巴唑）、卡比马唑（carbimazole，甲亢平）等。

【药理作用】

（1）抑制甲状腺激素的生物合成：硫脲类药物能抑制甲状腺内的过氧化物酶，阻止酪氨酸的碘化与偶联，从而抑制甲状腺激素的生物合成（图16-3），对已合成的甲状腺激素无影响，须待体内贮存的甲状腺激素耗竭后才能充分显效，故起效慢，一般2~3周改善症状，1~3个月使基础代谢率恢复正常。

(2)抑制T_4转化为T_3：T_3的生物学活性比T_4大5倍，丙硫氧嘧啶能抑制T_4脱碘转化为T_3，故在重症甲亢及甲状腺危象时能迅速控制血清中T_3的水平。

(3)免疫抑制作用：甲亢的发病认为与异常的免疫反应有关，故硫脲类药物还有一定的对因治疗作用。

【临床应用】

(1)甲亢的内科治疗：适用于轻症无须手术、不宜手术或放射性碘治疗者。先给予大剂量的药物，产生最大抑制作用，如丙硫氧嘧啶，开始剂量为300~600 mg/d；待基础代谢率接近正常时减量至维持量，如丙硫氧嘧啶的维持量为25~100 mg/d，疗程1~2年。长期规律用药可使40%~70%的患者经内科治疗后不再复发。

(2)甲亢的术前准备：术前先服用硫脲类药物，使甲状腺功能接近正常水平，以防止手术患者在麻醉和术后发生并发症及甲状腺危象。手术前两周加服碘剂，使腺体组织变韧、血管退化，以利于手术。

(3)甲状腺危象：精神刺激、感染、手术等诱因可使大量甲状腺激素迅速释放入血，导致病情突然加重，出现高热、虚脱、心力衰竭、电解质紊乱等，称为甲状腺危象。主要的治疗措施是应用大剂量的碘剂和采取综合措施。大剂量硫脲类药物是重要的辅助治疗药，以快速控制症状并抑制T_4转化为T_3。

【不良反应】

(1)过敏反应：常见有皮疹、药热、瘙痒等过敏反应，无须停药，可自行消失。

(2)粒细胞缺乏症：是本类药物最严重的不良反应，发生率为0.3%~0.6%，常于用药后2~3个月发生，故用药期间应定期检查血象。

(3)胃肠道症状：表现为恶心、呕吐、腹痛、腹泻等症状，餐时服药可减轻。

(4)其他：长期应用可致肝损害、代偿性甲状腺腺体增生等。结节性甲状腺肿或合并甲状腺癌患者禁用。

（二）碘和碘化物

不同剂量的碘（iodine）和碘化物（iodide）可对甲状腺产生不同作用。

【药理作用】

(1)小剂量的碘及碘化物：碘是合成甲状腺激素的原料，常用含1：(10 000~100 000)碘化钠或碘化钾的加碘盐补充生理剂量的碘，促进甲状腺素的合成，用于预防和治疗单纯性甲状腺肿。

(2)大剂量的碘及碘化物：①通过抑制甲状腺球蛋白水解酶，减少甲状腺激素的释放而呈现抗甲状腺的作用。②拮抗TSH刺激腺体增生的作用，使腺体组织变韧、血管退化，利于进行手术及减少出血。③大剂量的碘和碘化物还能抑制甲状腺素的合成。本类药物抗甲状腺作用快而强，用药1~2天起效，10~15天达最大效应，但作用不持久。

【临床应用】

大剂量碘及碘化物主要用于：

（1）甲亢术前准备：一般于术前两周服用复方碘溶液，使腺体缩小变韧而利于手术。

护考链接

某甲亢患者，拟行甲状腺次全切除术，术前给予碘剂口服。在进行术前健康教育时，对服用碘剂的正确解释是（ ）

A．减少甲状腺血流　　　　B．抑制甲状腺素分泌
C．抑制甲状腺素合成　　　　D．增加甲状腺球蛋白分解
E．防止缺碘

【解析】大剂量碘使腺体组织变韧、血管退化，利于进行手术及减少出血。故本题应选A。

（2）甲状腺危象：将碘化物或复方碘溶液加入10%葡萄糖液中静滴，同时配合大剂量硫脲类药物及其他综合治疗措施。危象控制后及时停用碘剂。

【不良反应】

（1）碘过敏反应：表现为发热、皮疹、血管神经性水肿，严重者可致喉头水肿而引起窒息，常在用药后立即或几个小时后发生。必要时采取抗过敏措施。碘过敏者禁用。

（2）慢性碘中毒：表现为口腔和咽喉烧灼感、唾液分泌增多、鼻炎、结膜炎等黏膜刺激症状。

（3）甲状腺功能紊乱：长期服用碘剂可诱发甲亢。原有甲状腺炎患者易诱发甲状腺功能减退和甲状腺肿。

重点提示

碘能通过胎盘和进入乳汁，引起新生儿或婴儿甲状腺肿，故孕妇及哺乳期妇女应禁用。

(三)放射性碘

临床常用的放射性碘(radioiodine)是^{131}I,有效$t_{1/2}$是5天。被甲状腺组织摄取的^{131}I,发出的β射线(占99%),射程约2 mm,其损伤作用仅限于甲状腺组织内,出现类似手术的效果。适用于不宜手术、硫脲类药物无效或过敏及手术后复发者。^{131}I还可产生少量的γ射线(占1%),可穿透组织而不引起损伤,在体表测得,用作甲状腺摄碘功能的测定。

(四)β受体阻断药

普萘洛尔、阿替洛尔等β受体阻断药主要通过阻断$β_1$受体,缓解甲亢患者心率加快、焦虑等交感神经活性过强的症状;抑制甲状腺素的分泌;抑制外周组织T_4转化为T_3。

临床主要作为甲亢及甲状腺危象的辅助治疗药,常与硫脲类药物合用。也可用于甲亢的术前准备,于术前两周加用β受体阻断药可控制症状并避免腺体组织增生、充血。

三、任务实施

(一)用药前护理评估

1. **病史及机体状况** 患者有无引起甲状腺功能紊乱的高危因素,有无家族性甲状腺疾病及居住地的土壤、水是否缺碘等。有无结节性甲状腺肿或甲状腺癌;有无感染征象;有无碘过敏史;是否处于妊娠或哺乳期;了解患者的T_3、T_4水平和一般情况,安静状态下测定血压、心率、基础代谢率等,白细胞计数测定。

2. **用药史** 详细询问患者有无药物过敏史,是否服用过抗甲状腺药。

3. **相关临床资料** 血常规、心电图、肝肾功能、甲状腺分泌功能、心率、体重、身高。

4. **指导患者** 告知患者坚持规律用药的重要性,不可自行改变剂量或间隔服药,不可漏服或停药;不可擅自改变碘及碘化物的用量和疗程,避免发生碘中毒;在应用硫脲类药物期间要注意防止感染,若有低热或咽痛要及时复诊;在用^{131}I之前,告知患者避免食用一切含碘丰富的食物;教会患者自测脉搏,称量体重的方法。脉搏减慢、体重增加是治疗有效的标志。脉搏超过100次/分,应通知医生。

(二)用药期间的护理措施

1. **用药方法** 甲状腺素以清晨空腹服用为宜,治疗甲状腺功能减退症时宜从小剂量开始,逐渐加大用量至维持量;硫脲类药物宜从大剂量开始,控制症状后改为维持量。碘和碘化物的刺激性较强,可用果汁、牛奶稀释后用吸管服用,减少药物对牙齿的侵蚀。

2. 保有方法　甲状腺素和碘剂应避光保存。

3. 联合用药注意事项　硫脲类药物与磺胺药、巴比妥类、磺酰脲类药物合用会增强其抗甲状腺作用。监护不良反应　①应用甲状腺素时密切观察患者血压、脉搏、心率的变化，注意有无心悸、多汗、体重减轻、手指震颤等反应，老年人及心脏病患者若有心绞痛发作应予停药，并酌情使用β受体阻断药。②应用硫脲类药物治疗甲亢时应注意有无发热、咽痛、乏力等症状，勤查血象，若白细胞 $< 3×10^9/L$ 或粒细胞 $< 1.5×10^9/L$ 时应予停药。③应用碘剂注意有无热、皮疹、血管神经性水肿、喉头水肿等，一旦发生应立即停药并大量饮水或加服食盐促其排泄。

（三）用药护理评价

定期测定 T_3、T_4 水平；检测心率、血压、基础代谢率、甲状腺情况判断药物疗效。

（宋金玲）

任务三　胰岛素和口服降糖药

胰岛素和口服降糖药是用以治疗糖尿病的药物。糖尿病（DM）是由遗传和环境因素相互作用引起的以慢性血葡萄糖水平增高为特征的代谢性疾病。典型症状为"三多一少"即多食、多饮、多尿及消瘦。糖尿病已成为严重威胁人类健康的世界性公共卫生问题，估计我国现有糖尿病患者约4000万，居世界第2位。糖尿病是由于胰岛素分泌缺陷和（或）作用缺陷（胰岛素抵抗）所致。目前将糖尿病分成1型糖尿病、2型糖尿病、其他类型糖尿病和妊娠期糖尿病四型，最常见的是前两型。

1型（T1DM），因自身免疫异常导致胰岛β细胞破坏，造成胰岛素分泌绝对不足，多见于青少年，对胰岛素高度敏感，必须应用胰岛素治疗。

2型（T2DM），因多种因素如肥胖、年老及缺乏体力活动等，使靶器官对胰岛素的敏感性降低即产生胰岛素抵抗，多见于40岁以上成年人或老年人，主要治疗措施为调节饮食、适当运动及药物治疗。

处方示例

患者，女，55岁。多食、多尿20天。体重由55 kg降为45 kg，空腹血糖8.8 mmol/L，餐后血糖12.6 mmol/L，尿糖（++），尿酮（-），临床诊断：1型糖尿病。给予胰岛素治疗。

Rp.

胰岛素注射剂　400 U

【用法】8 U　一日3次　饭前半小时皮下注射

【分析】此患者为什么使用胰岛素治疗？使用胰岛素过程中出现低血糖反应，应如何处理？

一、胰岛素

胰岛素是由胰岛β细胞合成和分泌的一种含A、B两条肽链的蛋白质，药用胰岛素可由猪、牛等胰腺提取，但对人具有抗原性；人胰岛素主要通过DNA重组技术人工合成或将猪胰岛素B链第30号位的丙氨酸用苏氨酸代替制得。

【体内过程】

普通胰岛素易被消化酶破坏，故口服无效，必须注射给药，皮下注射吸收快，尤以前臂外侧和腹壁明显。注射用具为胰岛素笔，也可采用新型给药系统胰岛素泵。$t_{1/2}$约10分钟，但作用可维持数小时，主要在肝、肾灭活。在其制剂中加入碱性蛋白质（珠蛋白、精蛋白）可延长其作用时间，加入微量锌，可增加制剂的稳定性。按照胰岛素的维持时间可将其分为短效、中效和长效制剂。需注意的是所有中、长效制剂均为混悬制剂，不可静脉注射。常用胰岛素制剂特点及用法见表16-2。

表16-2　常用胰岛素制剂特点及用法

分类	制剂	给药途径	作用时间/小时			给药时间
			开始	高峰	持续	
短效	普通胰岛素（regular insulin）	静注	立即	0.5	2	用于急救
		皮下	0.5~1	2~4	6~8	餐前0.5小时，3~4次/日
中效	低精蛋白锌胰岛素（isophane insulin）	皮下	3~4	8~12	18~24	早餐前0.5~1小时，1次/日，必要时晚餐前加1次
	珠蛋白锌胰岛素（globin zinc insulin）	皮下	2~4	6~10	12~18	
长效	精蛋白锌胰岛素（protamine zinc insulin）	皮下	3~6	16~18	24~36	早餐前或晚餐前0.5~1小时，一次/日

【药理作用】

（1）调节糖代谢：促进糖原的合成与贮存，抑制糖原的分解和异生，加速葡萄糖的氧化和酵解，使血糖的来源减少，去路增加而降低血糖。

（2）调节脂肪代谢：促进脂肪合成，抑制其分解，减少游离脂肪酸和酮体的生成。

（3）调节蛋白质代谢：促进蛋白质合成，抑制其分解。

（4）促进钾离子由细胞外进入细胞内，纠正细胞内缺钾或降低血钾。

【临床应用】

（1）糖尿病：主要用于1型糖尿病，也可用于经饮食控制和口服降血糖药治疗效果不佳的2型糖尿病，尤其是β细胞功能明显减退者；伴酮症酸中毒、非酮症性高渗性昏迷等并发症的糖尿病；合并重度感染、妊娠、分娩、创伤、手术等各型糖尿病。

（2）极化疗法：将葡萄糖、胰岛素、氯化钾组成极化液进行极化疗法，可促进钾内流，纠正细胞内缺钾，防止心肌梗死或其他心脏病变时的心律失常；也可用葡萄糖、胰岛素降低血钾浓度，治疗高钾血症。

【不良反应】

（1）低血糖：因胰岛素用量过大或注射后未按时进食所致，为胰岛素最常见的不良反应。表现为心慌、出汗、饥饿感、手足震颤、头晕，严重者甚至昏迷。

（2）过敏反应：动物来源的胰岛素具有抗原性，可致过敏反应，如注射部位瘙痒、荨麻疹、血管神经性水肿等，一般轻微而短暂，偶见过敏性休克。

（3）耐受性：是机体对胰岛素的敏感性降低的现象，又称胰岛素抵抗。急性胰岛素抵抗由创伤、感染、手术、情绪激动等应急状态引发，短时间内加大胰岛素用量至数百甚至几千单位；长期用药每日胰岛素的用量达200 U以上者认为是慢性胰岛素抵抗，可能与体内产生胰岛素抗体有关。换用其他类型制剂或高纯度胰岛素可缓解胰岛素抵抗现象。

（4）局部反应：长期皮下注射，可出现皮下脂肪萎缩或皮下硬结。女性常见。

二、口服降糖药

（一）磺酰脲类

本类药物是在磺胺类基础上发展而来，第一代药物主要包括甲苯磺丁脲（tolbutamide，D860）和氯磺丙脲（chlorpropamide）。第二代药物包括格列本脲（glibenclamide，优降糖）、格列吡嗪（glipizide，美吡达）等，降糖作用明显增强。第三代药物格列齐特

(gliclazide，达美康)、格列苯脲（glimepiride）等除降糖外还能抑制血小板的黏附。第二、三代药物降糖作用好、低血糖等不良反应发生率低，为目前临床常用。

【作用与应用】

（1）促进胰岛素的分泌：本类药物主要通过刺激胰岛的β细胞分泌胰岛素而产生降糖作用，另外此类药物还能提高靶组织与胰岛素的结合力。主要用于胰岛功能尚存（30%以上）的2型糖尿病及对胰岛素产生耐受性的患者，对胰岛功能完全丧失者无效。

（2）抗利尿：氯磺丙脲、格列苯脲能促进抗利尿激素（ADH）的分泌且增强其作用，产生抗利尿作用，可用于尿崩症的治疗。

（3）对凝血功能的影响：格列齐特、格列波脲等第三代药物能抑制血小板的聚集及黏附。对改善糖尿病患者的微血管病变有益。

【不良反应】

（1）低血糖：本类药物较严重的不良反应是持久性低血糖，老年人及肝肾功能不全者较易发生，氯磺丙脲最易发生，故老年人不宜使用氯磺丙脲。

（2）胃肠道症状：为常见的不良反应，表现为胃肠不适、恶心、呕吐、腹泻等，饭后服药可减轻。

（3）其他：过敏反应，表现为荨麻疹、皮肤瘙痒等，偶见白细胞、血小板减少及溶血性贫血，故用药期间应定期检查血象。

（二）格列奈类

本类药物为非磺酰脲类促胰岛素分泌药，常用药物包括瑞格列奈（repaglinide，诺和龙）、那格列奈（nateglinide，唐力）等。

【作用与应用】

本类药物的降糖机制与磺酰脲类相似，其突出的优点为模拟胰岛素的生理性分泌，口服起效快，能快速有效地控制餐后高血糖，被称为"餐时血糖调节剂"。临床主要用于饮食控制效果不佳的2型糖尿病，尤其适用于糖尿病肾病者。主要不良反应为低血糖反应，但较磺酰脲类发生率低。那格列奈诱发低血糖反应的危险性更小。

（三）双胍类

常用药物有二甲双胍（metformin，甲福明）、苯乙双胍（phenformine，苯乙福明），因后者易致乳酸性酸中毒，因此临床常用二甲双胍。

【作用与应用】

本类药物通过抑制葡萄糖自肠道的吸收，增加组织对葡萄糖的无氧酵解，抑制糖原的异生，减少胰高血糖素的释放等机制而明显降低糖尿病患者血糖水平，但对正常人血糖无影响。临床主要用于饮食控制无效的轻、中度2型糖尿病患者，尤其是伴肥胖者。对胰岛素抵抗及磺酰脲类治疗失败者仍有效。

【不良反应】

常见的不良反应为胃肠道反应，表现为厌食、恶心、呕吐、腹泻等；最严重的不良反应为乳酸血症、酮血症，常见于苯乙双胍，发生后死亡率较高。故应严格控制该类药物的使用。

（四）α-葡萄糖苷酶抑制药

临床常用的药物的有阿卡波糖（acarbose）、伏格列波糖（voglibose）、米格列醇（miglitol）等。

【作用与应用】

本类药物能抑制小肠中的淀粉酶、蔗糖酶等各种葡萄糖苷酶，使淀粉和蔗糖等碳水化合物分解为葡萄糖的速度减慢，葡萄糖的吸收延缓，从而降低餐后血糖。可单独或与其他降血糖药合用治疗轻、中度2型糖尿病。

【不良反应】

因降糖作用较弱，单独使用不引起低血糖反应；因延缓糖类的分解和吸收，所以常致腹胀、排气增多等胃肠道反应。

（五）胰岛素增敏药

常用药物主要有罗格列酮（rosiglitazone）、吡格列酮（pioglitazone）、环格列酮（ciglitazone）等。

【作用与应用】

本类药物的主要作用为：①在胰岛素存在的情况下，增强靶组织对胰岛素的敏感性，改善胰岛素抵抗；②减少胰岛细胞的死亡，阻止胰岛β细胞的衰退；③能降低三酰甘油和低密度脂蛋白，升高高密度脂蛋白，纠正脂质代谢紊乱；④能抑制血小板的聚集和血管内皮细胞的增生，延缓糖尿病血管并发症的发生。单用或与其他降血糖药合用治疗2型糖尿病，尤其是伴有胰岛素抵抗的糖尿病患者。

案例分析

患者，男，48岁。糖尿病史6年，一直采用饮食调节并服用口服降糖药治疗。患者工作繁忙经常漏服药物，血糖控制不稳定，现要求改用简单的治疗方案，改善治疗效果。医嘱给予停用达美康、拜唐苹；保留二甲双胍，加用诺和锐12 U、8 U早、晚餐前注射。

试分析：

2型糖尿病为何注射胰岛素治疗？

【解析】患者多种口服药治疗血糖仍不理想，应改用胰岛素治疗；该患者较年轻，必须严格全面控制血糖以延缓并发症的发生。

【不良反应】

本类药物低血糖反应的发生率低。常见不良反应为嗜睡、头痛、胃肠道症状、水肿、体重增加等，需注意的是曲格列酮有肝毒性，应控制使用。

三、任务实施

（一）用药前护理评估

1. 病史及机体状态　了解患者的一般情况，评估患者眼睛的状态，有无视物模糊、白内障、青光眼及视网膜病变；皮肤有无缺损；血压、心率及呼吸是否正常；测定血糖、尿糖、尿酮、血钾、心电图及肝肾情况。了解患者有无高血压、心脏病，是否处于妊娠期或哺乳期。

2. 用药史　详细询问患者是否用过胰岛素或其他口服降血糖药，制剂、剂量及效果如何，有无药物过敏史，有无胰岛素抵抗。

3. 相关临床资料　血常规、血压、体重、血糖、尿糖、血电解质及肝肾功能、凝血时间等。

4. 评估患者及其家属有关知识掌握程度　了解患者及其家属对应用胰岛素及口服降血糖药治疗方面的知识及对注射技术的掌握情况。

5. 指导患者及其家属用药方法　胰岛素应避光、冷藏保存，但不可冷冻；教会患者正确使用胰岛素及胰岛素笔；不断更换注射部位，以免发生皮下脂肪萎缩；准确把握口服降糖药和胰岛素的用药时间；识别低血糖反应的前驱症状、明确潜在的低血糖因素及应急处理措施，一旦出现应立即口服糖类食物或静注50%的葡萄糖液。

（二）用药期间的护理措施

1. **用药注意事项** 抽吸胰岛素前应轻摇混匀，避免用力摇动，以免破坏药物；使用混合胰岛素应先抽吸短效胰岛素，后抽吸长效胰岛素；用药时间准确，普通胰岛素须在餐前30分钟皮下注射，中长效胰岛素须在早餐前0.5~1小时皮下注射。

甲苯磺丁脲、格列齐特、阿卡波糖、瑞格列奈餐前服；氯磺丙脲、格列吡嗪早餐前顿服；格列本脲早餐后服；二甲双胍餐后服。

2. **注射部位的选择** 常用注射的部位包括双上臂外侧、腹部（脐周及腰围除外）、臀部两侧和双大腿外上1/4。各个部位应轮流注射。每个部位的两次注射位置间隔1寸左右。

3. **胰岛素与其他它药物的相互作用** ①与非甾体抗炎药、双香豆素、氨茶碱、利血平等合用可增强作用；②与酒精、苯妥英钠、甲状腺素、口服避孕药、胰高血糖素等药物合用可降低胰岛素作用；③与普萘洛尔等β受体阻断药合用会掩盖胰岛素的低血糖反应。

4. **进行相关检查** 测定患者的血压、心率、血糖、尿糖、血钾、心电图及肝肾情况，及时调整用量。

5. **严密观察药物的不良反应** ①低血糖反应，一旦发生病情较轻者可饮用糖水或含化糖块，严重者可静注50%的葡萄糖注射液，昏迷者可反复注射直至患者清醒，对无输液条件的院外急救可肌注胰高血糖素进行救治。②过敏反应，轻者可用抗组胺药治疗，重者应用糖皮质激素治疗，也可换用无抗原性的人胰岛素。③皮下脂肪萎缩，应经常更换注射部位，或选用较纯的胰岛素制剂。④胰岛素抵抗，可适当增大胰岛素剂量，也可换用高纯度胰岛素或人胰岛素。

（三）用药护理评价

患者症状是否改善，检测血糖、尿糖，判断药物的控制效果。

护考链接

患者，女，65岁。因2型糖尿病需注射胰岛素，出院时护士对其进行健康教育，对患者自行注射胰岛素的指导中，不正确的是（　　）

A. 行皮下注射，进针角度90°　　B. 不可在发炎、有瘢痕、硬结处注射

C. 进针后不能有回血　　D. 应在上臂三角肌下缘处注射

E. 注射区皮肤要消毒

【解析】胰岛素常用皮下注射的部位包括双上臂外侧、腹部（脐周及腰围除外）、臀部两侧和双大腿外上1/4，故本题应选D。

（宋金玲）

任务四 性激素与抗生育药

性激素为性腺所分泌的甾体激素，包括雌激素、孕激素和雄激素，前两者合称为女性激素。目前临床应用的性激素类药物是人工合成品及其衍生物。将睾酮结构进行改造，使雄激素活性减弱而蛋白合成作用增强，这种衍生物即为同化激素。计划生育是我国提高人口素质的一项基本国策，其中，常用的抗生育药大多属于性激素制剂。

一、性激素

（一）雌激素类药物

天然雌激素雌二醇、雌酮和雌三醇易在肝被破坏，故口服效果远较注射为差。人工合成的炔雌醇、炔雌醚及戊酸雌二醇、己烯雌酚等在肝内破坏较慢，口服效果好，作用较持久。油溶液制剂或与脂肪酸化合成酯做肌内注射，可延缓吸收，延长其作用时间。

【药理作用】

（1）促进女性成熟：促进女性性器官和第二性征的发育和成熟，并维持女性第二性征。

（2）促进子宫内膜增殖：增加子宫和输卵管的活动，并增强子宫肌对缩宫素的敏感性。与孕激素配合维持月经周期。

（3）抑制排卵：较大剂量可作用于下丘脑垂体系统，抑制GnRH分泌，发挥抗排卵作用；还具有对抗雄激素作用。

（4）影响乳腺发育和乳汁分泌：小剂量能刺激乳腺导管及腺泡的生长发育；大剂量抑制催乳素对乳腺的刺激作用，减少乳汁分泌。

（5）影响代谢：增强骨质钙化，加速骨骺闭合。

【临床应用】

（1）子宫发育不全、卵巢功能不全：原发性或继发性卵巢功能低下患者以雌激素替代治疗，可促进外生殖器、子宫及第二性征的发育。与孕激素类合用，可产生人工月经周期。

（2）围绝经期综合征：绝经期综合征是更年期妇女因雌激素分泌减少，垂体促性腺激素分泌增多，造成内分泌平衡失调的现象。采用雌激素替代治疗可抑制垂体促性腺激素的分泌，从而减轻各种症状，并能防止由雌激素水平的降低所引起的病理性改变。此外，局部用药对老年性阴道炎及女阴干枯病等有效。

（3）功能性子宫出血：促进子宫内膜增生，修复出血创面。

（4）乳房胀痛及退乳：部分妇女停止授乳后可发生乳房胀痛，可用大剂量雌激素抑制乳汁分泌，减轻胀痛。

（5）晚期乳腺癌：绝经5年以上的乳腺癌可用雌激素治疗，但绝经期以前的患者禁用。

（6）前列腺癌：大剂量雌激素类可使症状改善，肿瘤病灶退化。

（7）痤疮：青春期痤疮是由于雄激素分泌过多所致，故可用雌激素类治疗。

（8）绝经期和老年性骨质疏松症：雌激素与雄激素联合治疗。

（9）避孕：与孕激素组成复合制剂用于避孕。

【不良反应及注意事项】

（1）常见恶心、厌食、呕吐，尤以早晨多见。采用注射用药或从小剂量开始，逐渐增加剂量减轻反应。

（2）长期大量应用可引起子宫内膜过度增生导致子宫出血，故有子宫出血倾向及子宫内膜炎者慎用。

（3）除前列腺癌及绝经期后乳腺癌患者外，禁用于其他肿瘤患者。肝功能不良者可能引起胆汁淤积性黄疸，慎用。

（二）孕激素类药物

天然孕激素为主要由卵巢黄体分泌的黄体酮（孕酮），含量很低。临床应用的为人工合成品，可分为两大类：①17α-羟孕酮类，如甲羟孕酮（安宫黄体酮）、甲地孕酮、氯地孕酮、己酸孕酮；②17α-去甲睾酮类，如炔诺酮、双醋炔诺酮、炔诺孕酮（甲炔诺酮）。

【药理作用】

（1）对子宫作用：①月经后期，促使子宫内膜由增生转变为分泌期，有利于孕卵着床和胚胎发育；②抑制子宫收缩，降低子宫对缩宫素敏感性，有安胎作用。

（2）对卵巢影响：抑制垂体分泌黄体生成素，抑制排卵。

（3）对乳腺的影响：促进乳腺泡发育，为哺乳做准备。

（4）对代谢的影响：竞争性地对抗醛固酮，从而促进Na^+和Cl^-的排泄并利尿。

【临床应用】

（1）先兆性流产和习惯性流产：由于黄体功能不足所致的先兆流产与习惯性流产，孕激素类有时可以安胎，但对习惯性流产，疗效不确实。

（2）功能性子宫出血：因黄体功能不足所致子宫内膜不规则的成熟与脱落而引起子宫出血时，应用孕激素类可使子宫内膜协调一致地转为分泌期，可维持正常的月经。

（3）痛经和子宫内膜异位症：与雌激素制剂合用，抑制排卵并减轻子宫痉挛性收缩从而止痛，也可使异位的子宫内膜退化。

（4）子宫内膜腺癌：大剂量可使子宫内膜瘤体萎缩。

（5）前列腺肥大或癌症：大剂量可减少睾酮分泌，促使前列腺细胞萎缩退化。

（6）避孕。

【不良反应】

较少，偶见头晕、恶心及乳房胀痛等。长期应用可引起子宫内膜萎缩，月经量减少，并易诱发阴道真菌感染。19-去甲睾酮类可使女性胎儿男性化，不宜用于先兆流产和习惯性流产。大剂量时可致肝功能障碍。

（三）雄激素类药

天然雄激素为睾酮（睾丸素）。临床常用的为人工合成的甲睾酮（甲基睾丸素）、丙酸睾酮（丙酸睾丸素）和苯乙酸睾酮（苯乙酸睾丸素）。

【药理作用】

（1）生殖系统：促进男性性征和生殖器官发育成熟，促进精子的生成及成熟。睾酮还可抑制垂体前叶分泌促性腺激素（负反馈），对女性可减少雌激素分泌。尚有抗雌激素作用。

（2）同化作用：显著促进蛋白质合成（同化作用），减少氨基酸分解（异化作用），使肌肉增长，体重增加，体力和一般功能改善。

（3）刺激骨髓造血功能：在骨髓功能低下时，较大剂量雄激素可直接刺激骨髓造血，特别是红细胞的生成。

（4）增加肾脏对钙、磷的吸收，利于骨骼发育和骨折愈合。

【临床应用】

（1）睾丸功能不足：无睾症、类无睾症、隐睾症，做替代疗法。

（2）功能性子宫出血：利用其抗雌激素作用使子宫平滑肌及其血管收缩，内膜萎缩而止血。

（3）晚期乳腺癌：对晚期乳腺癌或乳腺癌转移者，采用雄激素治疗可使部分患者的病情得到缓解。

（4）再生障碍性贫血及其他贫血：用丙酸睾酮或甲睾酮可使骨髓功能改善。

（5）病后虚弱、老年人骨质疏松症。

（6）绝经期综合征：与雌激素合用。

【不良反应和注意事项】

（1）女性男性化：如长期应用于女性患者可能引起痤疮、多毛、声音变粗、闭经、乳腺退化、性欲改变等男性化现象，应立即停药。

（2）黄疸：多数雄激素能干扰肝内毛细胆管的排泄功能，引起胆汁淤积性黄疸。

（3）孕妇及前列腺癌患者禁用。因有水、钠潴留作用，肾炎、肾病综合征、肝功能不良、高血压及心力衰竭患者也应慎用。

（四）同化激素

同化作用较好，而雄激素样作用较弱的睾酮衍生物，即同化激素，如苯丙酸诺龙、司坦唑酮（康力龙）及美雄酮（去氢甲基睾丸素）等。能促进蛋白质合成；加速骨钙化和骨生长；促进组织新生和肉芽形成。主要用于蛋白质同化或吸收不良，以及蛋白质分解亢进或损失过多等情况，如营养不良、严重烧伤、手术后慢性消耗性疾病、骨折不易愈合、老年骨质疏松和肿瘤恶病质、小儿发育不良等患者。服用时应同时增加食物中的蛋白质成分。

长期应用可引起水钠潴留及女性轻微男性化现象，有时引起肝内毛细胆管胆汁淤积而发生黄疸。肾炎、心力衰竭和肝功能不良者慎用，孕妇及前列腺癌患者禁用。

二、抗生育药

生殖过程包括精子和卵子的形成与成熟、排卵、受精、着床，以及胚胎发育等多个环节。阻断其中任何一个环节都可以达到避孕和终止妊娠的目的。

(一) 主要抑制排卵的避孕药

包括复方炔诺酮片、复方甲地孕酮片、复方炔诺孕诺酮、复方己酸孕酮注射剂等。根据药效长短及使用方法可分为三类（表16-3）。

表16-3 临床常用避孕药制剂及用法

制剂名称	成分		用法
	孕激素/mg	雌激素/mg	
短效口服避孕药			口服：从月经周期第5日起，每晚服1片，连服22日，不能间断。如停药7日仍不来月经，应即服下一周期的药
复方炔诺酮片	炔诺酮 0.6	炔雌醇 0.035	
复方甲地孕酮片	甲地孕酮 1.0	炔雌醇 0.035	
复方炔诺孕酮Ⅰ号片	炔诺孕酮 0.3	炔雌醇 0.03	
长效口服避孕药			口服：月经周期第5日服1片，以后每隔25日或28日服药1片
复方炔诺孕酮Ⅱ号片	炔诺孕酮 10.0	炔雌醚 2.0	
复方氯地孕酮片	氯地孕酮 12.0	炔雌醚 3.0	
长效注射避孕药			于月经周期第5日深部肌内注射2支，以后每隔28日或于每次月经周期第11~12日注射1支
复方己酸孕酮注射液	己酸孕酮 250.0	戊酸雌二醇 5.0	
复方甲地孕酮注射液	甲地孕酮 25.0	戊酸雌二醇 3.5	

【作用与应用】

目前应用的女性避孕药以此类为主。主要通过抑制卵泡的生长成熟，并抑制LH释放，两者协同而抑制排卵。还可干扰生殖过程的其他环节，如抑制子宫内膜的正常增殖，影响受精卵着床；抑制子宫和输卵管的正常活动，改变受精卵在输卵管的运行速度，以致受精卵不能适时地到达子宫；使宫颈黏液变得更黏稠，使精子不易进入子宫腔等。主要用于避孕。

【不良反应及注意事项】

（1）类早孕反应：少数妇女在用药初期可出现轻微的类早孕反应，如恶心、呕吐及挑食等。

（2）子宫不规则出血：较常见于用药后最初几个周期中，可加服炔雌醇。

（3）闭经：有1%~2%服药妇女发生闭经。如连续两个月闭经，应停药。

（4）乳汁减少：少数哺乳妇女乳汁减少。

（5）其他：可能出现痤疮、皮肤色素沉着，个别人可能血压升高。肝炎、肾炎、高血压、糖尿病、哺乳期不宜用。乳房肿块、子宫肌瘤及宫颈癌患者禁用。呕吐严重者可加服维生素B_6。漏服会导致避孕失败。

（二）抗着床避孕药

又称探亲避孕药，能快速抑制子宫内膜的发育和分泌功能，干扰孕卵着床而产生避孕作用。应用不受月经周期的限制，无论在排卵前、排卵期或排卵后服用，都可影响孕卵着床。常用药物有甲地孕酮、炔诺孕酮及左炔诺孕酮，其剂量及用法见表16-4。

表16-4　抗孕卵着床药的剂量及用法

药物	剂量/mg	使用方法
甲地孕酮（探亲避孕1号片）	2.0	探亲当日中午服1片，以后每晚服1片，至分居，次日晨再服1片
炔诺孕酮（探亲避孕片）	5.0	同居当晚服1片，同居10日以内，每晚1片，连服10日，同居半个月，连服14片。超过半个月者，服完14片后接服避孕片1号或2号
左炔诺孕酮	0.75	口服，0.75 mg/次，12小时后可重复一次。只作为无保护的性生活后紧急避孕药，首次剂量服用越早越好

（三）外用避孕药

主要有壬苯醇醚、孟苯醇醚、烷苯醇醚，是目前使用最普遍的外用杀精子药。通过杀死精子，或使精子失去游动、穿透卵子的能力而无法受精。

不良反应为阴道局部有刺激反应，表现为分泌物多、外阴瘙痒，多次使用后可逐渐消失。

（四）主要影响精子的避孕药

棉酚可影响精子的发生过程，使精子数量减少甚至消失，但不影响男性第二性征，一般停药3个月内精子的生成过程恢复正常。不良反应有乏力、食欲减退、恶心、呕吐、心悸等。

（五）抗早孕药

抗早孕药是在妊娠期的前12周内，能产生完全流产作用的终止妊娠药物。如早期使用，其效果相当于一次正常月经，又称催经止孕药。本类药物可通过阻断孕酮对子宫平滑肌的抑制作用或增强前列腺素对子宫平滑肌的兴奋作用，使子宫收缩活动增强而终止妊娠。常用药物有米非司酮和米索前列醇。

米非司酮（息隐）

米非司酮为炔诺酮的衍生物，为孕激素受体的阻断剂。本药可对抗孕酮对子宫内膜作用，能抗孕卵着床，单用可作为房事后避孕的有效措施。妊娠早期应用可使子宫收缩加强,并软化、扩张子宫颈,可用于终止早期妊娠,具有抗早孕作用。主要作为非手术抗早孕药,用于终止停经49天内的妊娠。也可用于避孕失败后预防妊娠的补救措施(紧急避孕)。与前列腺素类药物合用可提高完全流产率,降低不良反应发生率。

主要不良反应为引起子宫出血时间延长。可能会有些特殊的风险,如败血症等。

米索前列醇

米索前列醇为前列腺素E_1的衍生物,对妊娠子宫有显著收缩作用。因此被用于抗早孕和引产,与米非司酮合用能提高终止妊娠效果。

米非司酮与米索前列醇联合应用已成为目前终止早期妊娠最成功的抗早孕药。其特点是:完全流产率高;对母体无明显不良反应;流产后月经能迅速恢复;对再次妊娠无影响。米非司酮通过抗孕激素作用,阻断内源性孕酮对子宫内膜的作用,增强子宫平滑肌收缩活动,松弛宫颈,以利于胚泡排出体外。米索前列醇具有增强子宫收缩活动和促进宫颈扩张的作用。米非司酮与米索前列醇联合应用适于停经49日内的早期妊娠。

项目小结

肾上腺皮质激素以糖皮质激素较常用。在药理剂量时,具有"四抗二影响"作用:即抗炎、抗毒、抗免疫、抗休克和对血液、对代谢的影响,其"四抗"作用是其治疗作用的基础。临床上可用于严重感染、防止炎症的后遗症,以及过敏性疾病、自身免疫性疾病、休克和某些血液病的治疗。用于严重感染时,必须与有效的抗菌药物配合使用。糖皮质激素会对机体代谢产生影响,久用会出现不良反应和并发症。不良反应除引起肾上腺皮质功能紊乱外,还可诱发或加重多种疾病,应用时必须严格选择适应证及合适的制剂、剂量、疗程。长期应用时应逐渐减量,不可突然停药,以免产生停药反应。

甲状腺激素主要治疗呆小症和黏液性水肿;抗甲状腺药包括硫脲类、碘剂和放射性碘以及β受体阻断药,合理的药物治疗可以控制甲状腺功能亢进症状,也是术前准备的基本手段,对"甲亢"的内科治疗用硫脲类,主要不良反应为粒细胞缺乏症。大剂量碘剂可抑制甲状腺激素的释放,而用于"甲状腺危象"的治疗。小剂量碘剂可防治单纯性甲状腺肿。^{131}I所产生的β射线可直接破坏甲状腺实质,用于不宜手术或手术后复发及硫脲类药无效或过敏者。普萘洛尔通过阻断β受体降低交感神经张力,缓解心悸等症状;还可减少甲状腺激素释放,减少T_4

转为T_3，用于甲状腺功能亢进的手术前准备。

临床上常用的降血糖药有胰岛素和口服降血糖药。胰岛素降血糖作用强，主要用于1型糖尿病和出现严重并发症的糖尿病患者，正确选择给药时间、剂量和剂型对疗效有重要意义，其不良反应有低血糖及过敏反应等。口服降血糖药作用弱，但能口服，临床上主要用于2型糖尿病；磺酰脲类、餐时血糖调节药等促进胰岛素分泌的药物对胰岛功能完全丧失的患者无效，胰岛素增敏药和双胍类则仍然有效。糖尿病药物治疗必须配合控制饮食和运动。

性激素有雌激素、孕激素和雄激素。主要作用是促进性器官的发育成熟和维持第二性征，常用于原发性性器官发育不全的替代疗法。雌激素对促性腺激素有负反馈作用，可用于治疗围绝经期综合征、乳房胀痛等。孕激素有安胎作用，用于先兆性流产。

由于雌、雄激素互相对抗，常用雌激素治疗前列腺癌，雄激素治疗乳腺癌。人工合成的睾酮衍生物，同化作用较强，可用于慢性消耗性疾病、老年骨质疏松和肿瘤恶病质等的治疗。

女用避孕药主要是通过抑制促性腺激素的分泌而抑制排卵，达到避孕效果。棉酚是通过抑制睾丸的精子发生过程发挥避孕作用。抗早孕药米非司酮和米索前列醇可终止早期妊娠。

（宋金玲）

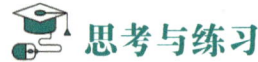

思考与练习

1. 糖皮质激素全身应用时不良反应较多，但不会引起 （ ）
   A．水肿　　　　B．高血压　　C．高血钾　　D．高血钠　　E．高血糖
2. 糖皮质激素的禁忌证不包括 （ ）
   A．活动性溃疡病　　　　　　B．癫痫
   C．糖尿病　　　　　　　　　D．抗菌药不能控制的感染
   E．肾上腺功能减退症
3. 肝功能不良者不宜选用的糖皮质激素为 （ ）
   A．可的松　　　B．氢化可的松　C．泼尼松龙　　D．地塞米松　　E．倍他米松

4. 长期应用糖皮质激素的患者，饮食应采用 （ ）
   A. 低盐，低糖，低蛋白 B. 低盐，低糖，高蛋白
   C. 低盐，高糖，低蛋 D. 高盐，低糖，低蛋白
   E. 高盐，高糖，低蛋

5. 严重细菌感染需用糖皮质激素做辅助治疗时，应采取 （ ）
   A. 大剂量突击静脉滴注 B. 大剂量肌内注射
   C. 小剂量多次给药 D. 首次负荷量，然后给予维持量
   E. 长期大剂量静脉滴注

6. 下列哪种情况禁用糖皮质激素 （ ）
   A. 虹膜炎 B. 角膜溃疡 C. 视网膜炎 D. 角膜炎 E. 视神经炎

7. 糖皮质激素的抗毒作用是指 （ ）
   A. 对抗细菌内毒素 B. 中和细菌外毒素
   C. 稳定溶酶体膜 D. 抗菌和抗病毒作用
   E. 提高机体对内毒素的耐受力

8. 长疗程应用糖皮质激素采用隔日清晨一次给药可避免 （ ）
   A. 诱发溃疡 B. 停药症状
   C. 反馈性抑制垂体-肾上腺皮质功能 D. 诱发感染
   E. 反跳现象

9. 糖皮质激素隔日疗法的给药时间最好在隔日 （ ）
   A. 中午12点 B. 上午8点 C. 晚上7点 D. 下午2点 E. 夜间9点

10. 糖皮质激素引起的与蛋白质代谢相关的不良反应是 （ ）
    A. 精神失常 B. 多毛 C. 向心性肥胖 D. 肌肉萎缩 E. 高血压

11. 糖皮质激素和抗生素合用治疗严重感染的目的是 （ ）
    A. 增强机体对疾病的防御能力 B. 增强抗生素的抗菌活性
    C. 增强机体应激性 D. 抗毒、抗休克，缓解毒血症症状
    E. 拮抗抗生素的副作用

12. 糖皮质激素的生理效应不包括 （ ）
    A. 水和电解质代谢 B. 提高中枢神经系统的兴奋性
    C. 糖代谢 D. 脂肪代谢
    E. 蛋白质代谢

13. 属于长效糖皮质激素的药物是 （ ）
    A. 氢化可的松 B. 甲泼尼松 C. 可的松 D. 地塞米松 E. 泼尼松龙

14. 长期大量应用糖皮质激素的副作用是 （ ）
    A. 骨质疏松 B. 粒细胞减少症 C. 血小板减少症 D. 过敏性紫癜 E. 花粉症

15. 甲状腺危象的治疗应采取 ( )
    A. 大剂量硫脲类单用　　　　　　B. 单用大剂量碘剂
    C. 大剂量碘剂+硫脲类药物　　　　D. 小剂量碘剂+硫脲类药物
    E. 小剂量碘剂+硫脲类药物+糖皮质激素
16. 大剂量碘剂产生抗甲状腺作用的主要原因是 ( )
    A. 抑制甲状腺激素的合成　　　　B. 使腺泡上皮破坏、萎缩
    C. 抑制免疫球蛋白的生成　　　　D. 抑制甲状腺激素的释放
    E. 抑制碘泵
17. 治疗呆小症的主要药物是 ( )
    A. 甲巯咪唑　　B. 卡比马唑　　C. 丙硫氧嘧啶　　D. 甲状腺激素　　E. 小剂量碘剂
18. 丙硫氧嘧啶治疗甲状腺功能亢进的严重不良反应是 ( )
    A. 瘙痒　　　B. 药疹　　　C. 粒细胞缺乏　　D. 关节痛　　E. 咽痛、喉水肿
19. 下列哪种疾病禁用甲状腺激素 ( )
    A. 克汀病　　　　　　　　　　　B. 呆小症
    C. 甲状腺危象　　　　　　　　　D. 黏液性水肿
    E. 单纯性甲状腺肿
20. 可迅速改善甲状腺危象症状的药物是 ( )
    A. 硫脲类　　B. 小剂量碘剂　　C. 大剂量碘剂　　D. ^{131}I　　E. 糖皮质激素
21. 硫脲类药物的抗甲状腺作用是由于 ( )
    A. 抑制甲状腺对碘的摄取　　　　B. 抑制过氧化物酶的活性，使碘离子不能氧化
    C. 抑制甲状腺激素释放　　　　　D. 加速甲状腺激素的破坏
    E. 抑制甲状腺球蛋白水解酶的活性
22. 下述哪一种糖尿病不需首选胰岛素治疗 ( )
    A. 合并严重感染的中型糖尿病　　B. 酮症酸中毒
    C. 轻或中型糖尿病　　　　　　　D. 妊娠期糖尿病
    E. 幼年重型糖尿病
23. 可造成乳酸血症的降血糖药是 ( )
    A. 氯磺丙脲　　B. 胰岛素　　C. 甲苯磺丁脲　　D. 二甲双胍　　E. 格列齐特
24. 胰岛素常用的给药途径 ( )
    A. 口服　　　B. 静脉注射　　C. 皮下注射　　D. 肌内注射　　E. 气雾吸入
25. 甲苯磺丁脲主要用于哪种糖尿病 ( )
    A. 轻中型胰岛功能尚存者　　　　B. 幼年型
    C. 糖尿病酮症酸中毒　　　　　　D. 糖尿病高渗性昏迷
    E. 胰岛功能完全丧失者

26. 注射胰岛素过量引起的严重不良反应是 （　）
　　A．低血糖反应　　B．过敏反应　　C．低血钾反应　　D．耐受性　　E．局部反应
27. 雌激素的用途错误的是 （　）
　　A．月经过少　　　　　　　　B．功能性子宫出血
　　C．退乳　　　　　　　　　　D．围绝经期综合征
　　E．乳腺肿瘤
28. 治疗痛经可用 （　）
　　A．己烯雌酚　　B．炔雌醇　　C．甲睾酮　　D．司坦唑醇　　E．孕酮
29. 关于雄性激素的作用，说法错误的是 （　）
　　A．促进男性性器官发育　　　　B．维持男性第二性征
　　C．抑制骨骼生长　　　　　　　D．刺激骨髓造血机能
　　E．促进蛋白质的合成
30. 外科手术后体质消瘦者宜可选用 （　）
　　A．己烯雌酚　　B．炔雌醇　　C．甲睾酮　　D．苯丙酸诺龙　　E．孕酮
31. 口服避孕药Ⅰ号、Ⅱ号避孕作用的环节是 （　）
　　A．干扰着床　　B．抑制排精　　C．抑制排卵　　D．杀灭精子　　E．收缩子宫
32. 抗着床避孕药的主要优点是 （　）
　　A．效果可靠　　　　　　　　B．使用方便
　　C．毒性低　　　　　　　　　D．不受经期周期限制
　　E．价廉
33. 患者，女，28岁。诊断为系统性红斑狼疮。临床表现发热，体温最高38.5℃，关节、肌肉酸痛，有脏器损害，急性溶血性贫血，护士应遵医嘱指导患者首选服用哪种药物 （　）
　　A．丙种球蛋白　　　　　　　B．免疫抑制剂
　　C．糖皮质激素　　　　　　　D．抗疟药
　　E．非甾体抗炎药
34. 患者，王某，女，50岁，近期体重逐渐增加，多毛，皮肤屡发感染且经久不愈。查体：血压160/110 mmHg，满月脸，向心性肥胖，两侧下腹部紫纹，辅助检查：血浆皮质醇上午8点：50 μg/dL（正常值小于30 μg/dL），请问可能原因是： （　）
　　A．糖尿病　　　　　　　　　B．甲亢
　　C．细菌感染　　　　　　　　D．类肾上腺皮质功能亢进症
　　E．肥胖症

实践 16-1　糖皮质激素类药的用药护理

【实训目的】

（1）通过用药案例分析，掌握糖皮质激素药的应用特点。

（2）学会合理应用糖皮质激素类药并做好用药护理。

（3）能对患者做好用药指导。

【实训准备】

（1）教学示教片：糖皮质激素临床应用及不良反应的教学片。

（2）临床用药案例：与肾上腺皮质激素有关的病例、处方示例。

（3）泼尼松片剂、地塞米松注射液。

（4）环境：药物实训室、模拟病房。

【实训方法】

（1）观看教学片。

（2）情景案例：

患者，女，55岁，因发热、咳嗽、乏力4天到诊所就诊。门诊医生诊断为上呼吸道感染，给予头孢曲松2 g、地塞米松5 mg静脉输液治疗，症状明显缓解。连续用药6天后，患者再次出现体温升高、咳嗽，症状比用药前更重。后到医院经进一步检查，确诊为肺结核。

试分析：在该病例中糖皮质激素的应用是否合理?病情复发并加重的原因是什么?作为护士该如何进行合理用药?

①学生以小组为单位，根据用药案例，讨论分析。

②每小组推选1名学生代表发言，其他同学提问。

③教师点评、总结。

【结果与评价】

实训项目	结果	学生评价 （优、良、一般、差）	教师评价 （优、良、一般、差）	总评 （优、良、一般、差）
情景演练	演示效果及用药指导			
案例分析	用药合理性及分析			

（宋金玲）

实践 16-2 降血糖药的用药护理

【实训目的】

（1）通过用药案例分析，掌握胰岛素和口服降糖药的应用特点。

（2）学会合理应用降血糖药并做好用药护理。

（3）能对患者做好用药指导。

【实训准备】

（1）胰岛素使用方法的电教片。

（2）临床用药案例。

（3）药品：二甲双胍、胰岛素、瑞格列奈胰岛素注射液、胰岛素笔及针头、血糖仪、胰岛素泵。

（4）环境：药物实训室、模拟病房。

【实训方法】

（1）观看教学片。

（2）模拟进行胰岛素皮下注射及学会使用胰岛素笔、胰岛素泵。

（3）情景演练：

患者，男，65 岁，有糖尿病病史 8 年，有 2 型糖尿病家族史。一直使用磺胺类药物治疗，并进行严格的饮食控制。开始比较有效，现服用格列齐特缓释片 120 mg，1 次/天，二甲双胍 500 mg，3 次/天，但近 3 个月来血糖控制欠佳，空腹血糖 > 10 mmol/L，无糖尿病相关慢性并发症。患者不愿接受全天胰岛素替代治疗，故在调整口服降糖药的基础上加用睡前注射一次胰岛素 8 U 治疗。

试分析：用药是否合理？为什么？使用时应注意什么问题？如何进行用药指导？

① 学生以小组为单位，根据用药案例，讨论分析。

② 每小组推选 1 名学生代表发言，其他同学提问。

③ 教师点评、总结。

【结果与评价】

实训项目	结果	学生评价 （优、良、一般、差）	教师评价 （优、良、一般、差）	总评 （优、良、一般、差）
情景演练	演示效果及用药指导			
案例分析	用药合理性及分析			

（宋金玲）

项目十七 生物制品

学习目标

知识目标
1. 掌握常用生物制品的分类，以及常用生物制品的作用特点及临床运用。
2. 熟悉各类生物制品的保存及运输。
3. 了解生物制品临床应用注意事项。

技能目标

初步具有根据生物制品的用途、不良反应及注意事项制定护理措施，对患者、家属进行相关护理宣教的能力。

生物制品是以微生物、细胞、动物或人源组织和体液等为原料，应用传统技术或现代生物技术制成，用于人类疾病的预防、治疗和诊断。

一、生物制品的种类

根据生物制品的用途可分为预防用生物制品、治疗用生物制品和诊断用生物制品三大类。

（一）预防用生物制品

预防用生物制品是用细菌、病毒、细菌和病毒的代谢产物，通过人工培养减毒致弱或用物理、化学方法杀灭病原体，使其失去毒力，但仍保持其免疫原性，制造而成的生物制剂。预防用生物制品一般通过注射、气雾、饮水、点眼、滴鼻、划痕等不同的途径，对机体进行免疫接种后，持续刺激机体产生特异性抗体，以中和或消灭侵入机体的病原微生物，从而达到预防传染病的效果。

常用的预防用生物制品有疫苗、类毒素和γ-球蛋白三类。

1. 疫苗　是指为了预防、控制传染病的发生、流行，用于人体预防接种的疫苗类预防性生物制品。预防接种用的生物制品包括疫苗、菌苗和类毒素。其中，由细菌制成的为菌苗；由病毒、立克次体、螺旋体制成的为疫苗，有时也统称为疫苗。

（1）灭活疫苗：制备过程是先从患者分离得到致病的病原细菌或病毒，经过选择，将细菌放在人工培养基上培养，收获大量细菌，再用物理或化学法将其灭活（杀死），可除掉其致病性而保留其抗原性（免疫原理）；病毒只能在活体上培养，如动物、鸡胚或细胞培养中复制增殖，从这些培养物中收获病毒，灭活后制成疫苗。这类疫苗的特点是，生产周期短，属无毒制品，安全，容易保存。但因抗原不能在体内繁殖，所以使用剂量较大，免疫期较短，因此，免疫效果不如弱毒活疫苗好。目前使用的灭活苗大多在制品中加入了适当的佐剂。

（2）减毒活疫苗：指人工选育的减毒或自然无毒的细菌或病毒，具有免疫原性而不致病，经大量培养收获病毒或细菌制成。活疫苗用量小，只需接种一次，便可在体内增殖而达到免疫功效；而灭活疫苗用量大，并且需接种2~3次方能达到免疫功效。这类疫苗的特点是体积小，容易保存，便于运输，有效期较长，但需低温保存。如麻疹弱毒冻干苗、脊髓灰质炎弱毒冻干苗、卡介苗等等。

两者各有优缺点。现在，疫苗可通过基因重组技术来制备，主要用于尚不能用人工培养的细菌或病毒。

2. 类毒素　一些细菌在培养过程中产生的毒性物质称为外毒素，外毒素经化学法处理后，失去毒力作用，而保留抗原这种类似毒素而无毒力作用的称为类毒素，如破伤风类毒素。接种人体可产生相应抗体，保持不患相应疾病。

3. γ-球蛋白　是血液成分之一，含有各种抗体。人在一生中不免要患一些疾病，病愈后血液中即存在相应抗体，胎盘血也是一样。有些传染病在没有特异疫苗时，可用γ-球蛋白作为预防制剂。现今给献血人员接种某些疫苗或类毒素，从而产生高效价抗体，用其制备的γ-球蛋白称特异γ-球蛋白，如破伤风、狂犬病、乙型肝炎特异γ-球蛋白。有人认为γ-球蛋白是"补品"而当作保健品用，这是不对的。

卡介苗

卡介苗是用于预防结核病的疫苗，使用活的无毒牛型结核分支杆菌制成。接种人体后通过引起轻微感染而产生对人型结核分支杆菌的免疫力。90%以上的受种者会在接种局部形成溃疡持续数周至半年，最后愈合形成疤痕，俗称卡疤。牛型结核分支杆菌在特殊的人工培养基上，经数年的传代，丧失对人类的致病能力，但仍保持有足够高的免疫原性，成为可在一定程度上预防结核的疫苗，对于预防结核性脑膜炎和血行播散性结核有效。

【临床应用】

（1）出生3个月以内的婴儿及用5 IU PPD（PPD为结核菌素纯蛋白衍化物）或5 IU稀释旧结核菌素做结核菌素试验阴性（PPD或结核菌素试验阴性后48～72小时，局部硬结在5 mm以下者为阴性）的儿童，皮内接种以预防结核病。

（2）现用于治疗恶性黑色素瘤，或在肺癌、急性白血病、恶性淋巴瘤根治性手术或化疗后作为辅助治疗，均有一定疗效。

（3）非特异性卡介苗还用于预防小儿感冒、治疗小儿哮喘性支气管炎，以及防治成人慢性气管炎，PPD试验呈阴性者方可使用特异性卡介苗，否则会导致患者感染结核病。

【不良反应】

患有结核病、急性传染病、心肾脑等疾病、极度营养不良、湿疹及其他皮肤病、HIV感染者不予接种。使用前须先做结核菌素皮试，呈阴性者方可接种。

A群及C群脑膜炎球菌多糖疫苗

本品系用A群及C群脑膜炎奈瑟氏球菌培养液，经提取获得A群及C群多糖抗原，纯化后加入乳糖冻干制成。成品外观为白色疏松体，加入所附稀释剂后可迅速溶解，溶液澄明无异物。2周岁以上儿童及成人，在流行区的2岁以下儿童可进行应急接种。接种本疫苗后，可使机体产生体液免疫应答，用于预防A群及C群脑膜炎球菌引起的流行性脑脊髓膜炎。本疫苗使用后，偶有短暂发热，局部稍有压痛感，一般可自行缓解。如有严重反应及时诊治。

脊髓灰质炎减毒活疫苗糖丸

目前我国使用的脊灰疫苗是减毒活疫苗，是混合糖丸疫苗。糖丸疫苗需用奶粉、奶油、葡萄糖等材料作辅剂，将液体疫苗滚入糖中，即糖丸疫苗。糖丸疫苗为白色，对热非常敏感。属于国家免疫规划的第一类疫苗。本疫苗口服免疫后，可刺激机体产生抗脊髓灰质炎病毒免疫力，用于预防脊髓灰质炎。

【注意事项】

出生满2个月开始服糖丸，每次服1粒，连服3次，每次间隔≥28天，4岁复服一次。

其他年龄组在需要时也可以服用。用消毒的药匙将糖丸送入儿童口中，用凉开水送服咽下；月龄小的儿童，可将糖丸碾碎，放入药匙中加入少许凉开水溶解成糊状服用，或将糖丸溶于5 mL凉开水中，使其完全溶化口服咽下。本品只供口服，不能注射。本品系活疫苗，切勿加在热开水或热的食物内服用。服食前后30分钟内不能喝热饮、吃热食。

重组乙型肝炎疫苗

重组乙型肝炎疫苗是由重组酵母或重组CHO工程细胞表达的乙型肝炎表面抗原，经纯化、灭活及加入佐剂吸附制成。前者为重组酵母乙型肝炎疫苗，后者为重组CHO乙型肝炎疫苗。其性状为白色混悬液，静置形成可摇散的沉淀。新生儿第1针在出生后24小时内注射，1个月及6个月后注射第2、3针；其他人群免疫程序为第0、1、6个月，剂量均为5 μg/支。注射部位为上臂三角肌内。本疫苗注射时要充分摇匀。

麻腮风联合减毒活疫苗

本品系用麻疹病毒减毒株、腮腺炎病毒减毒株分别接种鸡胚细胞，风疹病毒减毒株接种人二倍体细胞，经培养、收获病毒液，三种病毒按比例混合，加适宜稳定剂冻干后制成。为乳酪色疏松体，复溶后为橘红色或淡粉红色澄明液体。冻干保护剂主要成分为人血白蛋白、明胶和蔗糖。接种本疫苗后，可刺激机体产生抗麻疹病毒、腮腺炎病毒和风疹病毒的免疫力。用于预防麻疹、流行性腮腺炎和风疹。接种对象为8个月龄以上的麻疹、腮腺炎和风疹易感者。全年均适宜接种。

注射后一般无局部反应。在6~10天内，个别人可能出现一过性发热反应以及散在皮疹，一般不超过2天可自行缓解，成人接种后2~4周个别人可能出现一过性关节痛反应，通常不需特殊处理，必要时可对症治疗。

乙型脑炎减毒活疫苗

本品系用流行性乙型脑炎病毒SA14-14-2减毒株接种原代地鼠肾细胞，经培养、收获病毒液，加适宜稳定剂（成分为乳糖、蔗糖、人血蛋白、尿素和明胶）冻干制成。为淡黄色疏松体，复溶后为橘红色或浅粉红色澄明液体。接种本疫苗后，可刺激机体产生抗乙型脑炎病毒的免疫力。用于预防流行性乙型脑炎。接种对象为8月龄以上健康儿童及由非疫区进入疫区的儿童和成人。首次注射0.5 mL；分别于2岁和7岁再各注射0.5 mL，以后不再免疫。

【不良反应及注意事项】

少数儿童可能出现一过性发热反应，一般不超过2天，可自行缓解。偶有散在皮疹出现，一般不需特殊处理，必要时可对症治疗。

(1) 注射疫苗过程中，切勿使消毒剂接触疫苗。

(2) 疫苗复溶后有摇不散的块状物，复溶前疫苗变红，疫苗瓶有裂纹或瓶塞松动者，均不得使用。

(3) 疫苗复溶后如不能立即完成，应放置在2～8℃并在1小时内用完，剩余的疫苗应废弃。

(4) 本品为减毒活疫苗，不推荐在乙型脑炎流行季节使用。

人用狂犬病疫苗

人用液体浓缩狂犬病疫苗为橘红色-紫红色微混浊液体，久放形成可摇散的沉淀。冻干浓缩狂犬病疫苗为淡黄色疏松体。可分为：①咬伤后预防；②无咬伤预防。

【临床应用】

(1) 咬伤后预防：

轻度咬伤：皮肤无流血的轻度擦伤或抓伤，破损皮肤被舔舐。于0（第1天，注射当天）、3（第4天，以下类推，后同）、7、14、30天各注射本疫苗1安瓿（液体疫苗2 mL，冻干疫苗1 mL或2 mL）。

严重咬伤（头、面、颈、手指一处或多处咬伤，咬穿皮肤或舔触黏膜者）：除应按上述方法注射本疫苗外，应于0、3天注射加倍量疫苗。并于0天注射疫苗的同时用抗狂犬病血清（40 IU/kg体重）或狂犬病免疫球蛋白（20 IU/kg体重），浸润咬伤局部和肌内注射。凡联合使用抗狂犬病血清或免疫球蛋白者，必须在疫苗全程注射完毕后，再加强注射2～3针疫苗，即在全程注射后第15、75天或第10、20、90天分别加强注射1针。

凡注射疫苗1天前注射抗狂犬病血清、慢性病患者如肝硬化、免疫缺陷病、服免疫抑制剂、严重营养不良和咬伤后48小时才开始免疫等7种情况，均应于初种加2～3倍疫苗量，分部位注射，才有较好的免疫效果。

(2) 对未咬伤健康者预防注射，可按0、7、21天注射3针。1年后加强1针，以后每隔1～3年加强1针。

(3) 本疫苗供上臂三角肌内注射。儿童应在大腿前内侧区肌内注射。

流感全病毒灭活疫苗

本品系由甲1型、甲3型和乙型之当前流感病毒流行株，经鸡胚培养、灭活、纯化后三型等量混合制成。疫苗为淡乳白色、半透明液体。本疫苗接种后，可刺激机体产生抗流行性感冒病毒的免疫力，用于预防流行性感冒。接种对象为6岁以上儿童、成人及老年人。注射后可能有轻微的局部胀痛感，个别人可能出现中低度发热，3日后均能恢复。

（二）治疗用生物制品

治疗用生物制品包括各种血液制剂、免疫制剂如干扰素。按治疗作用机理可分为特异的（如抗毒素和γ-球蛋白）和非特异的（如干扰素和人白蛋白等）。主要制品有：破伤风抗毒素、抗蛇毒血清、抗狂犬病血清、人血清白蛋白、人免疫球蛋白、A型肉毒毒素。

破伤风抗毒素

本品系由破伤风类毒素免疫马所得的血浆，经胃酶消化后纯化制成的液体抗毒素球蛋白制剂。为无色或淡黄色的澄明液体，含少量防腐剂，久置可析出少量能摇散的沉淀。具有中和破伤风毒素的作用，可用于破伤风梭菌感染预防。用于开放性外伤（特别是创口深、污染严重）有感染破伤风危险者。接种途径为：皮下注射，应在上臂三角肌附着处；肌内注射，应在上臂三角肌中部或臀大肌外上部。剂量：1次皮下或肌内注射1500～3000 IU，儿童与成人用量相同；伤势严重者可增加用量1～2倍。经5～6日，如破伤风感染危险未消除，应重复注射。

【不良反应】

（1）过敏性休克：可在注射中或注射后数分钟至数十分钟内突然发生。

（2）血清病：主要症状为荨麻疹、发热、淋巴结肿大、局部浮肿，偶有蛋白尿、呕吐、关节痛，注射部位可出现红斑、瘙痒及水肿。

【护理注意事项】

（1）本品为液体制品。制品混浊，以及有摇不散的沉淀、异物或安瓿有裂纹、标签不清，过期失效者均不能使用。安瓿打开后应一次用完。

（2）每次注射须保存详细记录，包括姓名、性别、年龄、住址、注射次数、上次注射后的反应情况、本次过敏试验结果及注射后反应情况、所用抗毒素的生产单位名称及批号等。

（3）注射用具及注射部位应严格消毒。

（4）使用抗毒素须特别注意防止过敏反应。

（5）门诊患者注射抗毒素后，须观察30分钟始可离开。

抗蛇毒血清

抗蛇毒血清是用蛇毒少量多次注射动物后，动物产生的抗体经提纯而成，内含高价抗蛇毒抗体。当被蛇咬后，蛇毒进入机体，对人而言，就是抗原。注射的抗毒血清中含有相应的抗体，它能中和相应的蛇毒，特异性结合形成复合物，使毒素失去活性，并由机体相应的吞噬细胞处理，从而使毒素失去对人的作用。所以被毒蛇咬伤以后初步处理伤口后在越短的时间内注射抗蛇毒血清对机体越有益。通常采用静脉注射，也可做肌内或皮下注射，一次完成。用量：一般蝮蛇咬伤注射抗蝮蛇毒血清 6000 U；五步蛇咬伤注射抗五步蛇毒血清 8000 U；银环蛇或眼镜蛇咬伤注射抗银环蛇毒血清 10 000 U 或抗眼镜蛇毒血清 2000 IU。以上剂量约可中和一条相应蛇的排毒量。视病情可酌情增减。注射前必须做过敏试验，阴性者才可全量注射。

抗狂犬病血清

本品为无色或淡黄色的澄明液体，久置后可析出少量能摇散的沉淀。用于配合狂犬病疫苗对被疯动物严重咬伤如头、脸、颈部或多部位咬伤者进行预防注射。被疯动物咬伤后注射愈早愈好。咬后48小时内注射本品，可降低发病率。对已有狂犬病症状的患者，注射本品无效。

【护理注意事项】

（1）用法：受伤部位应先进行处理。若伤口曾用其他化学药品处理过时，应冲洗干净。先在受伤部位进行浸润注射，余下的血清进行肌内注射（头部咬伤可注射于颈背部肌肉）。

（2）用量：注射量均按体重计算，每 1 kg 体重注射 40 IU（特别严重可酌情增至 80～100 IU），在 1～2 日内分次注射，注射完毕后开始注射狂犬病疫苗。亦可同时注射狂犬病疫苗。

人血清白蛋白

【药理作用】

（1）增加血容量和维持血浆胶体渗透压：白蛋白占血浆胶体渗透压的 80%，主要调节组织与血管之间水分的动态平衡。由于白蛋白分子量较高，与盐类及水分相比，透过膜内速度较慢，白蛋白的胶体渗透压与毛细管的静力压抗衡，以此维持正常与恒定的血容量；同时在血循环中，1 g 白蛋白可保留 18 mL 水，每 5 g 白蛋白保留循环内水分的能力约相当于 100 mL 血浆或 200 mL 全血的功能，从而起到增加循环血容量和维持血浆胶体渗透压的作用。

（2）运输及解毒：白蛋白能结合阴离子也能结合阳离子，可以输送不同的物质，也可以将有毒物质输送到解毒器官。

（3）营养供给：组织蛋白和血浆蛋白可互相转化，在氮代谢障碍时，白蛋白可作为氮源为组织提供营养。

【临床应用】

（1）失血创伤、烧伤引起的休克。
（2）脑水肿及损伤引起的颅压升高。
（3）肝硬化及肾病引起的水肿或腹水。
（4）低蛋白血症的防治。
（5）新生儿高胆红素血症。
（6）用于心肺分流术、烧伤、血液透析的辅助治疗和成人呼吸窘迫综合征。

【不良反应】

使用本品一般不会产生不良反应，偶可出现寒战、发热、颜面潮红、皮疹、恶心呕吐等症状，快速输注可引起血管超负荷导致肺水肿，偶有过敏反应。

人免疫球蛋白

本品系用健康人血浆，经低温乙醇蛋白分离法或经批准的其他分离法分离纯化，并经病毒去除和灭活处理制成。注射免疫球蛋白是一种被动免疫疗法。它是把免疫球蛋白内含有的大量抗体输给受者，使之从低或无免疫状态很快达到暂时免疫保护状态。由于抗体与抗原相互作用直接中和毒素与杀死细菌和病毒。因此免疫球蛋白制品对预防细菌、病毒性感染有一定的作用。主要用于预防麻疹和传染性肝炎。若与抗生素合并使用，可提高对某些严重细菌和病毒感染的疗效。一般无不良反应，少数人会出现注射部位红肿、疼痛反应，无须特殊处理，可自行恢复。

A型肉毒毒素

A型肉毒毒素为白色疏松体，生理氯化钠溶液溶解后为澄清透明或淡黄色溶液。治疗用A型肉毒毒素能抑制周围运动神经末梢突触前膜乙酰胆碱释放，引起肌肉的松弛性麻痹。适用于眼睑痉挛、面肌痉挛等成年患者及某些斜视，特别是急性麻痹性斜视、共同性斜视、内分泌肌病引起的斜视及无法手术矫正或手术效果不佳的12岁以上的斜视患者。

【护理注意事项】

本品有剧毒，必须有专人保管、发放、登记造册，按规定适应证、规定剂量使用。凡有发热、急性传染病者缓用；心、肝、肺疾患，以及活动性肺结核、血液病患者及孕妇和12岁以下儿童慎用本品。氨基糖苷类抗生素（如庆大霉素等）能加强肉毒毒素的作用，使用本品期间禁用上述抗生素。对大于三棱镜50度斜视、固定性斜视、外直肌无力的眼球后退综合征，手术过矫性斜视、慢性麻痹性斜视、慢性第Ⅵ或第Ⅲ对颅神经麻痹、严重的肌肉纤维挛缩者疗效不佳或无效。应备有1∶1000肾上腺素，以备偶发过敏反应时急救用。患者在注射后应留院内短期观察。

(三) 体内诊断试剂

卡介菌纯蛋白衍生物

卡介菌纯蛋白衍生物是由卡介菌培养物中提取的蛋白制剂，经皮内试验后，对已接种卡介苗或曾受结核菌感染者可引起特异性局部皮肤变态反应（迟发型超敏反应）。其作用机理详见结核菌素纯蛋白衍生物。

【临床应用及不良反应】

供结核病的临床诊断、卡介苗接种对象的选择及卡介苗接种后机体免疫反应监测用。吸取本品 0.1 mL（5 IU），采用孟都氏法注射于前臂掌侧皮内，于注射后72小时检查注射部位反应。测量并记录硬结的横径及纵径单位：毫米（mm）。反应平均值直径应不低于 5 mm 为阳性反应。凡有水疱、坏死、淋巴管炎者均属强阳性反应，应详细注明。一般无不良反应。曾患过重结核病者或过敏体质者，局部可出现水疱、浸润或溃疡，有的人出现不同程度的发热，一般能自行消退或自愈。偶有严重者可做局部消炎或退热处理。患急性传染病（如麻疹、百日咳、流行性感冒、肺炎等）、急性眼结膜炎、急性中耳炎、广泛皮肤病患者及过敏体质暂不宜使用。

二、生物制品的保存及运输

（1）各生产单位应有冷藏设备，供储存半成品及成品之用。

（2）下列各项半成品、成品须分别储存。如条件可能时应单设储存库，否则亦应隔开放置，以免混淆。

①尚未或正在除菌、灭活、解毒的半成品，必须由制品部门隔离储存。

②已经除菌、灭活或解毒的半成品，在尚未得出检定结果前，仍由制造部门分别储存。

③待分装制品及分装后在检定中或检定合格尚未包装的制品，由分、包装室分别储存。

④已经检定合格包装后的制品，应交成品库。

（3）储存的半成品、成品的容器应有明显标志，注明品种、规格、数量，以及储存日期。

（4）储存的半成品、成品应填写库存货位卡及分类账，由专人负责保管、整理，进出均需及时填写并签字。

（5）各种半成品瓶口须严密包扎或封口。

（6）各种半成品、成品按各制品制造及检定规程所规定的温度、湿度及避光要求储存，应定时检查和记录储存库的温度。

（7）半成品、成品储存库应指定专人负责管理。

（8）有疑问的半成品或成品须加明显标志注明"保留"字样，待决定后再做处理。

（9）检定不合格而应予废弃的半成品或成品，应及时处理。

（10）超过规定储存时间的半成品（如菌苗原液等）或已过有效期的成品，应及时废弃。

（11）生物制品在运输期间应遵守下列原则：

①尽量采用最快速的运输方法，以缩短运输时间。

②尽量用冷藏方法运输，尽量避免夏季运送制品。

③冬季运输应注意防止制品发生冻结。

三、生物制品的不良反应

（一）生物制品发生不良反应的原因

（1）生物制品质量：质量不好的生物制品可以引起严重不良反应，如菌苗、疫苗的菌毒种不好，血清、类毒素纯度低或发生污染等，接种后都可以引起人数较多的严重不良反应。

（2）生物制品使用方面：不能正确地使用生物制品也是引起不良反应的重要原因之一，如接种途径的错误和操作的不正确（如皮内注射的，误为皮下注射就可能发生局部脓肿）、接种剂量过大及不能正确地掌握禁忌证等都是发生不良反应的原因。

（二）生物制品发生不良反应的类型

（1）一般反应：一般反应有局部反应和全身反应，局部反应常见有红、肿、热、痛等；全身反应有发热、头疼、寒战、恶心、呕吐、腹痛、腹泻等。

（2）异常反应：异常反应有晕厥、过敏性休克、血清病（多发生在注射后1~2周，表现为皮疹、肌肉关节痛、全身淋巴结肿大）等。

四、生物制品使用注意事项

（1）详细询问患者病史，有过敏史（如哮喘、荨麻疹、花粉症等）患者易发生过敏性休克，有晕针史及癔症、癫痫患者易发生晕厥，要特别注意。

（2）在注射动物血清制品之前，应做过敏试验，阴性者方可注射，阳性者必须进行脱敏后才可注射；反复注射间隔超过5天者，必须做过敏试验后才可注射。

（3）如发生不良反应，应立即皮下注射或静脉注射0.1%肾上腺素0.3~0.5 mL，必要时可重复注射，然后根据反应症状，给予必要的治疗。

（4）制剂若有下列情形之一者，应弃之不用：
① 没有标签，无有效期或不清者及超过有效期者。
② 安瓿有裂纹或瓶塞松动者。
③ 生物制品质量与说明书不符，如色泽、沉淀发生变化，瓶内有异物或絮状物者。
④ 未按药品说明和规定进行保存、运输的生物制品。

项目小结

生物制品是以微生物、细胞、动物或人源组织和体液等为原料，应用传统技术或现代生物技术制成，用于人类疾病的预防、治疗和诊断。根据生物制品的用途可分为预防用生物制品、治疗用生物制品和诊断用生物制品三大类。

预防用生物制品均用于传染病的预防。包括疫苗、类毒素和γ-球蛋白三类。疫苗是指为了预防、控制传染病的发生、流行，用于人体预防接种的疫苗类预防性生物制品。预防接种用的生物制品包括疫苗、菌苗和类毒素。其中，由细菌制成的为菌苗；由病毒、立克次体、螺旋体制成的为疫苗，有时也统称为疫苗。

治疗用生物制品包括各种血液制剂、免疫制剂如干扰素。按治疗作用机理可分为特异的（如抗毒素和γ-球蛋白）和非特异的（如干扰素和人白蛋白等）。主要制品有：破伤风抗毒素、抗蛇毒血清、抗狂犬病血清、人血清白蛋白、人免疫球蛋白、A型肉毒毒素。

诊断用生物制品大都用于检测相应抗原、抗体或机体免疫状态，属于免疫学方法诊断。

（宋金玲）

思考与练习

1. 卡介苗是一种什么疫苗 （　）
   A. 细菌减毒活疫苗
   B. 病毒减毒活疫苗
   C. 细菌灭活疫苗
   D. 病毒灭活疫苗

2. 细菌类毒素 （　）
   A. 有毒性，也有免疫原性
   B. 无毒性，也无免疫原性
   C. 有毒性，无免疫原性
   D. 无毒性，有免疫原性

3. 动物来源的破伤风抗毒素对于人体是 （　）
   A. 抗原
   B. 半抗原
   C. 既是抗原又是抗体
   D. 抗体

4. 结核菌素试验为阳性反应，下述情况可能错误的是 （　）
   A. 表明机体已感染过结核分支杆菌
   B. 表明机体接种卡介苗成功
   C. 表明机体对结核分支杆菌有一定的特异性免疫
   D. 表明机体对结核分支杆菌无免疫力

5. 下列哪种制剂是一种自动免疫制剂，用于细菌毒素性疾病的预防 （　）
   A. 细菌灭活疫苗
   B. 细菌减毒活疫苗
   C. 类毒素疫苗
   D. 细菌多糖疫苗

6. 关于内毒素的叙述，下列错误的一项是 （　）
   A. 来源于革兰氏阴性菌
   B. 能用甲醛脱毒制成类毒素
   C. 其化学成分是脂多糖
   D. 只有当菌体死亡裂解后才释放出来

7. 百白破三联疫苗的组成是 （　）
   A. 百日咳类毒素，白喉类毒素，破伤风类毒素
   B. 百日咳死疫苗，白喉类毒素，破伤风类毒素
   C. 百日咳死疫苗，白喉死疫苗，破伤风类毒素
   D. 百日咳活疫苗，白喉活疫苗，破伤风死疫苗

8. 伤寒患者发病第1周内，分离病原菌应采集的标本是 （　）
   A. 血液　　B. 尿液　　C. 粪便　　D. 呕吐物　　E. 脑脊液

9. 破伤风特异性治疗可应用 （　）
   A. 抗生素　　B. 抗毒素　　C. 类毒素　　D. 细菌素　　E. 破伤风菌苗

10. 脊髓灰质炎病毒的传播途径是 （　）
    A. 空气传播　　B. 经血传播　　C. 虫媒传播　　D. 粪口传播

项目十八 急性中毒及特殊解毒药

学习目标

知识目标

1. 熟悉有机氟中毒、氰化物中毒、重金属和类重金属中毒的解毒药物及用药注意事项。
2. 了解特殊中毒解救药配伍用药措施。

技能目标

运用护理程序对药物的治疗效果进行评价,及时发现和正确处理药物的不良反应。

解毒药是指能排除或中和毒物,对抗毒性作用,减弱毒性反应,解除或减轻中毒症状,减少中毒死亡,以治疗中毒为目的的药物。按其适用范围可分为一般性(非专属性)解毒药和特殊(专属性)解毒药两大类。本章主要介绍特殊(专属性)解毒药,如乙酰胺、二巯丙醇、二巯丁二钠、亚甲蓝、硫代硫酸钠及依地酸钙钠等。

任务一 急性中毒的一般处理

(一) 清除未吸收的毒物

(1) 吸入性中毒,尽快脱离中毒环境,呼吸新鲜空气,必要时吸氧。
(2) 由皮肤和黏膜吸收中毒者,清洗被污染的皮肤和黏膜。
(3) 消化道吸收中毒者,催吐和洗胃。

(二) 加速毒物排泄,减少毒物吸收

(1) 导泻。一般用硫酸钠或硫酸镁,15~30 g 溶于 200 mL 水中内服导泻。①毒物引起严重腹泻不能用导泻法;②腐蚀性毒物中毒或衰弱者禁用导泻法;③镇静药与催眠药中毒时,避免应用硫酸镁导泻。

(2) 洗胃。根据中毒物的性质,选择不同的洗胃液,常用温生理盐水、高锰酸钾溶液 [1:(1000~5000)] 或碳酸氢钠溶液。

(3) 利尿。①由于利尿作用较强,防止发生电解质平衡紊乱;②肾衰竭者不宜用强利尿剂;③注意心脏负荷等情况。

(雷雯婷)

任务二 金属和类金属中毒及解毒药

金属及类金属中常易引起中毒者,主要有铜、铬、铅、锌、砷、锑、铋、汞等,其毒性是由于在体内能与组织细胞中含巯基(—SH)酶结合,抑制酶的活性,阻碍细胞的生理功能所致。常用的解毒药主要有含巯基解毒药和金属络合物两大类。

一、含巯基解毒药

本类解毒药包括二巯丙醇(dimercaprol),二巯丁二钠(sodium dimercaptosuccinate)、青霉胺(penicillamine)等。

二巯丙醇

【作用及应用】

二巯丙醇的分子结构中有两个活性巯基，能夺取与酶结合的金属或类金属，而使酶复活；同时还能与金属或类金属结合，防止继续中毒，最后由尿排出。因为属于一种竞争性解毒剂，必须尽早、足量应用。

本药水溶液不稳定，需配成油溶液肌注，主要用于砷、汞、铬、铋、铜等中毒，对砷中毒疗效最好，铅中毒疗效较差。由于药物与金属的结合物在体内仍有一定程度的解离，游离的金属或类金属仍能引起中毒。故在治疗中应反复给予足量的药物，才能取得满意解毒效果。

【不良反应和用药注意事项】

本品有收缩小动脉的作用，可使血压升高、心率加快；大剂量能损伤毛细血管，使血压下降；还有恶心、呕吐、腹痛、头痛、视物模糊、手麻及肝肾损害等不良反应。

禁用于铁、镉、硒、铀等的中毒，因二巯丙醇与它们结合可形成有毒的复合物。慎用于心、肝、肾功能不全者。

二巯丁二钠

二巯丁二钠的水溶液不稳定，需临用时配制，不可加热。正常时水溶液呈无色或微红色，如呈土黄色或混浊，则表示已变质，不能使用。

解毒原理与二巯丙醇相同，对锑剂的解毒效果比二巯丙醇强10倍。主要用于锑、铅、汞、砷、铜等中毒，预防镉、钴、镍中毒，并对肝豆状核变性有排铜及减轻症状效果。毒性较小，但也可引起口臭、头痛、恶心、乏力、四肢酸痛等不良反应。肝肾功能不全者慎用。

青霉胺

青霉胺为青霉素的水解产物。为含巯基的氨基酸。临床应用盐酸D-青霉胺。对铜、汞、铅有络合作用，使其自尿中排出，对铜中毒效果明显。可用于铜、汞、铅中毒，可口服，使用方便。毒性较小，与青霉素有交叉过敏反应，故在使用前必须做青霉素过敏试验，对青霉素过敏者禁用。

二、金属络合物

依地酸钙钠

【作用及应用】

依地酸钙钠（calcium disodium edetate）能与多种金属离子形成稳定而可溶的络合物，与铅、镉、钴、镍、铵、铜等离子置换钙形成更稳定的络合物而失去毒性，由尿排出。尤其是对无机铅中毒解救效果好。主要用于治疗急、慢性铅中毒，也可治疗镉、钴、镍、铵、铜、锰等金属中毒及放射性元素铍、镭、钚、铀、钍等对机体的损害。

【不良反应】

部分患者有短暂的头晕、恶心、关节酸痛、腹痛、乏力等，静注过快会引起低钙性抽搐，大剂量能损害肾。用药期间应查尿常规，如出现蛋白尿、血尿或无尿时应及时停药。禁用于严重肾病、无尿者。慎用于肾功能不全、有痛风史的患者。

喷替酸钙钠

喷替酸钙钠（DTPA Ca-Na）又名五醋三胺钠钙。

其作用与依地酸钙钠相似，但与金属络合作用更强，形成的络合物更稳定。用于铅、铁、锌、铬、钴等中毒，对放射性元素钚、钇、锶等对机体损害也有效。

可引起皮炎、头昏、无力、恶心、食欲减退等，大剂量可致腹泻和肾损害，肾病患者慎用。

（雷雯婷）

任务三 氰化物中毒及解毒药

氰化物是毒性极大、作用迅速的毒物。主要来源于工业生产，包括：氰化钠（钾）、有机氰化物（乙腈、丙烯腈）、氢氰酸等；某些植物，如马铃薯幼芽、桃、杏、枇杷等。

氰化物在体内释放出的氰离子（CN^-）能迅速与线粒体中氧化型细胞色素氧化酶的Fe^{3+}结合，生成氰化细胞色素氧化酶，使酶失活而产生细胞内窒息，造成组织缺氧，引起脑、心血管系统损害和电解质紊乱。主要抑制呼吸中枢和血管运动中枢而致死。

氰化物中毒的特点：血中含有大量的氧，而组织不能利用，组织缺氧，但血中氧的含量却很高，血液颜色鲜红。

解救氰化物中毒的关键是迅速恢复细胞色素氧化酶的活性和加速氰化物转变为无毒或低毒的物质排出体外。

亚硝酸钠

【作用与应用】

亚硝酸钠（sodium nitrite）为氧化剂，易使血红蛋白氧化为高铁血红蛋白，夺取已经与氧化型细胞色素氧化酶中高铁离子结合的氰离子，从而恢复酶的活性，解除氰化物中毒的症状。但氰化高铁血红蛋白易解离，数分钟后释出的氰离子又重现毒性，仅能暂时性延迟氰化物对机体的毒性。故应用亚硝酸钠时还需给予硫代硫酸钠，使氰化物变为基本无毒的硫氰酸盐，从尿中排出。

【不良反应】

恶心、呕吐、头昏、头痛、发绀、低血压、休克、抽搐等。妊娠妇女禁用。

亚甲蓝

【作用与应用】

亚甲蓝（methylene blue）为氧化还原剂，在体内浓度不同，对血红蛋白有不同的作用。低浓度时，使高铁血红蛋白还原为血红蛋白；高浓度时，使血红蛋白氧化成高铁血红蛋白，能暂时减轻 CN^- 对组织中酶的毒性，若将氰化物从体内消除，则需与硫代硫酸钠合用。临床上小剂量亚甲蓝用于治疗高铁血红蛋白症，大剂量时治疗氰化物中毒。

【不良反应】

静脉剂量过大（>0.5 g）时，可引起恶心、腹痛、心前区痛、出汗和神志不清等反应。本品禁用于皮下注射，以免引起组织坏死。用药后尿液呈蓝色，排尿时可产生尿道灼痛。

禁用于遗传性葡萄糖-6-磷酸脱氢酶缺乏者。慎用于肾功能不全者。

硫代硫酸钠

硫代硫酸钠（sodium thiosulfate）结构中具有活泼的硫原子，在肝内转硫酶的作用下，与体内游离的或已与高铁血红蛋白结合的 CN^- 结合，使其转化为无毒的硫氰酸盐（CNS^-）而随尿排出。此外，本品能与砷、汞、铅、铋等结合生成低毒的硫化物；与碘生成无毒的碘化物从尿中排出体外。主要用于氰化物中毒，也可用于砷、汞、铅、铋、碘等中毒，但疗效不及含巯基的解毒药。

硫代硫酸钠解毒作用产生较慢，应先静脉注射作用迅速的亚硝酸钠（或大剂量亚甲蓝），然后缓慢注射本品，可显著提高疗效。不能将两种药混合后同时静注。

（雷雯婷）

任务四 含氟农药中毒及解毒药

有机氟化合物是一类高效农药，在杀虫、灭鼠方面曾发挥了较大作用，但对人和家畜的毒性大。常见的有机氟中毒主要有氟乙酰胺和氟乙酸钠中毒。其毒性在于进入机体后在酰胺酶的作用下脱氨形成剧毒物氟乙酸，能阻断三羧酸循环，导致枸橼酸堆积，破坏组织细胞的正常功能引起细胞死亡。常用的解毒药有乙酰胺、单乙酸甘油酯。

处方示例

患者，女，32岁。因自服灭鼠药2小时后被家人送至医院。经检查，初步诊断为急性有机氟中毒，处方如下：

Rp.

乙酰胺注射液　2.5 g×6支

【用法】2.5 g（首次5 g）　一天3次　肌注

地西泮注射液　2.5 mg×2支

【用法】2.5 mg　肌注　立即

请应用护理程序对该患者进行药物护理任务实施。

乙酰胺（acetamide，解氟灵）

本品为无色的透明液体。

【作用与应用】

乙酰胺在体内与氟乙酰胺争夺酰胺酶，使氟乙酰胺不能转化为具细胞毒性的氟乙酸，阻断了氟乙酰胺对三羧酸循环的影响，恢复其正常生化代谢过程，从而消除其对机体的毒性。

主要用于解救氟乙酰胺（有机氟农药）的中毒，也可用作氟乙酸钠（杀鼠剂）和氟硅酸钠中毒的解救。对急性氟乙酰胺中毒具有延长潜伏期、减轻症状和预防发病的作用。

【用药注意事项】

有机氟中毒的发展迅速，需早期、足量用药；并配合使用氯丙嗪等镇静药以对抗中枢神经过度兴奋的症状，方可取得满意的疗效。

一般在中毒早期应给足药量，首次剂量须达全日总量的一半。每6~8小时一次，连用5~7天。

常用乙酰胺注射液，静脉或肌内注射，肌注时有局部疼痛，可配合应用0.5%普鲁卡因或利多卡因，以减轻疼痛。

（雷雯婷）

任务五 急性酒精中毒及解毒药

酒精即乙醇，白酒中酒精的含量可达50%~60%，而啤酒中的酒精含量仅2%~5%。饮酒后90%在数小时内经胃肠吸收，症状出现的迟早与饮酒量、血中乙醇浓度呈正相关，也与个体敏感性有关。大致分为兴奋期、共济失调期和昏迷期。成人一次口服最低致死量为纯酒精250~500 mL。

1. 临床表现　出现意识障碍、共济失调和瞳孔缩小等特征性中毒表现。
2. 实验室检查　血酒精检测阳性。
3. 药物治疗

（1）一般治疗：防止药物继续吸收，中毒者应尽早催吐，必要时予以洗胃。

（2）对症治疗：①保持呼吸道通畅，积极供氧，必要时行气管插管，人工通气。②补液，维持水、电解质及酸碱平衡。适当补充葡萄糖，以防酒精中毒引起的低血糖。

（3）解毒药的应用：①静脉注射50%葡萄糖60~100 mL，肌内注射B族维生素，以加速乙醇在体内的氧化。②纳洛酮是阿片受体拮抗剂，能逆转酒精中毒所致内源性阿片样毒性作用。首次剂量为0.4~0.8 mg，静脉注射，必要时每小时重复0.4~0.8 mg，直至病情稳定。

（4）注意事项：纳洛酮不宜与碱性药物混用，高血压和心血管疾病患者慎用；应警惕酒精中毒所致的低血糖。

项目小结

金属及类金属中毒的特异性解毒药，有金属及类金属络合剂与巯基酶复活剂两大类，常用巯基酶复活剂为二巯丙醇、二巯丁二钠，金属及类金属络合剂为依地酸钙钠，虽可反复应用，但不能大剂量。

氰化物中毒的特异性解毒药有大剂量亚甲蓝、亚硝酸钠与硫代硫酸钠，解毒时，应用大剂量亚甲蓝或亚硝酸钠15~25分钟后，再应用硫代硫酸钠。

有机氟中毒的特异性解毒药为乙酰胺，只对有机氟中毒有效，而对无机氟中毒无效，应用时宜早期足量，肌注时需与普鲁卡因或利多卡因联合使用。

（雷雯婷）

思考与练习

1. 氰化物中毒的特效药是 （　　）
   A. 二巯丙醇　　　　　　　　B. 依地酸钙钠
   C. 亚硝酸钠　　　　　　　　D. 青霉胺
   E. 二巯丁二钠

2. 小剂量在临床上用于治疗高铁血红蛋白血症，大剂量用于轻度氰化物中毒的解毒药是 （　　）
   A. 亚甲蓝　　　　　　　　　B. 二巯丙醇
   C. 谷胱甘肽　　　　　　　　D. 亚硝酸钠
   E. 依地酸钙钠

3. 能扩张血管平滑肌，静注时能引起血压骤降的解毒药是 （　　）
   A. 亚甲蓝　　　　　　　　　B. 二巯丙醇
   C. 谷胱甘肽　　　　　　　　D. 亚硝酸钠
   E. 依地酸钙钠

4. 下列有关依地酸钙钠说法不正确的是 （　　）
   A. 能与多种金属结合成为稳定可溶的络合物至尿中排泄
   B. 尤其对无机铅中毒效果好
   C. 对钴、铜、铬、镉、锰及放射性元素（如镭、钚、铀等）均有解毒作用
   D. 静注时能使血中游离钙浓度迅速下降，严重者引起抽搐甚至心脏停搏
   E. 与汞的络合力强，可用于汞中毒的解毒

5. 下列能对抗有机氟中毒引起的中枢症状的药物是 （ ）
   A. 乙酰胺 B. 硫代硫酸钠 C. 氯丙嗪 D. 青霉胺 E. 亚硝酸钠
6. 下列可使CN⁻转变为无毒性物质的药物是 （ ）
   A. 亚甲蓝 　　　　　　　B. 亚硝酸钠
   C. 乙酰胺 　　　　　　　D. 硫代硫酸钠
   E. 二巯丙醇

思考与练习参考答案

【项目一】

1. C	2. D	3. B	4. A	5. B	6. B	7. C	8. B	9. C	10. C
11. A	12. E	13. A	14. C	15. A	16. E	17. E	18. C	19. E	20. B
21. D	22. B	23. B	24. B	25. D	26. B	27. A	28. E	29. C	30. E
31. D	32. E	33. B	34. D	35. E	36. A	37. C	38. D	39. E	40. A
41. B	42. E	43. B	44. A	45. A	46. A	47. D	48. D	49. A	50. C
51. E									

【项目二】

1. B	2. D	3. A	4. A	5. A	6. E	7. B	8. B	9. E	10. C
11. C	12. D	13. A	14. A	15. E	16. E	17. D	18. C	19. D	20. C
21. B	22. D	23. B	24. B	25. B	26. C	27. B	28. C	29. E	30. B
31. D	32. E	33. C	34. B	35. D	36. E	37. B	38. D	39. B	40. C
41. C	42. E								

【项目三】

1. D	2. A	3. B	4. B	5. D	6. A	7. C	8. A	9. B	10. B

【项目四】

1. E	2. E	3. B	4. A	5. B	6. D	7. A	8. C	9. C	10. C
11. A	12. B	13. B	14. A	15. A	16. A	17. C	18. C	19. C	20. B
21. E	22. D	23. B	24. C						

【项目五】

1. B	2. D	3. B	4. E	5. D	6. B	7. E	8. C	9. B	10. A
11. A	12. A	13. D	14. C	15. C	16. E	17. B	18. E	19. E	20. E
21. A	22. C	23. D	24. D	25. D	26. E	27. B	28. E	29. C	30. B
31. D	32. D	33. A	34. E	35. B	36. C	37. A	38. B	39. B	40. C
41. A	42. D	43. B	44. E	45. E	46. B	47. E	48. A	49. E	50. E
51. E	52. A	53. C	54. E	55. B	56. E	57. D	58. C	59. C	60. A
61. E	62. D	63. C	64. C	65. B	66. A	67. E	68. B	69. A	70. E
71. C									

【项目六】

1. A	2. B	3. C	4. E	5. E	6. C	7. D	8. B	9. D	10. B
11. A	12. C	13. B	14. E						

【项目七】

1. C	2. E	3. A	4. A	5. B	6. B	7. E	8. A	9. C	10. D
11. E									

【项目八】

1. D	2. A	3. D	4. C	5. D	6. B	7. B	8. C	9. A	10. C
11. D									

【项目九】

1. A	2. B	3. D	4. C	5. E	6. D	7. C	8. E

【项目十】

1. E	2. C	3. B	4. D	5. D	6. A	7. B	8. D	9. D	10. B
11. D	12. E	13. A	14. C	15. D	16. A	17. D	18. D	19. D	20. B
21. B									

【项目十一】

1. C	2. B	3. C	4. B	5. A	6. B	7. B	8. D	9. B	10. B
11. C	12. E								

【项目十二】

1. E	2. B	3. A	4. D	5. E	6. A	7. B	8. C	9. B	10. A

11. D

【项目十三】

1. A	2. C	3. C	4. E	5. C	6. C	7. B	8. D	9. D	10. C
11. E	12. E	13. A	14. D	15. B	16. E				

【项目十四】

1. D	2. A	3. A	4. B	5. C	6. A	7. B	8. E	9. A	10. E
11. C	12. C	13. E	14. A	15. B	16. B	17. C	18. D	19. C	20. B
21. A	22. D	23. E	24. A	25. A	26. D	27. D	28. E	29. E	30. D
31. A	32. D	33. B	34. C	35. B	36. B	37. A	38. B	39. B	40. C
41. D	42. A	43. B	44. D	45. D	46. C				

【项目十五】

1. B	2. C	3. B	4. E	5. C	6. B	7. B	8. A	9. E	10. B
11. B	12. A	13. A	14. C						

【项目十六】

1. C	2. E	3. A	4. B	5. A	6. B	7. E	8. C	9. B	10. D
11. D	12. B	13. D	14. A	15. C	16. D	17. D	18. C	19. C	20. C
21. B	22. C	23. D	24. C	25. A	26. A	27. E	28. E	29. C	30. D
31. C	32. D	33. C	34. D						

【项目十七】

1. A	2. D	3. C	4. D	5. C	6. B	7. B	8. A	9. B	10. D

【项目十八】

1. C	2. A	3. D	4. E	5. A	6. D

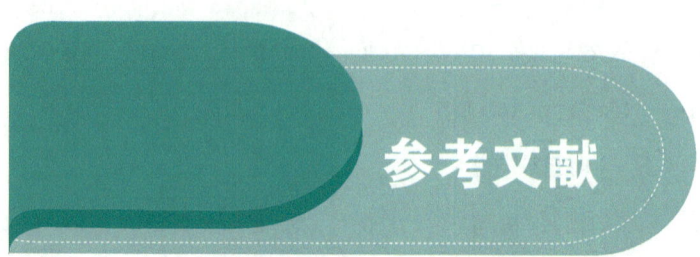

参考文献

[1] 杨宝峰. 药理学 [M]. 8版. 北京：人民卫生出版社，2013.

[2] 陈新谦，金有豫，汤光. 新编药物学 [M]. 17版. 北京：人民卫生出版社，2011.

[3] 陈灏珠. 实用内科学 [M]. 13版. 北京：人民卫生出版社，2014.

[4] 符秀华，田小娟. 药物基础与应用 [M]. 北京：高等教育出版社，2012.

[5] 张庆. 药理学与药物治疗学基础 [M]. 北京：人民卫生出版社，2008.

[6] 王开贞. 药理学 [M]. 7版. 北京：人民卫生出版社，2014.

[7] 符秀华，覃隶莲. 药理学基础 [M]. 1版. 北京．人民卫生出版社，2015.